atz der Heilgewürze
ck (Teil 1)

W0414475

Gewürz	Körperliche Beschwerden	Beschwerden im geistig-seelischen Bereich
Gewürznelke	Schmerzen, Kältegefühl, Entzündungen	Schüchternheit und Scheu
Harz	Juckreiz, Neurodermitis, Zahnfleischentzündungen	Mangel an Intuition
Honig	Husten, Heiserkeit, Bronchitis, beginnende Infektionskrankheiten	Streß, Unruhe, Schlaflosigkeit
Ingwer	Nervöser Magen, Erkältung, Reisekrankheit, Osteoporose, Rheuma	Angst vor der Zukunft und Nervosität
Kalmus	Übersäuerung und Blähungen, Verdauungsprobleme	Seelische Verkrampfung, Neid, Eifersucht, Angst vor Verlust
Kaper	Appetitmangel, träge Verdauung, Schwächezustände	Hoffnungslosigkeit und Resignation
Kardamom	Appetitlosigkeit, chronische Krankheiten, Stoffwechselprobleme	Ich-Probleme und mangelnde Selbstliebe
Knoblauch	Hypertonie, Arteriosklerose, Bronchitis, Krebs, Wundheilung, Altersbeschwerden, Gicht, Blasenentzündung, Darminfektion	Zur Reinigung im seelischen und geistigen Bereich
Koriander	Träge Verdauung, Appetitlosigkeit, Rekonvaleszenz, Migräne, Potenzprobleme, Blähungen	Zur Steigerung der Kreativität, bei Lampenfieber
Kreuzkümmel	Durchfall, Anämie, Appetitlosigkeit, Lungenkrankheiten	Unzufriedenheit
Kümmel	Krämpfe, Koliken, Blähungen, Bronchitis, »Knoblauchatem«	Triebhaftigkeit
Kurkuma	Chronische Darmprobleme, Galle- und Leberprobleme, unreine Haut	Tagträumerei
Liebstöckel	Schmerzen, Halsentzündung, Fieber, unreine Haut, Akne, Blasenentzündung, chronische Vergiftungen	Zur geistigen und seelischen Entspannung, Anregung der Träume
Lorbeer	Schwache Immunabwehr, Lymphknotenschwellungen	Entwicklung der Intuition, Bewußtmachen verdrängter Wünsche
Mazis	Durchblutungsstörungen, Hautprobleme, Abszesse	Harmonie von Körper, Seele und Geist

DELPHI
bei Droemer Knaur

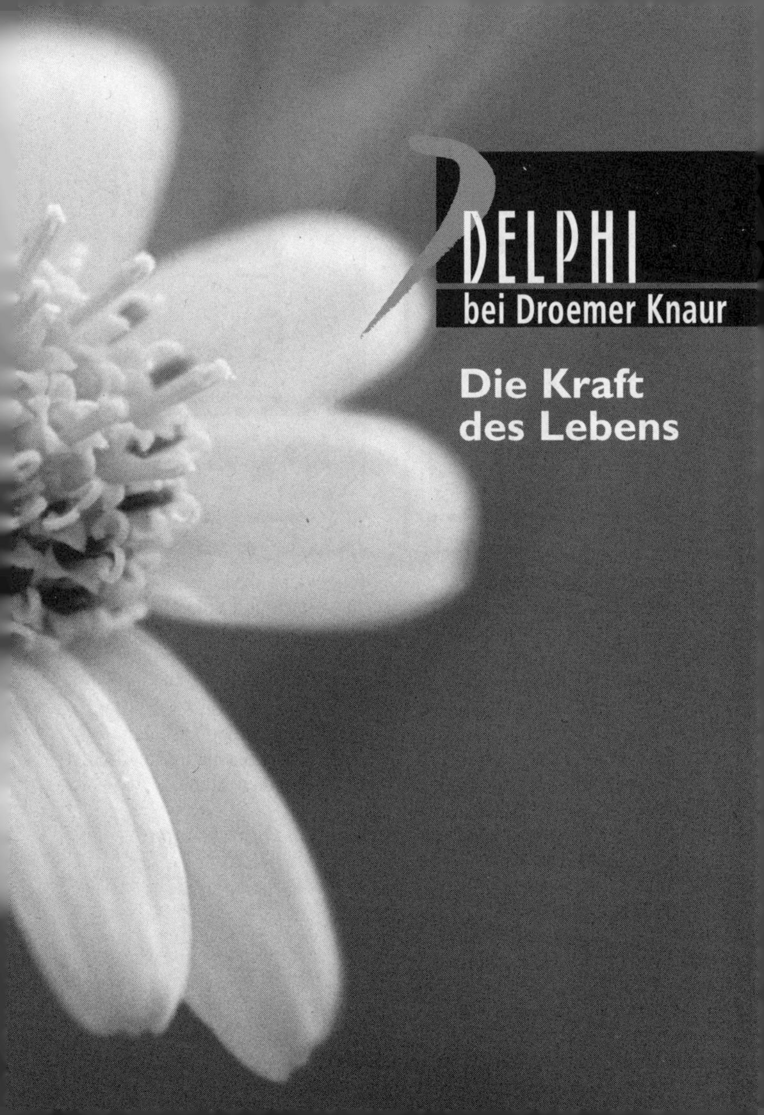

DELPHI
bei Droemer Knaur

Die Kraft des Lebens

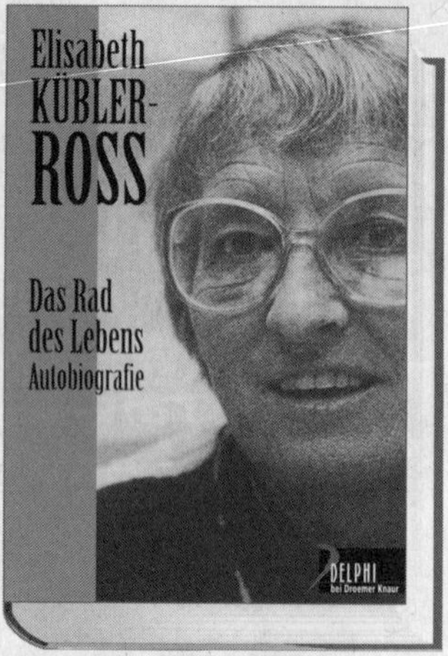

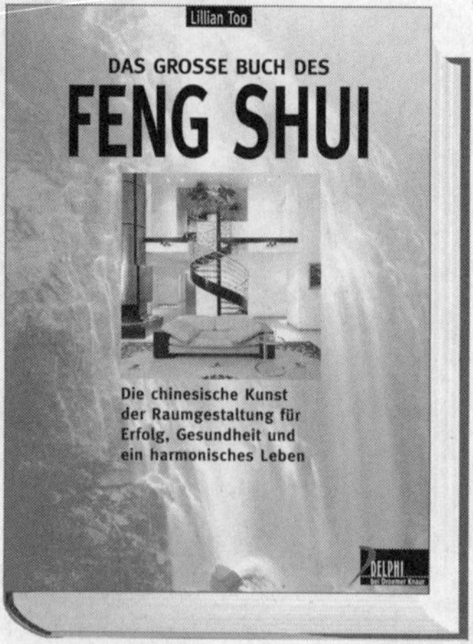

Die kompromißlose Suche nach dem Geheimnis des Todes. Angesichts ihres eigenen Todes schildert Elisabeth Kübler-Ross die prägenden Ereignisse eines mutigen, engagierten Lebens: ihre Jugend in der Schweiz, die Konfrontation mit den Grausamkeiten des Naziregimes, ihre therapeutische Arbeit mit Sterbenden und die konkrete Begegnung mit dem Jenseits in Form von Nahtodeserfahrungen. Der spannende Bericht einer großen Heilerin, die ihre Lebensaufgabe darin sieht, den Tod als Illusion zu entlarven.

Aus dem Amerikanischen von Wolfgang Höhn.
256 Seiten.

Feng Shui – die Kunst, in Harmonie zu wohnen und zu leben. In einem aufwendig gestalteten Band mit 350 farbigen Fotos zeigt die malaysische Meisterin des Feng Shui, wie man seine Lebens- und Wohnsituation nach den Grundsätzen der alten chinesischen Kunst gestalten kann.

Aus dem Englischen von Clemens Wilhelm.
224 Seiten. Leinen.

Aljoscha Schwarz, Ronald Schweppe

Heilen mit Gewürzen

Die Heilkraft heimischer und orientalischer
Gewürze gezielt einsetzen

Delphi bei Droemer Knaur

Herausgegeben von Gerhard Riemann

Umschlagillustration: Vision Creativ, München
Satz: Quark XPress im Verlag
Druck und Bindung: Druckerei Appl, Wemding
Printed in Germany
ISBN 3-426-29009-X

1 3 5 4 2

Inhalt

Vorwort

Die Natur heilt doch am besten

Wie ist es zu erklären, daß sich in den letzten Jahren immer mehr Menschen von Methoden der Schulmedizin abwandten und sich für alternative Heilweisen interessierten? Ohne Zweifel konnte mit Hilfe der modernen medizinischen Wissenschaft die Menschheit von einigen lebensbedrohlichen Krankheiten befreit werden, die Komplikationen schwerer Krankheitsbilder verringert und die Lebenserwartung des einzelnen beträchtlich erhöht werden.
Dennoch haben viele Menschen das Vertrauen in die konventionelle Medizin verloren. Was die medizinische Wissenschaft nämlich nicht geleistet hat, ist, unsere Lebens*qualität* zu erhöhen. Wir werden zwar dank Organverpflanzungen und einer perfektionierten Intensivmedizin immer älter, doch glücklicher, zufriedener und in einem wirklich ganzheitlichen Sinn gesünder sind wir nicht geworden.
Das beweisen vor allem die zunehmenden »Zivilisationskrankheiten«, von denen immer mehr Menschen betroffen werden: Magengeschwüre, Herzleiden, Hautkrankheiten, Migräne, Verdauungsbeschwerden, Venenleiden und vor allem auch Allergien sind auf dem Vormarsch.
Die klassische Medizin und ihre Vertreter beginnen nur langsam zu verstehen, daß der Mensch in seiner Ganzheit als Leib-Seele-Geist-Wesen behandelt werden muß und nicht nur Symptome und Krankheitsbilder – obwohl diese Erkenntnis nun wahrhaftig nicht neu ist: In seinem »Organon der rationellen Heilkunde« formulierte der deutsche Arzt Christian Friedrich Samuel Hahnemann diesen Grundsatz, der damit 1810 ein von der Schulmedizin abweichendes Heilverfahren, die Homöopathie, begründete.
Es zeigt sich immer deutlicher, daß der Arzt nicht der eigentliche

»Heiler« sein kann, sondern nur Begleiter auf dem Weg, den jeder selbst gehen muß. Krankheit ist meist nicht eine Störung, sondern ein Hinweis; sie macht darauf aufmerksam, was wir falsch machen. Unser Unterbewußtsein gibt uns die Signale zur Veränderung. Wir müssen sie nur bemerken.

Daraus ergibt sich, daß die bloße Aufnahme von Chemikalien, die überdies oft unvorhersehbare Nebenwirkungen haben, letztendlich nicht viel verändern kann. Wir müssen schon selbst etwas für unsere Gesundheit *tun*.

Dazu gehören eine gesunde Lebensweise, eine gesunde Ernährung und eine positive Einstellung zum Leben. Krankheiten werden es dann schwer haben, sich in unserem Körper auszubreiten. Wenn aber dennoch Beschwerden auftauchen, sollten wir, anstatt sofort zur chemischen Keule zu greifen, erst einmal die Natur zu Rate ziehen. Bei bestimmten Krankheiten kann die Schulmedizin lebensrettend sein. Doch bei den gesundheitlichen Problemen des Alltags, einem Schnupfen, einer Verstopfung, Kopfschmerzen, Müdigkeit und anderen unangenehmen Dingen, hilft die Natur oft besser als die Chemie.

Alternative Heilweisen haben ihren Siegeszug angetreten. Östliche Gesundheitsübungen wie Yoga oder Qi Gong werden immer beliebter, Kräuter und homöopathische Mittel erleben eine zunehmende Akzeptanz, die Naturheilkunde findet langsam wieder Eingang ins Bewußtsein der Bevölkerung und allmählich auch in das Bewußtsein der Ärzteschaft.

Die Natur heilt letztendlich doch am besten. Und vor allem ist Naturmedizin kein Herumkurieren an Symptomen, sondern ein Heilen des ganzen Menschen.

Eine beliebte Form natürlicher Medizin ist die Kräuterheilkunde. Heilkräftige Pflanzen waren den Menschen seit frühester Zeit bekannt, rückten aber mit dem Aufkommen der chemisch-pharmazeutischen Industrie immer mehr in den Hintergrund. Die Kräutermedizin ist ein faszinierendes Gebiet und kann viele Erfolge für sich verbuchen – doch sie hat, gerade in unserer Zeit, einige Nachteile.

Kräuter entfalten ihre volle Wirksamkeit, wenn sie frisch sind.

Frische Kräuter wiederum sind nicht jederzeit erhältlich. Wenn man nun auch noch in der Stadt wohnt, sind die Möglichkeiten, an frischgepflückte Kräuter zu kommen, noch geringer. Und wenn man dann darüber hinaus noch ein ganz bestimmtes Kraut benötigt, sieht die Lage noch düsterer aus.
Eng verwandt mit der Kräuterheilkunde, jedoch bei uns immer noch kaum bekannt, ist die Gewürzheilkunde.
In Indiens traditioneller ganzheitlicher Naturheilkunde, Ayurveda, werden Gewürze schon seit 5000 Jahren eingesetzt, um Krankheiten vorzubeugen und – vor allem chronische – Leiden zu lindern. Indien ist das klassische Land der Gewürze und besitzt eine der interessantesten Küchen der Welt.
Es gibt immer noch sehr wenig Literatur, die sich ausdrücklich mit der Heilkraft der Gewürze beschäftigt. Das Heilen mit Gewürzen hat bedeutende Vorteile gegenüber dem Heilen mit Kräutern. Der Umgang mit Gewürzen ist vielen Menschen durch die Küche vertraut, Gewürze sind leicht zu handhaben; sie müssen nicht wie Kräuter frisch sein; sie sind außerdem sehr haltbar. Gewürze, das sind Samen, Früchte, Blüten, Blätter u. a. von Pflanzen, sind konzentrierte Kraft der Natur.
Die Anwendungspalette der Gewürze reicht von der Linderung von Verdauungsbeschwerden über die Bekämpfung von Bluthochdruck bis hin zur Unterstützung der Krebstherapie. Bei psychischen Problemen und Unausgeglichenheiten können Gewürze ebenso Anwendung finden. Außer durch ihre heilkräftigen Inhaltsstoffe wirken Gewürze durch ihren Geschmack und Geruch; über diese Sinnesqualitäten werden unser Unterbewußtsein und unsere Gefühle angesprochen und harmonisiert – so könnte man beispielsweise sagen: Pfeffer macht lustig.
Das Heilen mit Gewürzen ist sicherlich ebensowenig eine Wundertherapie wie irgendeine andere Methode. Doch mit Gewürzen, die Sie täglich in Ihrer Küche einsetzen können, lassen Sie die Natur an Ihrer Gesundheit arbeiten, beugen Sie Krankheiten vor und können Sie auf einfachste Art und Weise Ihre Genesung unterstützen, wenn es Sie doch einmal »erwischt« hat.
Probieren Sie es aus! Sicher werden auch Sie bald auf den Ge-

schmack kommen und Ihrem Leben die »richtige Würze« geben. Wir wünschen Ihnen von ganzem Herzen viel Freude mit diesem Buch und Glück und Gesundheit auf Ihrem Weg!

Ronald Schweppe und Aljoscha Schwarz

1 Wo der Pfeffer wächst

Eine kleine Geschichte der Gewürze

Gewürze haben den Menschen schon sehr lange Zeit auf seinem Weg begleitet. Schon vor Urzeiten verwendeten die Menschen Gewürze: in der Heilkunst, bei Kulthandlungen und in der Küche.
Die Gewürzkultur ist im Fernen Osten beheimatet. Nach chinesischem Mythos lernte die Menschheit den Gebrauch von Kräutern und Gewürzen als Heilmittel von dem weisen Kaiser Shen Nung, der vor 5000 Jahren regiert haben soll. Auf sein Buch über die Wirkung von Kräutern und Gewürzen bezogen sich spätere Heilkundige immer wieder und zitierten daraus. Auf diese Weise ist uns altes Wissen erhalten.
Auch das alte Ägypten kannte den Gebrauch von Gewürzen zu den verschiedensten Zwecken, wie Papyri, die über 4500 Jahre alt sind, beweisen und vom medizinischen Einsatz von Majoran, Wacholder, Zimt oder Harz berichten.
Damals schon existierte ein reger Handel mit Gewürzen; Ägypten importierte große Mengen aus dem Fernen Osten. Über Indien kamen die Gewürze nach Südarabien, und Kamelkarawanen transportierten sie bis zur Mündung des Nils.
Vor 2500 Jahren erlebten die Stadtstaaten des antiken Griechenland ihren politischen und kulturellen Höhepunkt. Von hier gingen die abendländische Philosophie und Wissenschaft aus. Von den Phöniziern, die im gesamten Mittelmeerraum Handel trieben, hatten die Griechen nicht nur die Buchstabenschrift übernommen, sondern auch viele Gewürze. Naturwissenschaft und -philosophie lösten die Göttermythen ab: Der Mensch sah sich nicht mehr den Kräften der Natur ausgeliefert, sondern konnte sie erkennen und für seine Zwecke verwenden.

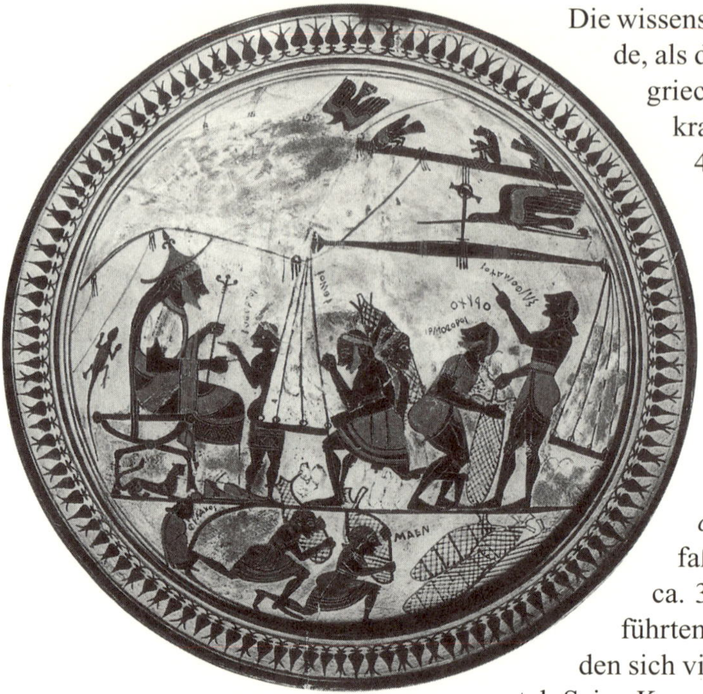

König Arkesilaos von Kyrene überwacht das Abwiegen und den Versand von Silphium (Ferula asa-foedita). Etrurien, um 560 v. Chr.

Die wissenschaftliche Heilkunde, als deren Begründer der griechische Arzt Hippokrates von Kos (um 460 – 375 v. Chr.) gilt, setzte neue Maßstäbe. Hippokrates gilt als der Verfasser oder geistige Vater zahlreicher medizinischer Schriften, die im *Corpus Hippocraticum* zusammengefaßt sind. Unter den ca. 300 von ihm aufgeführten Heilmitteln befinden sich viele Gewürzheilmittel. Seine Konzeption von Gesundheit und Krankheit beruhte auf der Lehre von den vier Elementen des griechischen Philosophen Empedokles (490 – um 430 v. Chr.), wonach es kein Entstehen oder Vergehen gebe, sondern nur Mischung und Entmischung der vier Elemente Feuer, Luft, Wasser, Erde, die mit vier Körpersäften korrespondieren. Krankheit ist der Ausdruck des Ungleichgewichts zwischen diesen.

Im 1. Jahrhundert n. Chr., Rom war zur ersten Macht im Mittelmeerraum geworden, verfaßte wieder ein griechischer Arzt, der aber in Rom lebte, ein Arzneimittellehrbuch, das über 1500 Jahre maßgebendes Lehrbuch blieb. Dieser Mann hieß Dioskurides, sein Buch *De Materia Medica*, »Über die Medizin«, in dem die Gewürzheilkunde eine große Rolle spielt.

Das geistige Klima Roms war weder der Philosophie noch der Wissenschaft günstig, um so mehr dem praktischen Leben. So

verwundert es nicht, daß es die Römer waren, die als erste in wirklich großen Mengen Gewürze zu dem einsetzten, was uns heute am »natürlichsten« scheint: zum Würzen von Speisen. Aus dieser Zeit sind viele Kochbücher überliefert, und alle Rezepturen machen reichlich Gebrauch von Gewürzen. Das heißt jedoch nicht, daß die Heilwirkungen unbekannt waren.
Diese kostbaren und geschätzten Gewürze erhielten die Römer aus Indien über arabische Händler. Und im 2. Jahrhundert nach Christi Geburt segelten die Römer selbst bis nach Indien! Exotische Gewürze waren teuer, aber äußerst beliebt, vor allem Pfeffer, Zimt, aber auch Ingwer und Kurkuma wurden in großen Mengen verzehrt.
Mit den Römern, den Eroberern und Soldaten, die seßhaft wurden, kamen Gewürze und Heilmittel nach Mitteleuropa, so auch nach Germanien. Manche Gewürzpflanzen, die das kältere Klima vertrugen, wurden schnell heimisch, wie Fenchel, Knoblauch oder Salbei, andere wie Ingwer wurden weiterhin importiert.
Mit dem Auseinanderfallen des Römischen Reiches verschwand auch manche Kultur, so auch die Gewürzkultur aus dem Norden.
Karl der Große, König der Franken und römischer Kaiser seit 800, betrieb die kulturelle Erneuerung Europas. Seine politische Konzeption und gesetzgeberische Tätigkeit bezogen die Gesundheit der Menschen ein, wovon die Anbauverordnungen von Heilpflanzen in den Kapitularien* zeugen. Er verfügte den Anbau von 70 verschiedenen Heilkräutern und Gewürzpflanzen, darunter Kreuzkümmel, Koriander, Mohn und Melisse.
Mit Beginn der Kreuzzüge im 11. Jahrhundert kam griechisch-orientalisches Geistesgut und mit ihm die orientalischen Gewürze zurück. Vor allem die Reichen, die sich die unwahrscheinlich teuren Gewürze leisten konnten, benützten Zimt, Kardamom, Pfeffer, Ingwer, Paradieskörnern und Safran, doch auch die armen Leute verfielen dem Würzgenuß: Sie verfeinerten ihre Speisen

---

* Verordnungen, Verwaltungsanweisungen, Rundschreiben

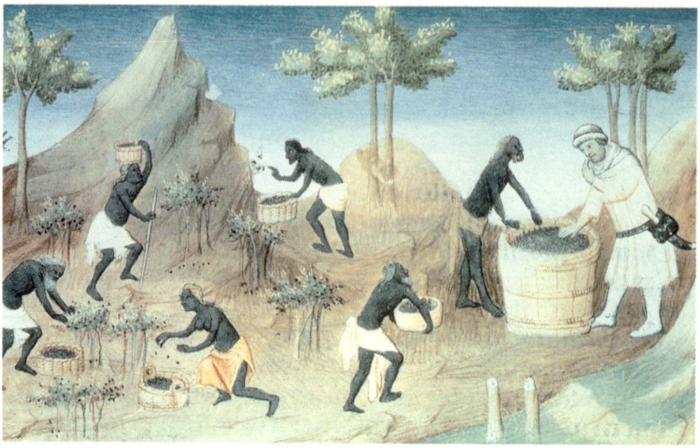

Diese französische Buchmalerei von 1375 zeigt den Venezianer Marco Polo bei der Ernte von Schwarzem Pfeffer.

Kauffahrteischiffe der Ostindischen Kompagnie. Kupferstich von Wenzel Holler, 1647 (rechts).

»Pimenta« von Zacharias Wagner (1614 – 1668). Ein Aquarell (unten).

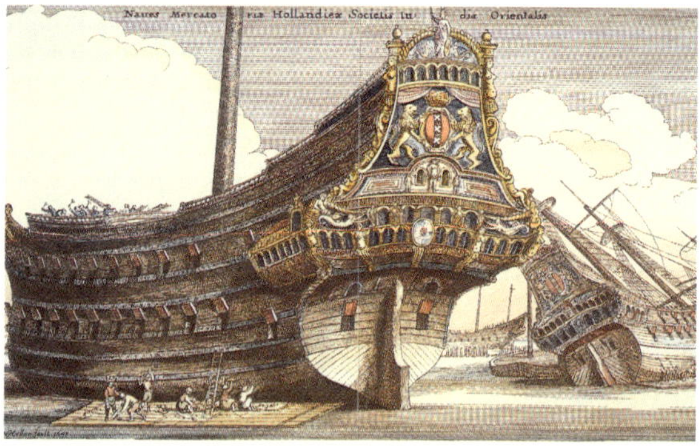

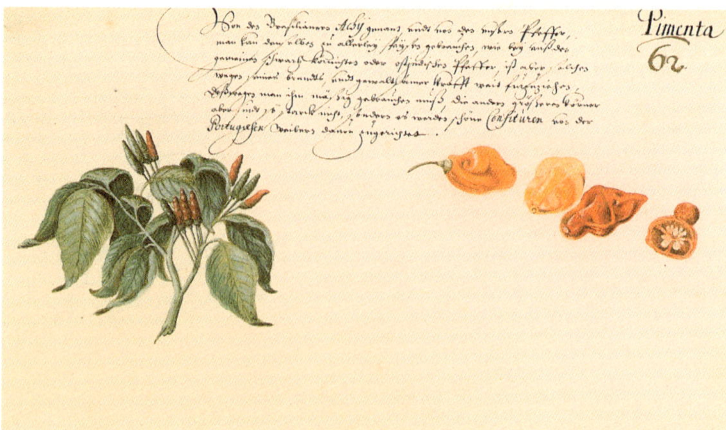

mit den inzwischen heimisch gewordenen Gewürzen wie Fenchel, Senf und Knoblauch.
Nun genossen die Mittel- und Nordeuropäer zwar die Gewürze, doch kamen sie nur über viele Umwege an diese heran; den Handel mit den orientalischen Kostbarkeiten hatten die Araber fest in der Hand. Wo war denn das Land, wo der Pfeffer wächst? Die Neugier und der Wunsch, den Zwischenhandel auszuschalten, die Gewürze – es ging vor allem um den Pfeffer – selbst von ihrem Ursprungsort zu holen und damit das Geschäft zu machen, gaben der Ferne den großen Reiz.
Im Jahre 1271 machten sich der Venezianer Marco Polo, sein Vater Niccolò und der Onkel Matteo auf den Weg. Die Reise ging über Bagdad zum Persischen Golf, von Hormus aus durch Persien, durch den Pamir nach China, ins heutige Peking. Dort gewann Marco Polo die Gunst des Mongolenherrschers und bereiste in dessen Auftrag große Teile Chinas. Nach 20 Jahren kehrten alle drei per Schiff und übers Land nach Venedig zurück und brachten die unglaublichsten Berichte aus dem Morgenland mit.
Die geographischen Vorstellungen waren zwar verändert, doch ein für aufstrebende Handelsmächte einträglicher Handel war bei den Wegzeiten von mindestens sechs Jahren und bei der Vermittlung durch Araber und Venezianer nicht möglich. So trieb es Spanier und Portugiesen auf die Suche nach dem direkten Seeweg. Wenn, was die Sterngucker behaupteten, die Erde tatsächlich rund sein sollte, müßte man doch von Europa aus die sagenhaften Gewürzländer auch mit dem Schiff direkt erreichen können?
Kolumbus war einer der Mutigen, die keine Angst hatten, vom Rand der Welt zu fallen. Er war entschlossen, Indien zu »entdecken«, und er machte sich 1492 im Auftrag der spanischen Krone auf den Weg. Tatsächlich fand er ein Land, das er Indien und dessen Bewohner er Indianer nannte. Und tatsächlich brachte er auch Gewürze mit nach Hause; doch nicht aus Indien, sondern aus einer für die Europäer unbekannten Welt, auf die er eher zufällig gestoßen war.
Sechs Jahre später machte sich ein anderer Mann auf den Weg, der Portugiese Vasco da Gama. Ihm gelang das, was Kolumbus nicht

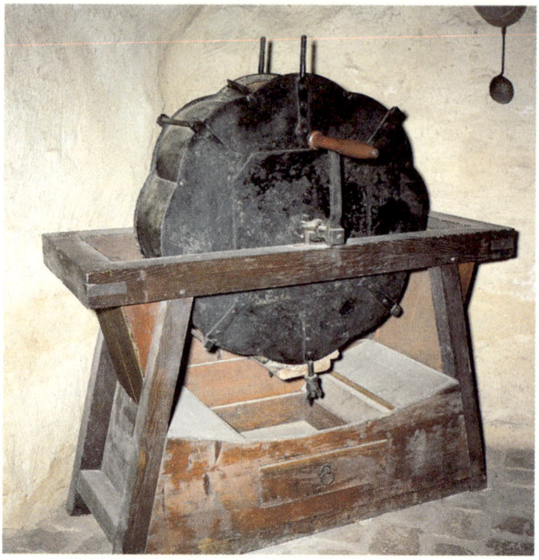

Eine Große-Kräuter-Mischtrommel des 18. Jahrhunderts aus einer deutschen Apotheke.

geschafft hatte: Er fand den Seeweg nach Indien und brachte gewaltige Mengen der raren und begehrten »especeria« nach Portugal. Der Gewürzhandel konnte jetzt neu geordnet, der Zwischenhandel der Araber und Venezianer ausgeschaltet werden. Gewürzhandel, vor allem Pfefferhandel, bedeutete Machtfaktor und Quelle nationalen Reichtums.

Als neun Jahre später, man schrieb das Jahr 1512, die Portugiesen die Molukken, die Gewürzinseln, entdeckten, auf denen besonders viele wertvolle Gewürze heimisch sind, übernahm Portugal das Gewürzhandelsmonopol, das es eifersüchtig verteidigte, was hundert Jahre lang gutging; doch die anderen europäischen Staaten waren begierig, sich von dem Kuchen ein Stück abzuschneiden.

Den Niederländern genügte jedoch ein Stück nicht, sie eroberten 1607 die Gewürzinseln und behaupteten damit das Gewürzhandelsmonopol für die nächsten zweihundert Jahre. 1796 bis 1802 und ein zweites Mal 1810 bis 1816 hielten es zwar noch die Engländer, doch viele Gewürze wurden schon im 18. Jahrhundert in anderen tropischen Ländern unter europäischer Flagge angebaut.

Mit dem Ende des monopolistischen Handels und der Anbaubegrenzung für einzelne Gewürzpflanzen wurden die Gewürze billiger und damit fester Bestandteil der modernen europäischen Küche, wobei die Heilkraft der Gewürze geschätzt wurde. Die neue Wissenschaftlichkeit des 19. Jahrhunderts ließ viele Erkenntnisse aus alten Tagen vergessen, so auch das Wissen über die Heilkräfte der Gewürze.
Heute besinnt man sich langsam wieder auf dieses alte Wissen und versucht es mit den neuen Erkenntnissen zu verbinden. Altes und Neues vereinen sich heute zu einer interessanten Methode der alternativen Medizin.

Was sind Gewürze?

Wenn man fragt, was Gewürze denn nun eigentlich seien, kann man eine ganze Reihe unterschiedlicher Antworten erhalten. Ein Lexikon sagt zu dem Stichwort Gewürze: »Stoffe, die Lebensmittel zur Geschmacksverbesserung in meist kleinen Mengen zugesetzt werden, z. B. Salz« – ein gutes Beispiel dafür, daß man sich nicht auf ein einziges Buch verlassen sollte, wenn man sich über ein Thema informieren will. Gewürze sind keine »Stoffe«, sondern komplexe Stoffverbindungen und Mischungen von mehreren Komponenten aus bestimmten Teilen von Gewürzpflanzen, wobei meist ein Bestandteil überwiegt; Gewürze werden nicht nur zur Geschmacksverbesserung eingesetzt, sondern sind auch aufgrund ihrer Wirkung von ernährungsphysiologischer Bedeutung. Salz schließlich ist nach anderen Definitionen überhaupt kein Gewürz, sondern eine Substanz mineralischer Herkunft.
Das Wort »Gewürz« ist eine sogenannte Kollektivbildung zu dem mittel- und althochdeutschen Wort *Wurz,* was nichts anderes heißt als *Pflanze, Kraut*. Und *würzen* heißt den Geschmack einer Speise verfeinern oder verstärken.
Man sieht also: es ist gar nicht so leicht zu bestimmen, was Gewürze nun eigentlich sind. Um etwas mehr Klarheit zu schaffen, klassifizieren wir die verschiedenen Gewürze und ordnen sie nach sechs Kriterien:

1. *Orientalische Gewürze:* Pflanzenteile, die bis ins Mittelalter über arabische Händler nach Europa gelangten: z. B. Gewürznelken, Ingwer, Kardamom, Muskatnuß, Pfeffer, Zimt.
2. *Gewürze der Neuen Welt:* Mit der Entdeckung der Westindischen Inseln kamen über die Spanier interessante Gewürze nach Europa: z. B. Chillies, Cayennepfeffer, Paprika, Piment, Vanille.
3. *Gewürze aus dem Mittelmeerraum:* z. B. Anis, Dill, Fenchel, Koriander, Kümmel, Sellerie.
4. *Gewürzkräuter aus Südeuropa,* die frisch und getrocknet verwendet werden: z. B. Liebstöckel, Rosmarin, Salbei, Thymian.
5. *Würzmittel,* die zum Würzen verwendet und daher mitunter als Gewürz bezeichnet werden, wobei man zwischen natürlichen Stoffen wie Salz oder Zucker und chemischen Substanzen wie Cyclamat oder Glutamat unterscheidet. Daneben gibt es auch noch Würzmittel tierischer Herkunft: z. B. Sardellenpaste oder Moschus.
6. *Ungewohnte Gewürze,* Substanzen, die man ohne weiteres als Gewürze bezeichnen könnte, die aber als Gewürze kaum bekannt sind: z. B. Schokolade, Harz, Honig und Trüffeln.

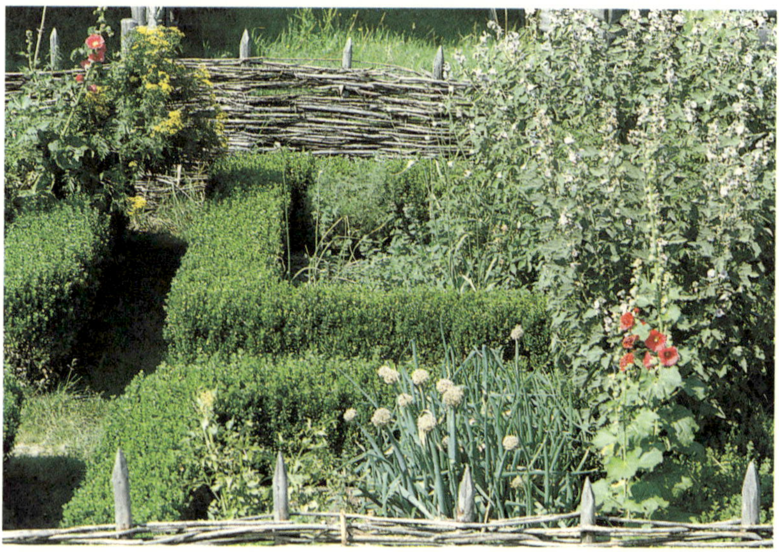

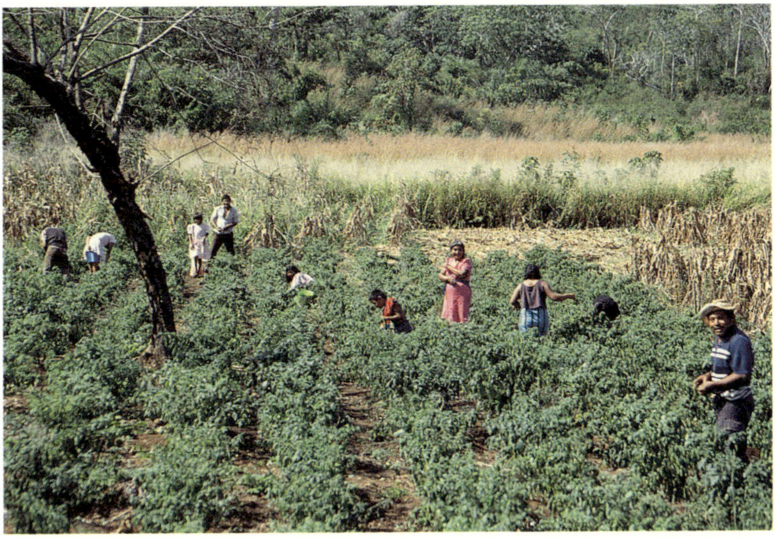

Kinder, Frauen und Männer ernten Pfefferschoten (oben).

Ein Kräutergarten nach Hildegard von Bingen (links).

Sie sehen also: es gibt recht vieles, was man als Gewürz bezeichnen kann. Wir wollen in diesem Buch eine recht weite Auffassung von Gewürzen vertreten. Unserer Definition nach sind Gewürze natürliche, haltbare oder haltbar gemachte bestimmte Pflanzenteile (Blüten, Früchte, Samen, Rinden u. a.), die in charakteristischer Weise auf den Geschmacks- und Geruchssinn einwirken. Aus diesem Rahmen fallen einige der oben genannten Gewürze: erstens die künstlichen Würzstoffe, die vor allem in der Heilkunde nichts zu suchen haben; zweitens die Gewürze tierischer Herkunft; drittens die nichtpflanzlichen Würzmittel wie Zucker; viertens alle frischen Würzkräuter, die zwar als Heilmittel auch hervorragend wirken können, nicht aber unserem Kontext entsprechen – zudem haben sie ganz andere gesundheitliche Wirkungen.
Es gibt aber zwei Ausnahmen: Salz und Honig. Beides wird allerorts zum Würzen verwendet, und Salz ist zudem von großer physiologischer Bedeutung.

Vom richtigen Umgang mit Gewürzen

Gewürze, Samen, Früchte, Blüten, Blätter u. a. konzentrieren die Heilkraft der Pflanze. Gewürze sind gut haltbar und relativ leicht zu handhaben. Diese Eigenschaften machen Gewürze zu hervorragenden Heilmitteln.

Die meisten Gewürze sind ziemlich robust, doch wenn man in den vollen Genuß ihrer Heilkraft (und übrigens auch Würzkraft) kommen will, sollte man schon einige wenige Regeln im Umgang mit ihnen beherzigen. Bei den meisten tropischen und subtropischen Gewürzen sind ätherische Öle die wichtigsten Träger der Wirkung. Da sich diese Öle leicht verflüchtigen, sollten Gewürze vor übermäßiger Wärme geschützt und einigermaßen luftdicht aufbewahrt werden. Auch zuviel Licht und Feuchtigkeit bekommt ihnen nicht.

Wenn Sie die folgenden Tips beachten, werden Sie den größten Nutzen aus Ihren Gewürzen ziehen.

- Bewahren Sie die Gewürze in einem dunklen Glas- oder Keramikbehälter auf, der einigermaßen luftdicht abschließt.
- Stellen Sie die Gewürze an einen Platz, der vor Überwärmung und extremer Lichteinstrahlung geschützt ist; also beispielsweise nicht über den Herd oder auf das Fensterbrett.
- Kaufen Sie die Gewürze möglichst ungemahlen, und mahlen Sie sie selbst in einer Gewürz- bzw. Pfeffermühle, zerstoßen Sie sie im Mörser, oder reiben Sie sie auf einer Muskatreibe.
- Die meisten Gewürze sollten Sie – insbesondere, wenn es Ihnen um die gesundheitliche Wirkung geht – nicht mitkochen. Allerdings gibt es Ausnahmen wie Lorbeer.
- Kaufen Sie keine Gewürzmischungen, sondern stellen Sie diese selbst her. Zum einen sind Gewürze in Mischungen gemahlen, und zum anderen kennen Sie die Qualität und Quantität der verwendeten Gewürze nicht.

2 Gesundheit und Heilung

Jeder Mensch sehnt sich zutiefst nach einem erfüllten, glücklichen Leben. Bewußt oder unbewußt strebt jeder danach, auf dieser Erde gut leben und wirken, Erfahrungen sammeln, Freunde gewinnen, seine Fähigkeiten erweitern zu können und dabei letztlich auch zu immer mehr Harmonie und Frieden zu finden.

Eine Grundvoraussetzung für ein glückliches Leben ist zweifellos eine gute Gesundheit. Anläßlich verschiedener Umfragen werden Menschen immer wieder gefragt, was ihnen als besonders wichtig erscheint. Ganz oben auf der »Wunschliste« tauchen dann Werte wie Glück, Zufriedenheit, Erfolg, harmonische Familienverhältnisse, Freundschaft, Geld, vor allem aber Gesundheit auf. Ohne Gesundheit scheint ein befriedigendes Leben kaum möglich zu sein, denn nur der gesunde Mensch verfügt über die Möglichkeit, sich in allen Bereichen des Lebens vollkommen zu entwickeln.

Es ist schon seltsam, daß wir erst dann über Gesundheit nachzudenken beginnen, wenn sie uns sozusagen abhanden gekommen ist. Der kranke Mensch beschäftigt sich wesentlich stärker mit diesem Thema als der gesunde. Dies ist auch kein Wunder; während man Gesundheit im allgemeinen nämlich nicht bemerkt, fühlt sich Krankheit in den meisten Fällen bekanntlich durchaus unangenehm an, so daß der Wunsch nach Heilung und Gesundheit naheliegt. Krankheit bekommen wir meistens hautnah zu spüren, um aber Gesundheit »spüren« zu können, ist schon eine viel größere Aufmerksamkeit und Achtsamkeit erforderlich.

Es steht also außer Zweifel, daß eine einwandfreie Gesundheit ein allgemein begehrtes Gut ist. Allerdings kommt es immer darauf

an, was man unter »Gesundheit« oder »Krankheit« versteht. Ist Gesundheit lediglich die Abwesenheit spür- oder sichtbarer Krankheitssymptome? Genügt es, einigermaßen frei von Schmerzen und Leiden zu sein, oder stellen wir höhere Ansprüche, wenn wir über Gesundheit reden?
Gerade die ganzheitliche Medizin sollte nicht zulassen, daß wir uns damit zufriedengeben, von unseren Symptomen befreit zu werden. Natürlich wünscht sich der kranke Mensch zunächst einmal nichts dringlicher, als daß seine Schmerzen und Beschwerden und damit sein Leiden ein Ende nehmen. Unser ganzes Leben hindurch versuchen wir schließlich, unangenehme und schmerzhafte Erfahrungen weitgehend auszuschließen und möglichst leidfrei zu leben.
Wenn man einmal davon absieht, daß schmerzhafte Erlebnisse der Entwicklung unserer Persönlichkeit dienen, ist die Orientierung am »Angenehmen« und »Lustvollen« natürlich durchaus menschlich, und der Wunsch nach der Beseitigung störender Symptome muß daher auch stets respektiert und berücksichtigt werden. Gesundheit sollte aber wesentlich mehr sein als die Abwesenheit von Schmerzen, Hautausschlägen, Fieber oder anderen Beschwerden.
Neben der »körperlichen Gesundheit« sollte beim ganzheitlichen Ansatz stets die geistig-seelische Gesundheit beachtet werden. Natürlich ist es schön, wenn man einen gut funktionierenden Körper hat, aber was nützt uns der optimale Körper, wenn wir unglücklich sind, weil wir beispielsweise einsam sind oder weil wir das Gefühl haben, wir würden nichts aus unserem Leben machen und in unserer Entwicklung stehenbleiben?
Alternative Therapieformen unterscheiden sich von der klassischen Medizin zumeist dadurch, daß sie den ganzen Menschen, nicht nur den Körper, sondern auch das denkende und fühlende Wesen Mensch, in den Mittelpunkt der Behandlung stellen. Die Gewürzheilkunde versucht wie andere alternative Methoden auch, dies zu berücksichtigen, und sie setzt daher nicht nur im körperlichen, sondern ebenso im geistigen und seelischen Bereich an.

Gesundheit ist natürlich

Leider gibt es heute trotz aller Fortschritte so viele kranke Menschen, daß man meinen könnte, es sei unumgänglich und irgendwie auch ganz normal, krank zu sein. Man braucht sich nur im Bekanntenkreis umzuschauen – allerorts trifft man auf Menschen, die unter allen möglichen gesundheitlichen Problemen leiden.
Die Palette reicht dabei von typischen Zivilisationskrankheiten, wie etwa Arteriosklerose, Diabetes und Krebs, über Allergien, rheumatische Erkrankungen, Kreislauferkrankungen, Verdauungsstörungen bis hin zu ganz »gewöhnlichen«, alltäglichen Krankheiten wie Grippe, Erkältungen, Kopfschmerzen und vielem anderen mehr.
Es hat daher schon fast den Anschein, als müßte sich der Mensch nun einmal damit abfinden, daß er es im Laufe seines Lebens immer wieder einmal mit verschiedenen Krankheiten zu tun haben wird und daß er noch von Glück sagen kann, wenn es sich dabei um einigermaßen harmlose Krankheiten und nicht um lebensbedrohliche Krisen handelt.
Obwohl diese Auffassung weitverbreitet ist und obwohl Krankheit zum normalen Alltag zu gehören scheint, ist es doch durchaus nicht natürlich, krank zu werden.
Während sich unser Bewußtsein an die Vorstellung gewöhnt hat, daß wir Krankheiten mehr oder minder wehrlos ausgesetzt sind, ist die Natur ohne Unterlaß damit beschäftigt, uns gesund zu erhalten beziehungsweise unsere Gesundheit wiederherzustellen. Unser ganzer Organismus ist auf Überleben programmiert. Unsere Abwehr- und Selbstheilungskräfte hindern uns daran, dem nächstbesten Virus zum Opfer zu fallen. Enorme Energien werden dafür aufgewendet, damit alle unsere Organe ihre Arbeit reibungslos leisten, Giftstoffe ausgeschieden werden, unser Herz Tag und Nacht seinen Dienst tut – und das alles über viele Jahrzehnte hinweg!
Damit der Zustand »Krankheit« entstehen kann, sind zahlreiche schädigende Faktoren notwendig. Nur durch eine Folge ungünstiger Einflüsse ist der menschliche Organismus nachhaltig aus dem Gleichgewicht zu bringen. Oft dauert es viele Jahre, ja manchmal

Jahrzehnte, bis eine Krankheit aufgrund falscher Lebensgewohnheiten ausbrechen kann.
Obwohl der Mensch nicht nur ungünstigen Umweltbedingungen ausgesetzt ist, sondern außerdem auch oft noch unter Streß und Bewegungsmangel leidet, des weiteren regelmäßig Genußgifte konsumiert und negative Denkgewohnheiten pflegt – und dies manchmal jahrelang –, werden seine Abwehrkräfte und seine Lebensenergie es in den meisten Fällen dennoch verhindern können, daß er ernsthaft erkrankt. Natürlich ist es irgendwann doch nur eine Frage der Zeit, bis es zum Ausbruch irgendwelcher Erkrankungen kommt.
Nur weil der Mensch unserer Tage den Kontakt zu seinem Körper verloren hat und ihn mit schlechter Ernährung, einer mit Giftstoffen angereicherten Umwelt und schädlichen Lebensgewohnheiten belastet, heißt das noch lange nicht, daß Kranksein natürlich wäre. Hierbei sollte übrigens unterschieden werden zwischen dem, was »normal«, und dem, was »natürlich« ist. Freilich mag Krankheit in Anbetracht der oben aufgeführten widrigen Umstände normal sein, natürlich ist sie deswegen aber noch lange nicht. Auch ein Blick in das Tierreich – in dem Krankheit zur absoluten Ausnahme gehört – zeigt uns, daß es nicht natürlich ist, krank zu werden, sondern daß die Natur ganz im Gegenteil alles daransetzt, unseren Fortbestand zu sichern.
Sollte dies alles nicht ein Grund sein, sich auch im Falle einer Erkrankung wieder mehr auf natürliche Heilmethoden zu verlassen und sich zumindest auf diese Weise etwas mehr mit den Energien der Natur zu verbinden, von denen wir uns oft schon so weit entfernt haben und auf die wir doch so dringend angewiesen sind?
Bedauerlicherweise sind wir inzwischen weit davon entfernt, uns ohne weiteres auf die Heilkräfte der Natur einlassen zu können. Allmählich aber scheint es doch so, als würde der moderne Mensch sich zusehends auf natürliche Heilmethoden zurückbesinnen. Das blinde Vertrauen, das der Schulmedizin bis vor kurzem entgegengebracht wurde, weicht einem allgemeinen Interesse für sanftere Therapieformen.
Diese Therapieformen – ob Akupunktur, Homöopathie, Bach-

Blüten-Therapie, Aromatherapie, Kräuter- und Gewürzheilkunde oder andere Methoden – bemühen sich stets darum, mit der Natur zu heilen und natürliche Heilungsprozesse zu unterstützen, ohne dabei eine Anzahl unangenehmer Nebenwirkungen in Kauf nehmen zu müssen.
Alle alternativen Therapien wissen um die Tatsache, daß der innere Arzt im Menschen unablässig wirksam ist und nichts unversucht läßt, ein einmal gestörtes Gleichgewicht wiederherzustellen. Diesen natürlichen Vorgang zu unterstützen und zu beschleunigen, dies hat sich auch die Gewürzheilkunde zur Aufgabe gemacht.

Die Botschaften des Körpers

Wenn wir uns nun den Möglichkeiten zuwenden, die in der Anwendung verschiedenster Gewürze liegen, sollten wir nie vergessen, daß wir es hier nun mit Substanzen zu tun haben, die sozusagen Geschenke der Natur und nicht Produkte der Pharmaindustrie sind.
Wirkungen von Gewürzen auf unseren Organismus sind zwar bereits seit Jahrtausenden bekannt – bis ins letzte Detail erforscht sind sie aber bis heute nicht. So gilt es, auf diesem Gebiet zu experimentieren und persönliche Erfahrungen zu sammeln. Bei herkömmlichen Medikamenten mag es genügen, den Beipackzettel zu lesen und sie unter Beachtung der Dosierungsanweisungen einzunehmen. Wenn wir jedoch Gewürze zu Heilzwecken einsetzen möchten, genügt dies nicht.
Um Ihnen den Einstieg in diesen Bereich zu erleichtern, haben wir die Gewürze in alphabetischer Reihenfolge systematisch behandelt, ihre Hauptwirkungen und Eigenschaften sowie Krankheitsbilder und Probleme, zu deren Behandlung sie eingesetzt werden können, beschrieben. Darüber hinaus möchten wir Sie jedoch einladen, Ihre eigenen Erfahrungen mit den verschiedenen Gewürzen zu machen.
Hierzu ist es nötig, daß Sie lernen, die Botschaften Ihres Körpers wahrzunehmen und zu verstehen. Unser Körper ist ein feines

Instrument, das jede Abweichung vom natürlichen, gesunden Zustand schnell registriert. Leider fehlt uns meist die Fähigkeit, Signale, die uns unser Körper sendet, zu empfangen; zumindest soweit dies die subtilen Signale betrifft. Es gibt natürlich durchaus auch weniger subtile, unmißverständliche und »unübersehbare« Signale wie etwa starke Schmerzen oder Krämpfe. Doch undeutlichere Signale, die sich beispielsweise in einem leichten Unwohlsein äußern könnten, aber bereits erste Anzeichen einer Abweichung vom harmonischen Zustand sind, werden leicht übersehen. Prinzipiell sollte jedes Krankheitssymptom zunächst immer als wertvolle Botschaft unseres Körpers aufgefaßt werden. Jede Krankheit, jedes Symptom zeigt uns, daß wir uns in irgendeiner Weise vom natürlichen Gleichgewicht entfernt haben, und oft liegt in einer Erkrankung die letzte Chance zur Korrektur und zur Abkehr von schädigenden Gewohnheiten.
Dies gilt aber nicht nur für den körperlichen Bereich. Oft stößt ein Mensch durch ein körperliches Symptom wie ein Magengeschwür oder ein Ekzem auf psychische Probleme, die ihn vielleicht schon seit Jahren belasten; das heißt, sie werden auf diese Weise ans Tageslicht gefördert.
Botschaften des Körpers zu verstehen und richtig zu interpretieren erfordert ein gewisses Maß an Gespür und Intuition, so daß manchmal ein guter Arzt oder Heilpraktiker unabdingbar ist, um dem Patienten beim Aufspüren der eigentlichen Problematik behilflich zu sein. Jeder Mensch besitzt jedoch einen feinen »Draht« zu seiner Innenwelt, und er ist daher eigentlich selbst in der Lage, diese Art von Signalen zu empfangen und zu verstehen, sofern er diese beachtet und ernst nimmt, statt sie nur möglichst schnell mit irgendwelchen Medikamenten zu unterdrücken.
Leider sind die meisten Menschen ein wenig aus der Übung, was die Achtsamkeit und Wachheit gegenüber sich selbst und ihren eigentlichen Bedürfnissen betrifft. So kommt es dann auch immer wieder einmal vor, daß Botschaften des Körpers erst dann empfangen werden können, wenn sie bereits so massiv sind und von derart dramatischen Erkrankungen zeugen, daß jede Hilfe zu spät kommt.

Auch in der Gewürzheilkunde gilt es, unser Gespür und unsere Intuition zu entwickeln und die Botschaften, die uns unser Körper sendet, zu entschlüsseln. Wenn wir ein bestimmtes Gewürz nicht sosehr wegen seines Geschmacks als vielmehr zu Heilzwecken einsetzen, so ist es außerordentlich wichtig, der Wirkung dieses Gewürzes nachzuspüren und zu beobachten, wie der Körper, wie der Geist und wie die Gefühle auf den Reiz reagieren, den das Gewürz ausübt.
Gewürze sind sehr komplexe Gebilde mit vielfältigen Wirkungen. Hinzu kommt, daß jeder Mensch, zumindest in gewissen Grenzen, unterschiedlich auf die natürlichen Wirkstoffe reagiert. Verlassen Sie sich daher immer auf Ihre eigenen Beobachtungen, auf Ihre Intuition und auf die Erfahrungen, die Sie machen werden.
Wenn Sie bereit sind, sich auf die Welt der Gewürze einzulassen, wird sich nicht nur Ihre Gesundheit verbessern, sich Ihre Abwehrkraft steigern und Ihr gesamtes Wohlbefinden sich erhöhen, Sie werden darüber hinaus auch den Dialog mit Ihrem Körper pflegen und eine Fähigkeit kultivieren, die dem heutigen Menschen nahezu vollkommen verlorengegangen ist – die Fähigkeit, sich selbst und seine eigenen Bedürfnisse hautnah zu spüren.

Der Mythos vom Heiler

Obwohl Gesundheit – wie wir gesehen haben – der natürliche Zustand des Menschen sein sollte, ist es andererseits nicht zu leugnen, daß dieser optimale Zustand relativ selten anzutreffen ist. Aus unterschiedlichsten Gründen gerät der Mensch aus seinem Gleichgewicht, sei es auf physischer, auf psychischer oder emotionaler Ebene, und die Folge ist, daß er krank wird.
Nun sehnt sich der Mensch seit jeher nach einem Wundermittel oder einem Wunderdoktor, die ihn von seinen Leiden befreien. Dabei vergißt er freilich stets, daß er selbst es war bzw. ist, der sich gewissermaßen in die Krankheit hineinsteuert, und daß nichts näherliegen würde, als auch die Verantwortung für die Heilung wieder in die Hand zu nehmen.
Bei lebensbedrohlichen Krankheiten darf man natürlich keines-

falls den Fehler begehen, ärztliche Hilfe zu umgehen. Gerade bei schweren Erkrankungen ist der Patient so stark aus seiner Balance geraten, daß es lebensgefährlich wäre, auf Operationen, chemische Medikamente oder andere Behandlungsmöglichkeiten der Schulmedizin zu verzichten! Aber dies dürfte sich von selbst verstehen.

Es ist bedenklich, daß die meisten Patienten die Tatsache aus den Augen verloren haben, daß die Heilung durch die Selbstheilungskräfte und nicht durch den Arzt bewirkt wird; der Arzt unterstützt die Heilung lediglich. Er schafft die Voraussetzungen, die es dem erkrankten Körper möglich machen, zu regenerieren, und schafft dabei belastende Faktoren aus dem Weg, was ihm je nach seinen Fähigkeiten besser oder schlechter gelingt.

Obwohl der Arzt oder Heilpraktiker alles daransetzen wird, die Gesundheit seines Patienten wiederherzustellen, ist er doch machtlos, wenn aus irgendwelchen Gründen die Selbstheilungs- und Abwehrkräfte des Patienten versagen; denn selbst der beste Arzt ist immer noch nicht in der Lage, Wunder zu bewirken.

Solange die Suche nach Wunderärzten und Wundermitteln auch währt – sie wird auch in Zukunft erfolglos bleiben. Wieder einmal sucht der Mensch hier im Außen, was er dort nie finden wird. Das wahre Wunder der Heilung fände er, würde er den Blick dem Innen zuwenden, sich auf die Kräfte seiner Seele besinnen und Vertrauen in den unablässig wirkenden inneren Arzt finden. Einem Organismus, der es mit nahezu jeder Art von Erregern aufnimmt, der Blutungen zum Stillstand bringt, gebrochene Knochen wieder zusammenwachsen läßt und sogar noch in sogenannten hoffnungslosen Fällen zuweilen spontane Heilung zu bewirken vermag, gebührt unser tiefster Respekt, und wir täten gut daran, uns die Energien dieses wundersamen inneren Heilers bewußt zunutze zu machen, um auf diese Weise an unserer eigenen Heilung aktiv mitzuwirken.

Der Sinn alternativer Therapien liegt immer darin, unter Zuhilfenahme unterschiedlichster Methoden dafür zu sorgen, daß dem Menschen die Verbindung mit seinem innersten Wesen, seinem inneren Arzt, seiner Seele, oder welche Begriffe man für diese letztlich unbeschreibliche Qualität wählen mag, herzustellen. Nur durch diese Verbindung kann wirkliche Heilung im Sinne der oft strapazierten, aber dennoch anschaulichen Begriffe Heil-Werdung und damit auch Ganz-Werdung eintreten.

3 Gewürze in der Heilkunst

Schamanen und Kräuterhexen

Als der Mensch noch nicht seßhaft war, sondern als Jäger und Sammler durch Wälder und Steppen zog, hatte er mehr als nur einen »guten Draht« zur Natur – er war Teil dieser Natur. Er lebte in, von und mit ihr. Der steinzeitliche Jäger mußte daher ein unglaublich großes praktisches Wissen über die Natur und insbesondere auch über die Pflanzen haben, um zu überleben.
Aber kennenlernen konnte er diese nur, wenn er sie probierte. Manche schmeckten gut und wurden als Nahrungsmittel verwendet, andere schmeckten abstoßend oder erwiesen sich gar als giftig.
Der Mensch hatte jedoch damals schon eines mit dem heutigen Menschen gemein: Er nahm die Dinge nicht, wie sie sind, sondern er suchte nach Bedeutungen. Warum hatten manche Pflanzen diese und jene Wirkung? Dämonen, Geister, Ahnen und Götter waren überall in der Natur, mußten befriedigt, beruhigt oder auch einmal von Mutigen bekämpft werden.
Einzelne übernahmen diese Aufgabe: die Schamanen, Medizinmänner und weisen Frauen. Sie waren die ersten »Naturforscher«, und sie versuchten die Kräfte in der Natur zu verstehen und damit umzugehen.
Da es damals natürlich keine Möglichkeiten gab, die Wirkungen von Einzelsubstanzen mit chemischen Methoden zu prüfen, waren die Heiler stets auf genaueste Beobachtungen angewiesen. Ebenso wie die Medizinmänner und Schamanen außerhalb unseres Kulturkreises beschäftigten sich bei uns einst die »Kräuterhexen« mit den zahlreichen in der Natur vorkommenden Substanzen, und sie versuchten mit Hilfe ihrer Intuition und nicht zuletzt

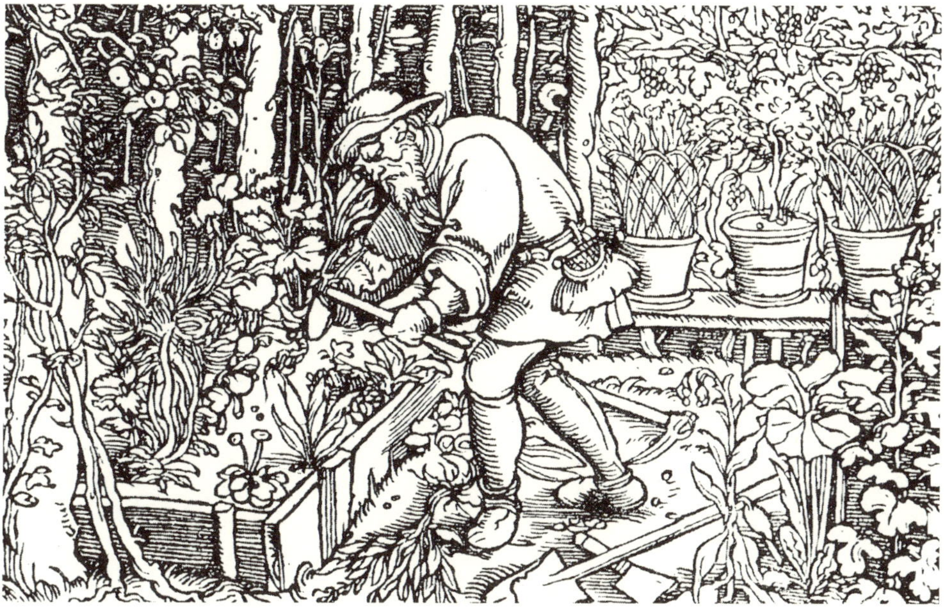

Ein Holzschnitt, der einen Kräutersammler bei seiner Arbeit zeigt, um 1557.

auch durch zahlreiche Experimente, die sicher nicht immer gut ausgegangen sein dürften, Erfahrungen über Heilwirkungen von pflanzlichen und tierischen Substanzen zu gewinnen.

Die »Forschungsmethoden« der Magier und Heiler der alten Zeit sind natürlich nicht annähernd mit denen der heutigen Forschung zu vergleichen. Die moderne Wissenschaft ist um objektive Ergebnisse der Untersuchungen bemüht, die reproduzierbar und validierbar sein müssen, und liefert daher konkrete Zahlen und Daten.

Obwohl der Naturmagie keine Reagenzgläser und komplizierten Versuchsaufbauten, geschweige denn leistungsfähige Computer zur Auswertung der einzelnen Beobachtungen zur Verfügung standen, darf man sie deshalb doch nicht unterschätzen. Feinstes Beobachten lieferte nämlich Informationen, und zwar in Form von Erfahrungen. Während die persönliche Erfahrung keine allgemeine Validität für sich in Anspruch nehmen kann, ist sie doch für das einzelne Individuum außerordentlich wertvoll.

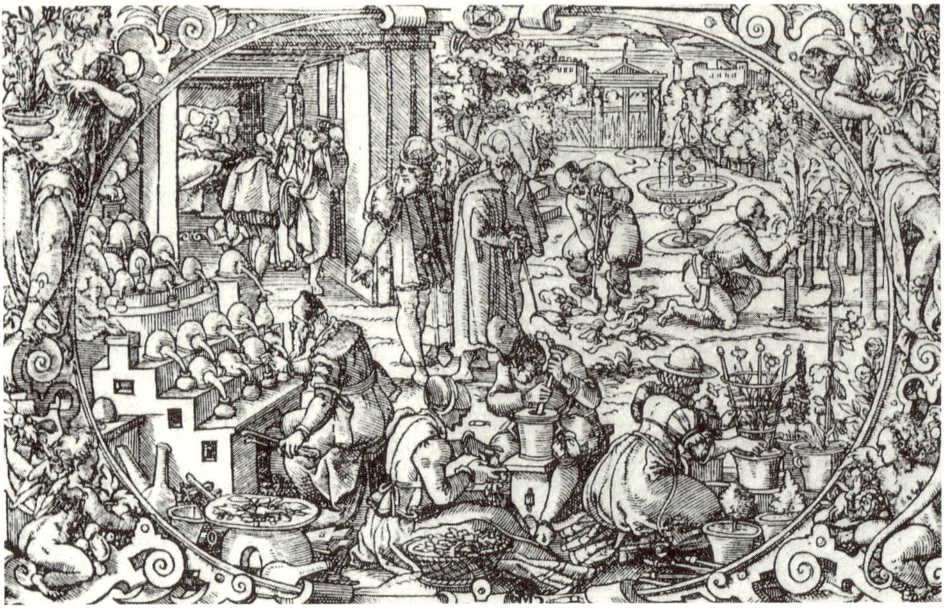

Ein mittelalterlicher Heilkräutergarten. Holzschnitt, 1592.

Die Erfahrung, daß die Einnahme einer bestimmten Pflanze, nehmen wir beispielsweise Baldrian – vom Volksmund auch als Katzenkraut bezeichnet –, dazu führt, daß man daraufhin besser einschlafen kann, ist für den unter Schlaflosigkeit leidenden Menschen von sehr viel größerem Interesse als die chemische Analyse und die Aufzählung der Inhaltsstoffe des Baldriankrauts.

Gewürze als Heiler

Im Lauf der Menschheitsgeschichte haben sich die Magier, Hexen, Schamanen und Heiler zunächst sicherlich hauptsächlich für die Aspekte der Naturmagie interessiert, galt es doch herauszufinden, welche Pflanzengeister dazu geeignet sein mochten, böse Dämonen auszutreiben. Die intensive Suche nach der »richtigen« Pflanze in Verbindung mit den Erfahrungen von vielen Generationen führte zu Erkenntnissen, von denen nicht zuletzt auch die heutige Naturheilkunde profitiert.

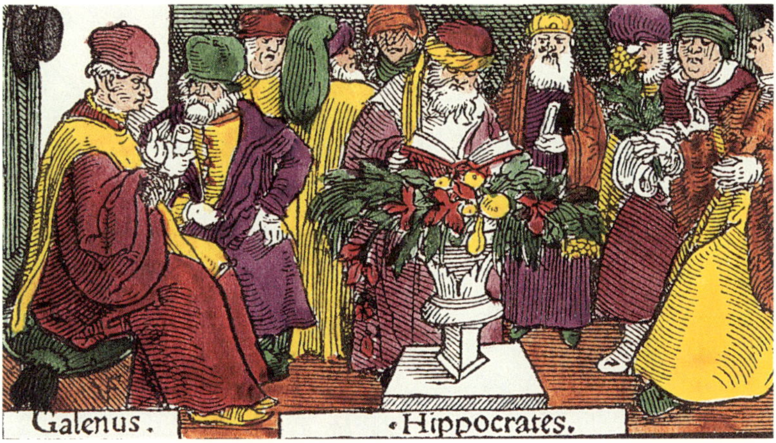

Hippokrates von Kos und Galenos von Pergamon, die Begründer von zwei großen antiken Medizinschulen.

Natürlich ging es aber irgendwann nicht mehr darum, innerhalb religiöser oder kultischer Handlungen Pflanzengeister heraufzubeschwören, als vielmehr darum, Erkenntnisse im Bereich der Pflanzenheilkunde zu gewinnen und herauszufinden, gegen welches Leiden denn nun welches Kräutlein gewachsen sein mochte.
Die Mütter und Väter der Naturheilkunde haben alle in mehr oder minder starkem Maße dazu beigetragen, pflanzliche Substanzen bekannt zu machen. Besonders namhafte Vertreter der Naturheilkunde sind die heilige Hildegard von Bingen (1098–1179), die Ärzte Paracelsus (1493–1541) und Samuel Hahnemann (1755–1843), Pfarrer Sebastian Kneipp (1821–1897), der englische Arzt Edward Bach (1886–1936) und Maria Treben, die »Apothekerin Gottes«.
Die Verwendung von Pflanzen war aber nicht nur den »Großen der Naturheilkunde« vorbehalten. Auch im Volk gab es zu jeder Zeit Menschen, die aufgrund ihrer Naturverbundenheit und Intuition die Gabe besaßen, andere Menschen oder auch sich selbst mit pflanzlichen Heilmitteln zu kurieren.
Im Lauf der Zeit wurden immer mehr Pflanzen entdeckt, deren Heilwirkungen inzwischen unumstritten sind und die teilweise so-

gar von der modernen westlichen Medizin als günstige und heilungsfördernde Mittel anerkannt werden.

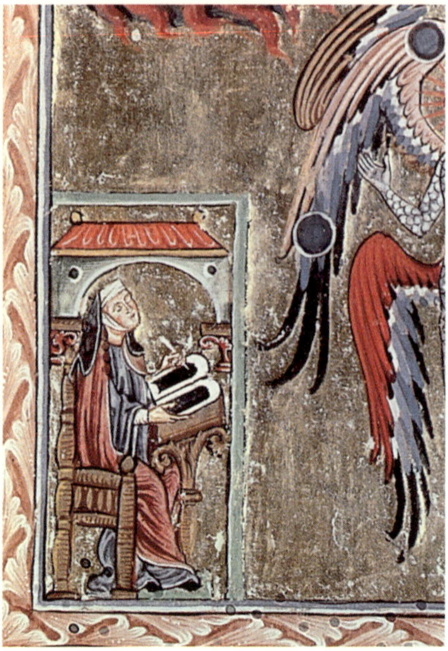

Die Mystkerin Hildegard von Bingen. Ausschnitt einer Bilderhandschrift, um 1230 (oben).

Paracelsus, der Begründer der Signaturenlehre. Gemälde nach einem Kupferstich, 1540 (S. 35 links).

Samuel Hahnemann, der Begründer der Homöopathie. Punktierstich, um 1820 (S. 35 rechts).

Viele dieser Heilkräuter sind heute in aller Munde und erfreuen sich zunehmender Beliebtheit. So wird – um nur einige Beispiele zu nennen – Angelika ja bekannterweise bei Verdauungsstörungen, Kamille bei Entzündungen, Beinwell bei Krampfadern, offenen Beinen und Venenentzündungen und Baldrian bei Nervosität und Schlaflosigkeit eingesetzt. Es gibt in der Tat kaum eine Krankheit, die nicht durch irgendein Kraut geheilt oder doch zumindest gelindert werden könnte.

Bei Schnupfen und Husten greift man zu Holunder, bei Grippe und Erkältungen zu Lindenblüten, bei Magen-Darm-Katarrhen oder Verschleimung zu Pfefferminze, bei Sodbrennen zu Wermut, bei Krebs zur Mistel, bei rheumatischen Erkrankungen zur Teufelskralle, und um die Abwehrkräfte zu steigern, nimmt man Sonnenhut, der vor allem unter seinem lateinischen Namen *Echinacea* bekannt ist.

Während die Kräuterheilkunde inzwischen weit verbreitet ist, sieht es mit dem Wissen um die Heilkraft der Gewürze im allge-

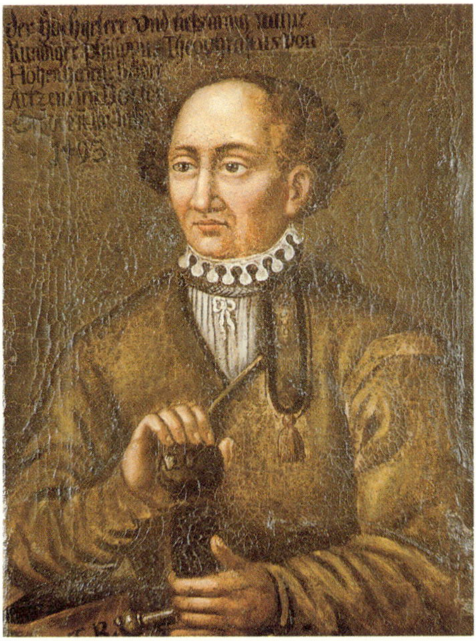

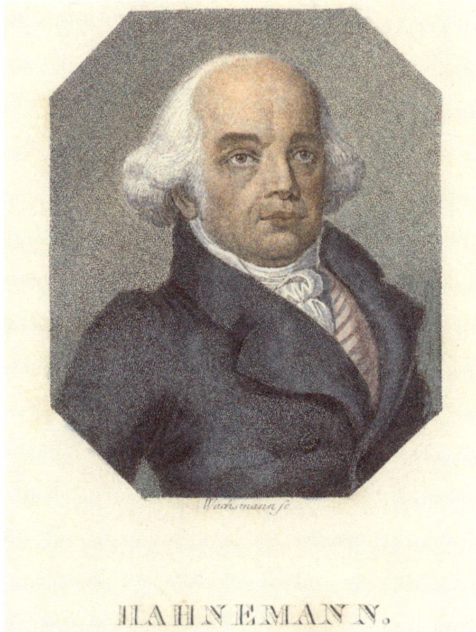

meinen noch eher dürftig aus. Doch von einigen kennen wir die Wirkungen schon gut. Denken wir zum Beispiel nur an den Einsatz von Anis bei Blähungen und Verschleimung, von Wacholder bei Blasen- und Nierenleiden und Rheuma, von Salbei bei Halsbeschwerden und Entzündungen im Mundbereich, von Knoblauch bei Arteriosklerose, von Kümmel bei Krämpfen im Magen-Darm-Bereich und so weiter.

Betrachtet man den Einsatz von pflanzlichen Heilstoffen, so fällt jedoch auf, daß fast ausnahmslos die rein körperlichen Wirkungen der Pflanzen Beachtung finden.

Es ist einigermaßen verwunderlich, daß in der Kräuterheilkunde nur sehr wenig von psychischen und geistigen Wirkungen der Pflanzen gesprochen wird. Ebenso wie in der Schulmedizin herrscht auch hier eine eher einseitige bzw. dualistische Sichtweise.

Daß man bei Magenschmerzen Kamillentee trinken sollte, ist sicherlich richtig, doch genügt dies bereits? Wird nicht auch in diesem Fall der Patient letztlich dazu verführt, seine Symptome statt

mit chemischen nunmehr mit natürlichen »Medikamenten« zu unterdrücken?
Auf der anderen Seite stehen die Vertreter von Therapieformen, die sich ausschließlich auf die seelische Ebene verlegt haben. Der bekannteste unter ihnen dürfte zweifellos Edward Bach, der Begründer der Bach-Blüten-Therapie, sein.
Bei dieser Therapieform stehen bereits sehr viel subtilere Gesetzmäßigkeiten im Mittelpunkt des Interesses. Einseitig ist aber auch sie, da sie den körperlichen Bereich außer acht läßt und sich darauf verläßt, daß das seelische Gleichgewicht das körperliche Gleichgewicht schon nach sich ziehen wird. Diese Annahme ist zwar in den meisten Fällen durchaus zutreffend, in manchen Fällen ist aber auch die konkrete Beschäftigung mit dem Körper dringend notwendig.
In der modernen Gewürzheilkunde geht es nun darum, sein Augenmerk sowohl auf die »rein körperlichen« als auch auf die psychischen und mentalen Wirkungen des einzelnen Gewürzes zu richten und auf diese Weise eine möglichst umfassende Sichtweise zu praktizieren. Natürlich werden Sie in diesem Buch darauf aufmerksam gemacht werden, daß bestimmte Gewürze deutliche Wirkungen auf körperliche Vorgänge haben, daß also Knoblauch beispielsweise das Blut reinigt und auch bei Arteriosklerose und Bluthochdruck hilfreich ist.
Darüber hinaus werden wir aber auch auf die energetischen Gesetzmäßigkeiten aufmerksam machen und Ihnen sagen, bei welchen psychischen und geistigen Problemen Knoblauch wirksam ist und inwiefern man körperliche Symptome mit seelischen Nöten in Verbindung zu setzen hat.
Auf diese Weise bekommen Sie einige Anhaltspunkte, die Ihnen dabei helfen können, Ihre Situation ganz konkret zu verändern, woraus sich nicht nur eine Besserung des Gesundheitszustands, sondern auch eine Verbesserung Ihrer gesamten Lebensqualität ergibt. Indem Sie mit Hilfe der Gewürze nicht nur auf körperliche, sondern auch auf seelische und geistige Bereiche aufmerksam gemacht werden und indem Sie dazu angehalten werden, den Wirkungen in all diesen Bereichen nachzuspüren, wird sich auch

Ihre Beobachtungsgabe erweitern, und Ihr Bewußtsein für die Zusammenhänge in Ihrem eigenen Inneren wird sich immer mehr verfeinern.

Auf die Dosis kommt es an

Wie bei jeder Therapie, so kommt es auch beim Einsatz von Gewürzheilmitteln auf die richtige Dosis an. Dies ist ein ganz entscheidender Punkt, da leider in vielen zeitgenössischen Köpfen noch immer die Vorstellung herrscht, daß viel auch immer viel hilft – was aber unsinnig ist.

Um dies zu erkennen, könnte man einige überzeugende Experimente machen, wovon wir allerdings dringend abraten. Beispielsweise könnte man einen solchen Test mit einem relativ harmlosen Medikament gegen Kopfschmerzen anstellen: Ein bis zwei Tabletten dürften in den meisten Fällen wohl wenig Wirkung zeigen, außer daß sie dazu führen, daß eventuell vorhandene Kopfschmerzen verschwinden; sein blaues Wunder würde man erleben, wenn man auf die sonderbare Idee käme, den Inhalt einer ganzen Packung zu schlucken.

Die Folgen wären sehr unangenehm – und tatsächlich wird wohl auch niemand große Mengen von Schmerz- oder auch von Beruhigungstabletten einnehmen, so er nicht beabsichtigen sollte, seinem Erdendasein ein alsbaldiges Ende zu bereiten.

Jedes Medikament, das Sie in der Apotheke kaufen oder das Ihnen Ihr Arzt verschreibt, ist nur innerhalb einer optimalen Dosierung wirksam. Wird diese Dosierung überschritten, kommt es im günstigsten Fall dazu, daß nichts Besonderes passiert. Oft wird dies aber auch dazu führen, daß ernsthafte, ja zuweilen lebensgefährliche Schädigungen entstehen können.

Natürlich hält sich jeder vernünftige Mensch an die Dosierungsanweisung auf dem Beipackzettel der Arznei beziehungsweise an die Anweisungen seines Arztes. Bedauerlicherweise wird aber ausgerechnet im Bereich der Naturheilkunde zuweilen sehr nachlässig mit der Dosierung umgegangen. Dabei sind selbst harmlose Kräutertees wie etwa Pfefferminztee gar nicht mehr so harmlos,

wenn man nun damit beginnt, sie täglich literweise zu sich zu nehmen.
Die verbreitete Meinung, daß es für das Durchspülen der Nieren sinnvoll wäre, zwei bis drei Liter Kräutertee am Tag zu trinken, ist irrig. Jeder Kräutertee hat seine spezifischen Wirkungen, die durch Überdosierung in Frage gestellt werden. Wenn Sie daher aus irgendeinem Grunde große Flüssigkeitsmengen zu sich nehmen wollen, so sollten Sie hauptsächlich Wasser und nur gelegentlich einen Kräutertee trinken.
Wie überall im Leben, so kommt es also auch in den Therapien auf die richtige Dosis an – und dies gilt natürlich auch für die Gewürzheilkunde. Je subtiler eine Substanz auf den Menschen einwirkt, desto kleiner wird die Dosierung sein, und tatsächlich ist es so, daß eine winzige Menge einer bestimmten Substanz manchmal enorme Wirkungen zeitigen kann.
Eindrucksvolles Beispiel für die Kunst der richtigen Dosierung ist die klassische Homöopathie, in der ja bekanntlich mit besonders hohen Verdünnungen der Urtinktur gearbeitet wird. Ebenso wie Homöopathie, Allopathie, Bach-Blüten-Therapie oder andere Verfahren ihre Dosierungsanweisungen haben, so hat die Gewürzheilkunde die ihren.
Wir möchten Sie daher darum bitten, die Dosierungsanweisungen einzuhalten – zumindest so lange, bis Sie über genügend Erfahrungen verfügen; dann können Sie mit leichten Abweichungen von der angegebenen Dosierung experimentieren.
Zwar ist die Überdosierung von Gewürzen, soweit das normale Maß nicht grob überschritten wird, nicht wirklich gefährlich, doch würden die Wirkungen der Mittel zum Teil stark darunter leiden, was bedauerlich wäre. Abgesehen davon sind gute, hochwertige Gewürze nicht ganz billig, so daß es auch eine gewisse Verschwendung wäre, sie in übertrieben großen Mengen einzusetzen.

Gewürze in der ayurvedischen Medizin

Lange bevor Sebastian Kneipp, der »Wasserdoktor aus Wörishofen« (1821–1897), und seine Vorgänger hierzulande die Heilkraft der Gewürze propagierten, war die Gewürzheilkunde in anderen Kulturen bereits hochentwickelt. Wie bereits erwähnt, setzten schon vor 4000 Jahren die Chinesen Gewürze zu Heilzwecken ein. Die traditionelle chinesische Medizin, die auch als »Kampo-Therapie« bekannt ist und aus der nicht zuletzt auch die Akupunktur hervorgegangen ist, setzte Kräuter und Gewürze ein, um den Energiefluß im Menschen anzuregen und zu stabilisieren.
Auch die Griechen der Antike und später die Römer verwendeten Gewürze, und im alten Ägypten wurden Gewürze wie Wacholder oder Zimt teilweise sogar schon zu Heilzwecken eingesetzt.
Wenn man nach einem »Ursprung« der Gewürzheilkunde suchen will, muß man zweifellos seinen Blick auf das alte Indien richten. Vor etwa 5000 Jahren entwickelte sich in Indien ein ganzheitliches Heilsystem, der sogenannte Ayurveda.
Nach den Schriften ist der Ayurveda göttlichen Ursprungs, eine den Rishis, den Sehern des mythischen Zeitalters in tiefer Kontemplation offenbarte Erkenntnis von der Gesundheit, die mündlich tradiert und um 500 n. Chr. kodifiziert wurde. Ayurveda könnte als »heilige Lehre vom Leben«, als »Wissen vom täglichen Leben« oder als »Wissenschaft von der Gesundheit« übersetzt werden, wobei Ayurveda jedoch so viele Aspekte des Lebens umfaßt, daß eine simple Übersetzung einem dermaßen elaborierten, differenzierten System wohl kaum gerecht werden kann.
Das yogische Gesundheitssystem Ayurveda gründet auf der Lehre von den fünf Elementen (Tattvas) Erde, Wasser, Feuer, Luft und Äther, den Grundbausteinen aller Lebensformen. Ayurveda betrachtet den Menschen als eine Einheit von Körper, Seele und Geist, als ein kosmisches Wesen, das von der Natur mit vollkommener Gesundheit ausgestattet wurde. Gesundheit basiert auf dem Gleichgewicht der Elemente, die einen Menschen ausmachen. Dieses zu erhalten, helfen nicht nur Yogaübungen, Massagetechniken und eine besondere Ernährungsweise, sondern insbesonde-

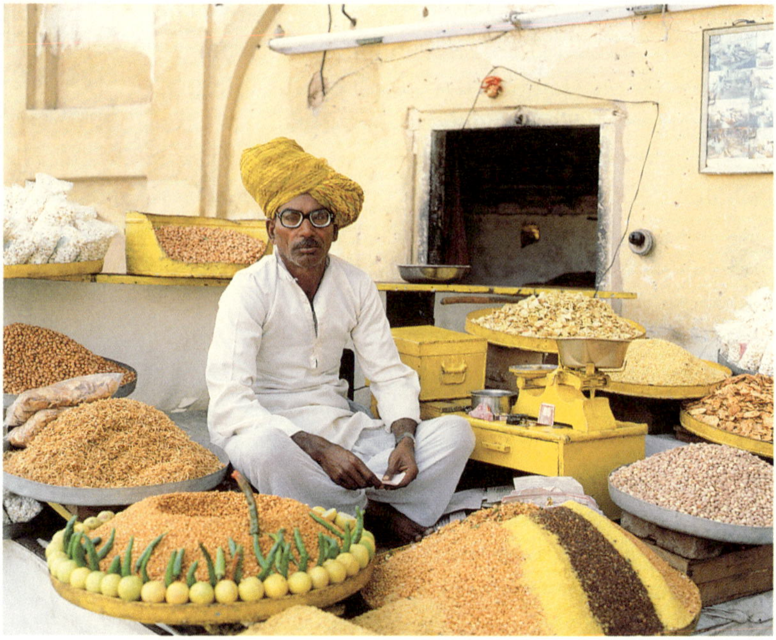

Ein Gewürzverkäufer auf einem indischen Markt.

re eine umfangreiche Pflanzenheilkunde, wobei die Gewürzheilkunde einen großen Anteil hat.

Es ist besonders bemerkenswert, daß Ayurveda an psychologischen Gegebenheiten orientiert ist, heute wie vor Tausenden von Jahren, indem er nämlich der Konstitution und den charakterlichen Besonderheiten des einzelnen zu behandelnden Menschen gerecht zu werden versucht.
Schon in vedischen Zeiten wußte man, daß nicht jedes Heilmittel gleichermaßen für jeden Menschen wirksam ist und daß je nach Konstitutionstyp auch unterschiedliche Mittel – seien es Medikamente im engeren Sinne oder auch Gewürze – einzusetzen sind. Wenn man von einigen wenigen Therapieformen wie etwa der Bach-Blüten-Therapie absieht, ist diese Tatsache in unserem Kulturkreis wundersamerweise nahezu unbekannt geblieben.
Der Ayurveda setzt Heilmittel also nicht nur aufgrund des Krankheitsbildes, sondern vor allem unter Berücksichtigung der indivi-

duellen, naturgegebenen Veranlagung, dem Konstitutionstyp entsprechend, ein. Vielleicht haben Sie bereits das eine oder andere über den Ayurveda gehört, dann werden Sie wahrscheinlich auch die Begriffe »Vata«, »Kapha« und »Pitta« kennen, die einerseits die drei Wirkungsprinzipien, andererseits die drei Konstitutionstypen beschreiben. Diese, Doshas genannt, kombinieren sich aus den Elementen. Ayurveda ist ein faszinierendes Gebiet, doch natürlich können wir es innerhalb dieses Rahmens nur anschneiden. Es gibt jedoch ausgezeichnete Literatur zu diesem Thema, auf die wir Sie gern verweisen.
Im Rahmen unserer Gewürzheilkunde ist es nur wichtig festzuhalten, daß Gewürze in Indien bereits vor Jahrtausenden eingesetzt wurden. Von den Gewürzen, die teilweise bereits seit 5000 Jahren verwendet werden, genießen einige eine Sonderstellung im traditionellen wie im weiterentwickelten, den heutigen Bedürfnissen angepaßten Ayurveda.
Die wichtigsten Gewürze der ayurvedischen Gewürzheilkunde sind Kreuzkümmel, Senf, Koriander, Fenchel, Kurkuma (Gelbwurz), Ingwer, schwarzer Pfeffer, Chillies, Salz, Bockshornklee und Asant. In einigen modernen ayurvedisch orientierten Produkten, die auf dem Markt erhältlich sind, kommen darüber hinaus noch Gewürze wie Vanille, Thymian, Wacholder und Süßholz zur Anwendung.
Im Rezeptteil dieses Buches werden Sie einige ayurvedische Rezepte finden, die allgemein harmonisierend wirken. Um jedoch streng nach den Gesetzen des Ayurveda zu kochen, sollte man diese altindische Philosophie ebenso wie auch sich selbst gut kennen. Bei schweren Erkrankungen ist die Hilfe eines ayurvedischen Arztes unabdinglich. Für die Stärkung der allgemeinen Gesundheit, die Steigerung des Wohlbefindens und die Verbesserung des Gleichgewichts zwischen Körper, Seele und Geist sind die Rezepte in Kapitel 7 ohne weiteres für jeden zu empfehlen.

4 Wie Gewürze auf die Seele wirken

Pfeffer macht lustig

Die Wirkung der Gewürze auf den Körper, insbesondere auf die Verdauung, leuchtet den meisten Menschen schnell ein. In den Gewürzen sind Stoffe, die die Verdauung stimulieren, den Blutdruck senken oder gut für die Leber sind. An diese Art der Wirkung eines materiellen Stoffes auf den materiellen Körper sind wir gewöhnt.

Die Stärke der Gewürzheilkunde liegt jedoch nicht auf dem körperlichen, sondern auf dem geistig-seelischen Bereich. Gewürze wirken sowohl auf unsere geistigen Funktionen wie Konzentrations- und Denkfähigkeit sowie das Gedächtnis als auch auf unsere seelischen Funktionen, unser Gefühlsleben.

Höchstwahrscheinlich ist es sogar so, daß die körperlichen Wirkungen der Gewürze, die sich besonders bei chronischen Beschwerden bemerkbar machen, durch den Umweg über die seelischen Wirkungen zustande kommen. Es wird auch der klassischen Medizin, die in der Forschung gar nicht mehr so konventionell ist, immer deutlicher, daß Körper, Seele und Geist eine untrennbare Einheit bilden. Wir *haben* nicht Körper, Seele und Geist, wir *sind* es!

Einige Forscher sind sogar der Ansicht, daß es überhaupt keine rein körperlichen Krankheiten gibt, sondern daß alle seelisch bedingt sind: Wenn die Seele in Harmonie ist, können keine Krankheiten auftreten; wenn die Seele leidet, drückt sie sich in Krankheiten aus. Dieser Ansatz führte zu dem heute so beliebten »Interpretieren« von Krankheiten – leider meist auf einem eher niedrigen Niveau. Wenn man einen Schnupfen hat, ist es nicht so, daß einem der Körper zeigen will, daß man »etwas nicht riechen kann«. Die einseitig seelische Sicht von Mensch, Gesundheit und

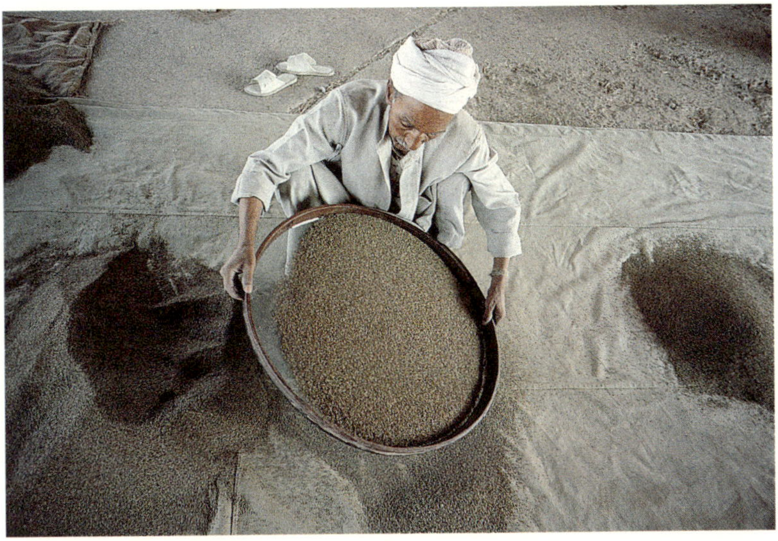

Auslesen von Heilgewürzen, die auf Stoff zum Trocknen ausgebreitet werden.

Krankheit verfehlt die ganzheitliche Betrachtungsweise ebenso wie die organorientierte Medizin. Die Interpretation einer Krankheit erfordert ein genaues Überlegen, Zusammentragen und größeres Vorwissen, als es ein Sprichwortlexikon geben kann. Es gilt ja, äußerst komplexe Zusammenhänge zwischen Körper, Seele und Geist aufzudecken und seinen Blick nicht nur auf die Seele oder auf den Körper oder auf den Geist zu richten.
Eine solche Sicht macht klar, warum wir krank werden, wenn wir negative Gefühle *oder* zwanghafte Gedanken haben *oder* uns einem Gift aussetzen. Eine Krankheit kann an allen drei Aspekten des Menschen ansetzen.
Aus der Einheit von Körper, Geist und Seele folgt, daß es nicht abwegig ist, den einen Aspekt durch das Ansetzen am anderen zu heilen. Seelische Beschwerden kann man über das Körperliche (z. B. in körperorientierten Therapien wie der Atemtherapie) oder das Geistige (z. B. in der kognitiven Psychotherapie) lindern; ebenso aber können körperliche Beschwerden durch das Ansetzen am Seelisch-Geistigen geheilt werden. Natürlich kann man auch direkt am Organischen ansetzen, um eine körperliche Krankheit

zu bekämpfen; doch aus dem zuvor Gesagten geht ja schon hervor, daß alle drei Aspekte, Körper, Seele und Geist, zusammenhängen und sich gegenseitig beeinflussen. Wenn wir bereits deutliche Signale im Körper wahrnehmen – beispielsweise, wenn wir nach dem Essen jedesmal unter großen Schmerzen leiden –, ist es durchaus wichtig, sich *auch* um diese Symptome zu kümmern. Die Ursache kann zwar durch den Eingriff in das Gesamtsystem Mensch beseitigt werden, aber die Symptome stellen Blockaden dar, die der Heilung im Weg stehen können.

Die verschiedenen Ansatzpunkte kann man vielleicht mit einem Beispiel verdeutlichen. Stellen wir uns eine Waage vor, die auf beiden Seiten mit gleich schweren Gewichten beladen ist. Die eine Seite der Waage sei das Körperliche, die andere das Geistig-Seelische; die Gewichte seien die Energien, die wir im entsprechenden Bereich zur Verfügung haben. Wenn nun auf der einen Seite ein Gewicht hinzukommt, gerät die Waage aus dem Gleichgewicht. Wir können nun die Harmonie, das Gleichgewicht, wiederherstellen, indem wir das Gewicht wieder aus der Waagschale entfernen, also am gleichen Ort ansetzen, oder aber, indem wir auf der anderen Seite ein Gegengewicht setzen.

Es ist also durchaus einleuchtend, nicht am Symptom anzusetzen, sondern zu versuchen, über die Harmonisierung des Seelisch-Geistigen die körperliche Seite wieder ins Gleichgewicht zu bringen. Die Bekämpfung der Symptome wirkt dann unterstützend.

Wirken wir zum Beispiel mit Gewürzen auf unsere geistigen und seelischen Aspekte ein, werden sich in diesen Bereichen Effekte zeigen. Gewürze können beruhigen und anregen, sie können positive Energie zuführen oder negative Energie abbauen. Gewürze können geistige Funktionen wie das Gedächtnis oder die Konzentrationsfähigkeit verbessern und sogar komplexe Gefühlszustände verändern. So hilft Fenchel beispielsweise gegen zwanghafte Gedanken, die immer wieder auftauchen und das Denken in einem Kreislauf gefangenhalten. Pfeffer hilft bei depressiven Verstimmungen, und Zimt harmonisiert das Gefühlsleben und fördert die intuitiven Kräfte.

Auf Schleichwegen ins Unterbewußtsein

Natürlich stellt sich die Frage, wie Gewürze denn auf Gefühle wirken können. Tatsächlich ist dies ein sehr komplizierter Vorgang, der noch nicht bis in alle Einzelheiten erforscht ist, doch soviel ist klar: es gibt nicht nur einen, sondern mehrere Wege, auf denen Gewürze auf unseren Geist, unsere Seele und unsere Gefühle einwirken.

Ein wichtiger Aspekt der Gewürze sind ihr Geschmack und Geruch. Geschmacks- und Geruchssinn sind wohl die ursprünglichsten Sinne, stehen sie doch im Dienst der Umweltorientierung, Nahrungsbeurteilung und Zusammenführung der Geschlechter. Sie sind eng verknüpft mit den tieferen Schichten unseres Gehirns und unseres Unterbewußtseins. Geschmack und Geruch bilden eigentlich eine Einheit; Geschmacksempfindungen im engeren Sinne gibt es acht (bitter, sauer, salzig, süß, scharf, alkalisch, metallisch und adstringierend), reine unterscheidbare Qualitäten vier (bitter, sauer, salzig, süß).

Das eigentliche Geschmackserlebnis bedarf der Ergänzung durch die Sinneszellen in der Nase. Wenn wir nun ein Gewürz zu uns nehmen oder als ätherisches Gewürzöl einatmen, kommen die Moleküle (unvorstellbar kleine Teilchen) des Duftes in Kontakt mit der Nasenschleimhaut. Ein Teil der Nasenschleimhaut ist das sogenannte Riechfeld, ein etwa ein Quadratzentimeter großer Bereich in der oberen Nase. Dieses Riechfeld ist mit mehreren Millionen Riechnervenzellen ausgestattet. Diese Zellen geben bei Kontakt mit einem Duftmolekül einen Impuls ab, der an das Gehirn weitergeleitet wird. Der Geruchssinn zeichnet sich dadurch aus, daß er in direkter Verbindung mit dem Gehirn steht, ja, der Riechnerv kann praktisch als direkter Gehirnfortsatz angesehen werden. Der Teil des Gehirns, der mit der Nase verbunden ist, ist das limbische System, ein entwicklungsgeschichtlich sehr alter Teil, der – wie oben gesagt – für die lebenserhaltenden Bedürfnisse verantwortlich ist. Das limbische System ist aber vor allem die Zentrale, die die Beziehungen zwischen Bewußtseinsvorgängen, Gefühlen und organischen Vorgängen herstellt.

Jedes Ereignis in unserem Leben ist mit bestimmten Erinnerungen und Assoziationen verbunden. Während sich bildhafte und sprachliche Erinnerungen jedoch im Laufe der Zeit verändern und wenig zuverlässig sind, bleiben die gefühlsbetonten Assoziationen stabil; auch die mit der Situation assoziierten Gerüche werden (unterbewußt) »erinnert«. Wenn wir also einen Geruch wahrnehmen, rufen wir damit aus dem Unterbewußtsein Erinnerungen ab. Die entspannende, harmonisierende und das Unterbewußtsein aktivierende Wirkung der ätherischen Öle hängt sicherlich auch mit diesen assoziativen Lernprozessen zusammen.

In diesem Zusammenhang dürfte auch interessant sein, wie sich frühkindliche Erfahrungen auswirken: Bis etwa zum dritten Lebensjahr sind die Hirnbereiche, die sprachliches und bildhaftes Gedächtnis ermöglichen, noch nicht voll ausgebildet, weshalb sich auch kaum jemand an Ereignisse vor dem vierten Lebensjahr erinnern kann. Die Gefühle (und die Geruchserinnerungen) jedoch sind mit Gehirnbereichen verbunden, die wesentlich früher voll entwickelt sind. So ist es zu verstehen, wie sehr frühkindliche Erfahrungen auf unser späteres Leben Einfluß nehmen, auch wenn wir uns an sie nicht bewußt erinnern *können.*

Obwohl bereits Geschmack und Geruch der Gewürze eine Erklärung dafür geben, weshalb Gewürze unsere Seele beeinflussen können, macht die Gewürzheilkunde sich jedoch noch zusätzliche Eigenschaften der Gewürze zunutze: Die vielfältigen Inhaltsstoffe der Gewürze werden von der Magenschleimhaut aufgenommen und beeinflussen den Stoffwechsel. Dieser zunächst körperliche Vorgang bekommt jedoch einen neuen Aspekt, wenn man weiß, daß manche Gewürze auch den Hormonhaushalt harmonisieren, der wiederum unser Gefühlsleben beeinflußt. Hinzu kommt noch, daß »rein körperliche« Veränderungen gefühlsmäßige Auswirkungen haben können: Verbessert sich der körperliche Aktivierungszustand, *fühlen* wir uns auch aktiver.

Bisher war vor allem von *materiellen* Vorgängen die Rede. Ebenso wichtig sind jedoch die *energetischen* Wirkungen, die die Gewürze auf uns haben; dieser Aspekt ist in der Gewürzheilkunde – insbesondere im Zusammenhang mit den homöopathischen Gewürzheilmitteln – von großer Bedeutung.

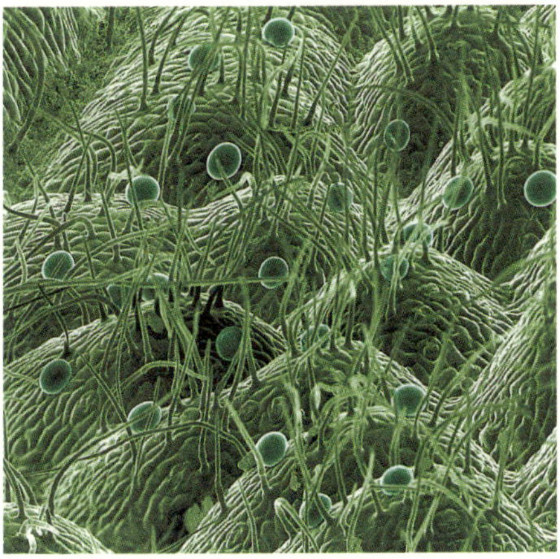

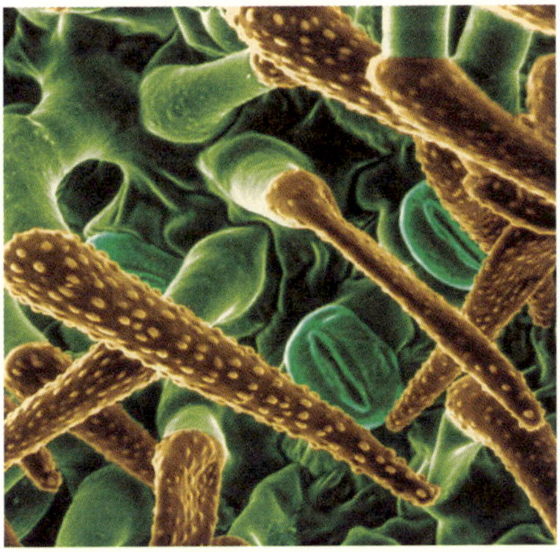

Gewürzpflanzen unter dem Rasterelektronenmikroskop:

oben links: Salbei *(Salvia officinalis)*; Blattoberseite mit Drüsenhaaren.

oben rechts: Rosmarin *(Rosmarinus officinalis)*; Blattunterseite mit Drüsenhaaren.

rechts: Thymian *(Thymus vulgaris)*; Blattunterseite mit Drüsenhaaren.

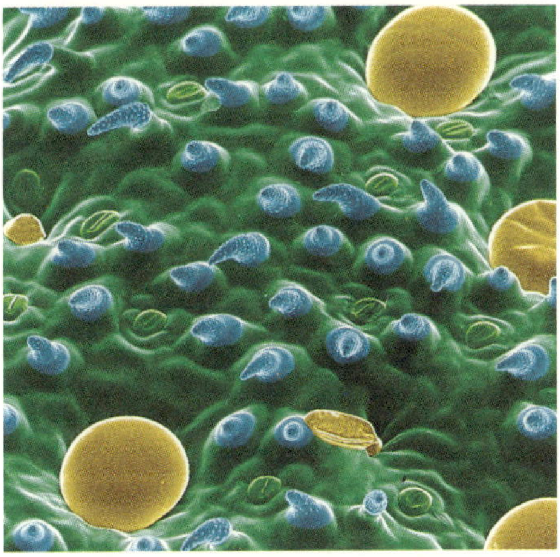

Der menschliche Körper läßt sich nämlich nicht nur als materiellen »Gegenstand« sehen, sondern ebenso als ein komplexes Energiesystem. In Asien sind die energetischen Abläufe schon seit Jahrtausenden bekannt und erforscht – doch erst jetzt beginnt auch der Westen, diese Erkenntnisse sehr langsam und zögerlich anzuerkennen. Die Erfolge der Akupunktur, die auf exakte Kenntnisse der Energieflüsse in unserem Körper zurückzuführen sind, machen die Bedeutung der Sicht vom Menschen als energetisches System deutlich.

Der Energiekreis

Mit diesem Buch wollen wir eine Konzeption vorstellen, nach der die energetische Wirkungsweise verschiedenster Heilmittel, Übungstechniken und Heilmethoden veranschaulicht werden kann: den Energiekreis.
Die gesundheitlichen Wirkungen werden im Energiekreis durch zwei Dimensionen beschrieben: *anregend – beruhigend* und *energiegebend – energiereduzierend.*
Diese Dimensionen sind Wirkungsaspekte, die sich ergänzen. Wir wollen das an einem einfachen Beispiel erläutern. Nehmen wir das Beispiel *Müdigkeit:* Selbstverständlich wird eine Methode oder ein Heilmittel gesucht, das *anregend* ist. Doch ob nun eine energie*gebende* oder eine energie*reduzierende* Methode in Frage kommt, hängt von den tieferen Ursachen ab: Liegt der Müdigkeit *Trägheit* zugrunde, fehlt Energie und muß daher zugeführt werden; ist die Ursache der Müdigkeit eine *Selbstüberforderung,* müssen die negativ wirkenden Energien reduziert werden.
Der Energiekreis ist in vier Quadranten unterteilt, die mit den vier Elementen korrespondieren:

1. Quadrant (Feuer): anregend und energiegebend
   Beispiel: schnelles, tiefes Atmen
2. Quadrant (Luft): beruhigend und energiegebend
   Beispiel: autogenes Training
3. Quadrant (Wasser): beruhigend und energiereduzierend
   Beispiel: Entspannungsübung bei Nervosität
4. Quadrant (Erde): anregend und energiereduzierend
   Beispiel: Gymnastik

Um das System Energiekreis noch einmal zu veranschaulichen, wollen wir uns das System Wasserhahn ansehen. Wir haben die Wahl zwischen kaltem (anregend) und heißem (beruhigend) Wasser wie auch die Wahl, den Wasserhahn auf- (energiegebend) oder zuzudrehen (energiereduzierend).
Im Energiekreis befinden sich drei konzentrisch angeordnete Zonen. Diese geben das Maß der Entfernung vom Gleichgewichtszustand an.

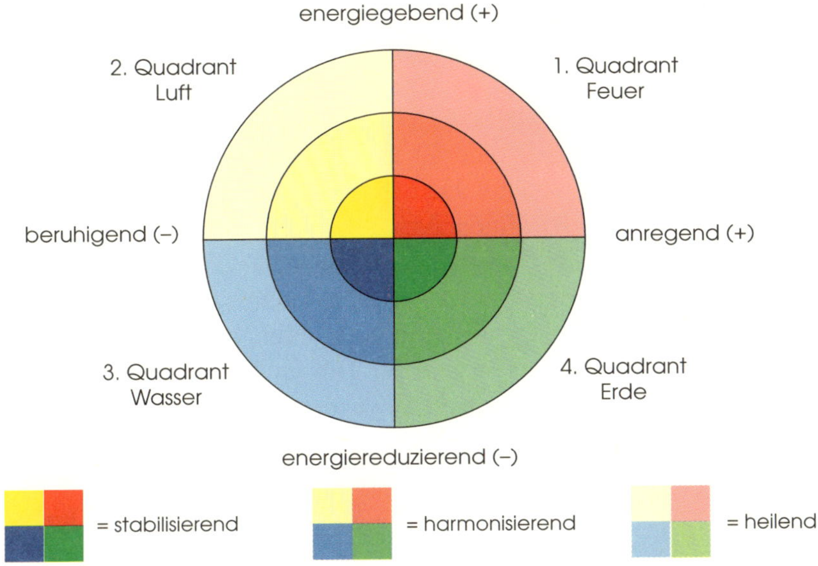

Im innersten Kreis herrscht Ausgeglichenheit. Methoden oder Substanzen, die innerhalb dieses innersten Kreises einzuordnen sind, bewirken keinerlei Heilung, sondern helfen dem Gesunden lediglich, seinen harmonischen Zustand weiter zu stabilisieren.
In der Zone um diesen sind die harmonisierenden Heilverfahren angesiedelt. Sie wirken auf leichte Problemzustände und im Vorfeld von akuten Krankheiten. Auch leichte chronische Leiden sprechen auf Heilmittel dieser Zone an.
In der äußeren Zone befinden sich Heilmittel im klassischen Sinn, also Verfahren und Substanzen, die primär auf *Symptome* wirken.
Im Bereich außerhalb der Heilzone liegen diejenigen Handlungen, Dinge und Substanzen, die schädlich, negativ oder giftig sind.
Mit dem Energiekreis lassen sich also alle Heilverfahren, Heilmittel, aber auch Lebensmittel, Übungen (beispielsweise yogische) und alles andere, was sich auf den Menschen und seine Gesundheit auswirkt, einordnen. Diese Einordnung ist natürlich kein Selbstzweck, sondern ein Hilfsmittel, mit dem man sich auf einfache Art und Weise einen Überblick verschaffen und ein intuitives Verständnis für die Wirkungsweise einer Methodc bekommen

kann. Außerdem wird es leichter, Wirkungen und Eigenschaften verschiedener Verfahren oder einzelner Mittel zu vergleichen. Ein Mittel wirkt immer der Störung entgegen, die sich im Energiekreis genau gegenüber befindet.

Für die Gewürzheilkunde ist der Energiekreis von besonderer Bedeutung, weil man mit ihm relativ einfach ein Heilmittel für ein bestimmtes Problem finden kann.

Die Wirkungen der Gewürze erstrecken sich auf einen weiten Bereich: Gewürze sind in allen vier Quadranten des Energiekreises zu finden; sie können anregend oder beruhigend, energiegebend oder energiereduzierend wirken. Die Gewürzheilkunde befaßt sich vor allem mit denjenigen Gewürzen, die harmonisierend oder heilend wirken.

Versuchen Sie doch einmal, beispielsweise Lebensmittel in den Kreis einzuordnen. Dabei werden Ihnen sicherlich einige Zusammenhänge klarwerden.

Die Gewürze, die wir in diesem Buch besprechen, finden Sie in der Abbildung auf S. 52 plaziert.

5 Lexikon der Heilgewürze:

Beschreibung, Geschichte, Wirkung, Heilrezepte

Um mit den Gewürzen arbeiten zu können, muß man sie natürlich zunächst einmal kennen. Wir wollen Ihnen 50 Gewürze vorstellen, unbekanntere wie Ajowan, Galanga und Paradieskörner, bekannte wie Pfeffer, Zimt und Muskatnuß und ungewöhnliche, die Sie wahrscheinlich überhaupt nicht als Gewürze kennen, wie Harz, Schokolade, Honig und Trüffeln.
Die Abschnitte im Lexikon der Heilgewürze folgen alle dem gleichen Aufbau: Im ersten Teil erzählen wir ein paar allgemein wissenswerte Dinge über das einzelne Gewürz, dann zeigen wir die Stellung des Gewürzes im Energiekreis auf und erläutern die daraus folgenden allgemeinen Wirkungsweisen. Im dritten Teil beschreiben wir die körperlichen, im vierten die geistigen und seelischen Wirkungen des jeweiligen Gewürzes. Jeder Abschnitt schließt mit den Einsatzmöglichkeiten und Rezepturen ab.
Nachstehende Abbildung zeigt Ihnen, wo die einzelnen Gewürze im Energiekreis stehen, und kann Ihnen helfen, ein intuitives Verständnis für die vielfältigen Wirkungen der Gewürze zu entwickeln.

Die Stellung der Gewürze im Energiekreis

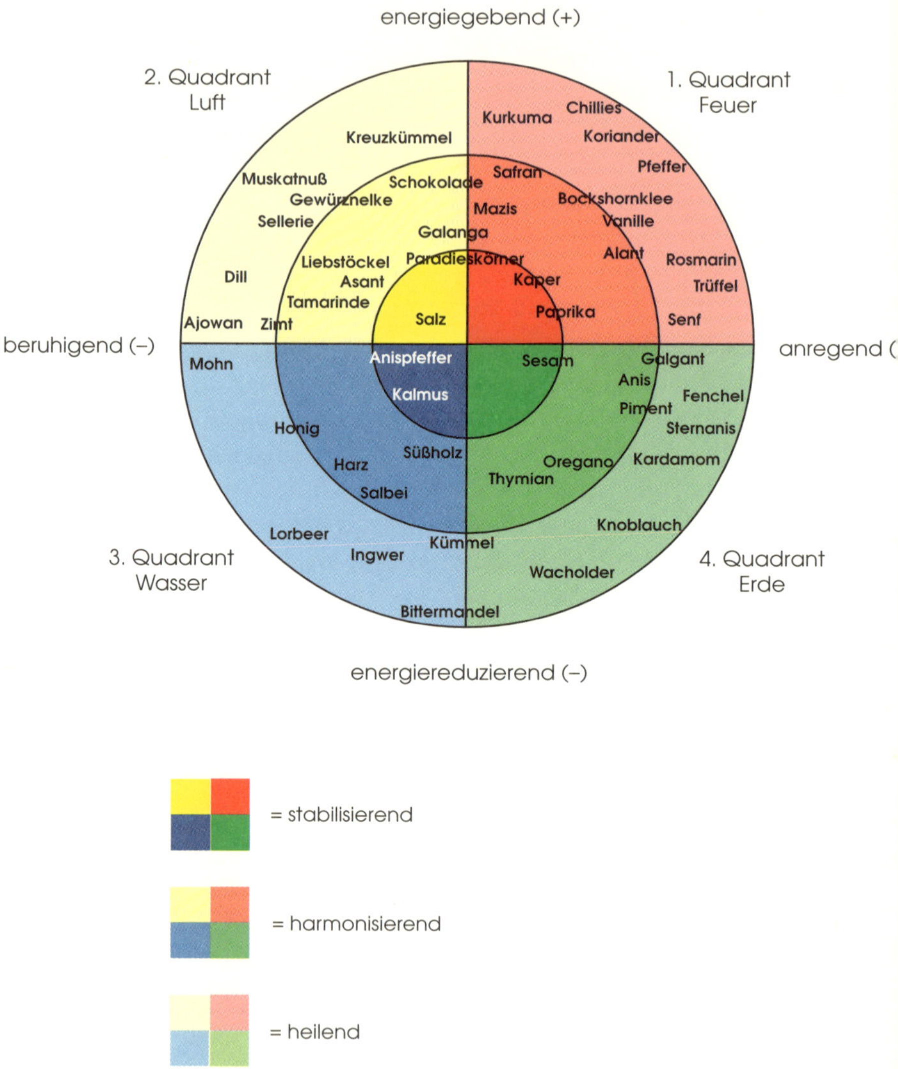

Ajowan

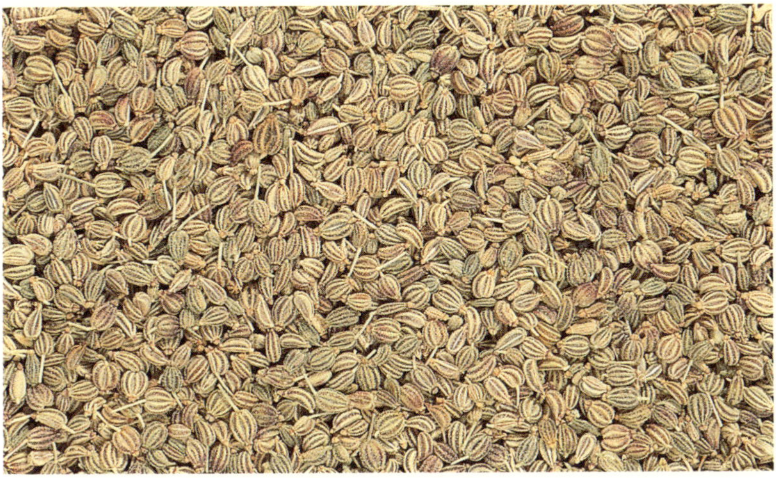

Beschreibung, Geschichte und anderes Wissenswertes

Ajowan, *Carum copticum*, ist eine dem Kümmel verwandte Gewürzpflanze, die in Südindien heimisch ist. Die Verwandtschaft besagt allerdings nichts über die Anwendung und den Geschmack. Interessanterweise ähneln die Früchte im Geschmack Thymian, schmecken aber stärker durch.

Die Pflanze sieht fast wie die wilde Petersilie aus; sie wird ca. 50 Zentimeter hoch und trägt kleine rote Blüten, die in Dolden stehen. Wenn die Früchte reif sind, wird die ganze Pflanze geerntet und zum Trocknen mit dem Kopf nach unten aufgehängt. Die reifen Früchte fallen dann nach einer Weile herunter.

Ajowan ist eines der Gewürze, die in Heilkunde und Küche gleichermaßen verwendet werden. Allerdings ist dieses Gewürz in unserer Küche kaum zu finden. In Indien jedoch ist es ein häufiger Bestandteil von Curry-Gewürzmischungen.

Der wichtigste Wirkstoff in den Ajowanfrüchten ist das ätherische Öl, das zu 30 bis 60 Prozent aus Thymol besteht, das auch im Thymian enthalten ist, was die Geschmacksähnlichkeit erklärt. Wie bei den meisten Gewürzen ist es sinnvoll, die Früchte erst kurz vor

dem Gebrauch im Mörser zu zerstoßen. Bei gekauftem Pulver besteht, wie bei allen teuren Gewürzen (z. B. Kardamom), die Gefahr, daß es verfälscht ist, und außerdem verflüchtigen sich beim Pulver die ätherischen Öle, die einen Großteil der Wirkung und des Geschmacks eines Gewürzes ausmachen, relativ schnell.
Leider ist Ajowan als Gewürz bei uns immer noch so gut wie unbekannt. Wie gesagt, in Indien und auch vielen anderen asiatischen Ländern wird er oft verwendet. In unseren indischen Läden werden Sie Ajowan deshalb bestimmt kaufen können.
In der Heilkunde Indiens hat Ajowan seit langer Zeit seinen Platz. Alte Schriften legen davon Zeugnis ab, daß das Gewürz bereits vor der Zeitenwende von Heilkundigen verwendet wurde. Allerdings spielte es in der Volksmedizin eine weit größere Rolle als in der klassischen indischen ayurvedischen Medizin. Indische Bauern setzen Ajowan bis heute als Mittel gegen vielerlei Beschwerden, vor allem Entzündungen, ein.

Die Stellung im Energiekreis und allgemeine Wirkungen

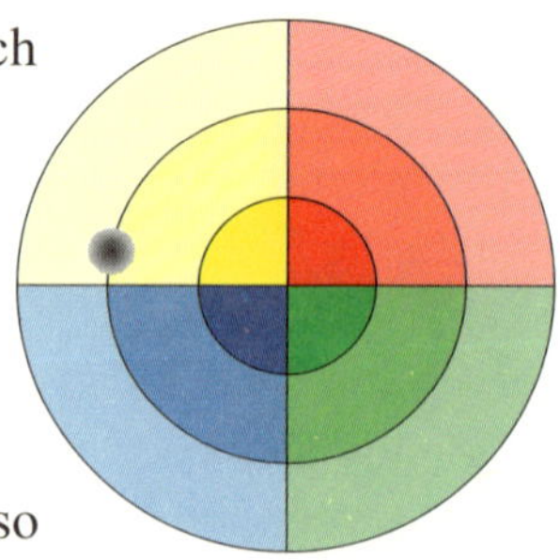

Im Energiekreis befindet sich Ajowan im 2. Quadranten, der durch die Wirkungsaspekte beruhigend und energiegebend gekennzeichnet ist. Die energiegebende Wirkung ist beim Ajowan nur schwach ausgeprägt. Der beruhigende Aspekt ist jedoch so deutlich, daß Ajowan im Energiekreis in der Heilzone steht.
Das Gewürz ist also bei Problemen angezeigt, bei denen ein Erregungszustand in Körper, Seele oder Geist gemildert werden und gleichzeitig eine milde Zufuhr von positiver Energie stattfinden sollte.
In der Nähe von Ajowan stehen Dill, Zimt und Tamarinde, die ähnliche Wirkungen besitzen. Allerdings ist jedes Gewürz einzigartig in seiner speziellen Heilwirkung.

Wirkungen auf den körperlichen Bereich

Die meisten Gewürze, so auch Ajowan, wirken sich positiv auf den Verdauungsapparat aus. Diese Wirkung kommt dadurch zustande, daß Ajowan Energie zuführt und gleichzeitig Verkrampfungen löst. Deshalb ist Ajowan auch bei vielen schmerzhaften Zuständen im Magen-Darm-Bereich angezeigt.
Mit Ajowan wird in Indien oft Mundwasser hergestellt, das sich heilend auf entzündetes Zahnfleisch auswirkt.
Die beruhigende Wirkung von Ajowan macht sich bei Asthma deutlich bemerkbar. Die Atemnot, die zu Verspannungen führt, die das Atmen noch schwerer machen, kann durch Ajowan gemildert werden.

Wirkungen auf den geistig-seelischen Bereich

Ajowan ist das Gewürz der Kommunikation. Bei Problemen, die insbesondere damit zusammenhängen, daß man sich nur ungenügend mitteilen kann oder aber glaubt, nicht richtig verstanden zu werden, ist die energetische Wirkung des Ajowans sehr hilfreich.
Viele Menschen leiden darunter, daß sie sich nicht richtig auszudrücken vermögen. Dieser Mangel an Ausdruckskraft beschränkt sich aber nicht nur auf den verbalen Bereich. Die Kommunikation mit Hilfe von Worten ist natürlich immer kritisch, da jedes Wort, das wir aussprechen, vom anderen automatisch interpretiert wird, so daß oft etwas ganz anderes verstanden wird, als eigentlich gemeint war.
Ajowan hilft Ihnen, Ihr Bewußtsein in bezug auf das gesprochene Wort zu schärfen. Je genauer wir uns selbst zuzuhören vermögen und je vorsichtiger wir die Worte, die wir benützen, auswählen, desto wahrscheinlicher wird es, daß uns der andere auch wirklich zuhört und versteht.
Oft entstehen Kommunikationsprobleme auch dadurch, daß wir zuviel reden. Wenn wir dazu neigen, sehr viel zu sprechen und vor Worten quasi überzusprudeln, so wird sehr wenig Konzentration in unseren Aussagen liegen, und unsere Worte werden wenig Kraft haben.

»Viele Worte, manch Verlust«, sagte schon Lao-tse, der chinesische Weise – und tatsächlich bringt die Wortflut, die manche Menschen von morgens bis abends von sich geben, eher einen Verlust als einen Gewinn. Sprechen kostet Energie, und nicht umsonst gibt es in vielen esoterischen Schulen irgendeine Form von Schweige-Exerzitien. Die Weisen aller Zeiten wußten um die Kraft des Schweigens, und sie versuchten, ihren Schülern diese Kraft für deren Bewußtseinserweiterung zur Verfügung zu stellen. Die beruhigende Energie von Ajowan unterbricht die Quantität des Redens zugunsten der Qualität und trägt dazu bei, Probleme innerhalb der Kommunikation aus dem Weg zu räumen. Insofern ist Ajowan somit auch ein Gewürz des Ausdrucks, und tatsächlich wird sich die Einnahme von Ajowan nicht nur auf den verbalen Ausdruck, sondern auch auf andere Ausdrucksmöglichkeiten des Menschen auswirken, so etwa auf künstlerische Fähigkeiten, auf körperlichen Ausdruck wie Gestik, Mimik usw.

Einsatz und Rezepturen

Bei *Verdauungsstörungen:* Zerstampfen Sie 1/2 TL Ajowanfrüchte im Mörser, und mischen Sie sie mit 1 gehäuften TL Kamille; geben Sie die Mischung in einen Becher heißes Wasser, und lassen Sie sie zehn Minuten lang ziehen. Trinken Sie täglich einen Becher dieses Tees mit etwas Honig, am besten abends.

Bei Zahnfleischentzündung: 4 TL Ajowanfrüchte im Mörser zerstampfen, mit 1/4 l kochendem Wasser überbrühen und mindestens eine Stunde lang stehen lassen. Abseihen, luftdicht abfüllen und als Mundwasser nach jedem Zähneputzen verwenden. Bewahren Sie das Mundwasser nicht länger als drei Tage auf. Bereiten Sie es dann frisch zu.

Bei Asthma: Nehmen Sie zweimal täglich, vor dem Frühstück und vor dem Abendessen, je 4 Tropfen homöopathisches Ajowan-Gewürzheilmittel* auf die Zunge.

---

* Wie Sie homöopathische Gewürzheilmittel herstellen können, erfahren Sie in Kapitel 6 Praxis der Gewürzheilkunde

Bei Potenzstörungen: Trinken Sie einmal täglich die Ajowan-Kamille-Teemischung, die unter Verdauungsstörungen beschrieben wurde. Ferner sollten Sie Ihre Mahlzeiten regelmäßig mit Ajowan würzen.
Bei Kommunikationsproblemen: Nehmen Sie zunächst zweimal, später dann dreimal täglich 3 Tropfen homöopathisches Ajowan-Gewürzheilmittel. Da es mindestens eine Woche dauert, bis sich Veränderungen bemerkbar machen, darf die Behandlung keinesfalls zu früh abgebrochen werden.

Alant

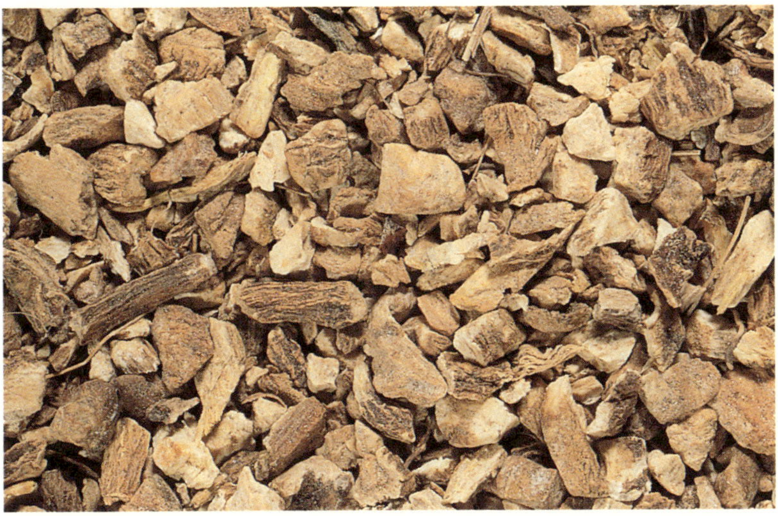

Beschreibung, Geschichte und anderes Wissenswertes

Der Echte Alant, *Inula helenium*, ist eine aus Zentralasien stammende, über einen Meter hohe, auch bei uns wildwachsende Pflanze aus der Familie der Korbblütler mit großen, gezackten Blättern und gelben, etwa fünf Zentimeter großen Blüten. Man findet den Alant vor allem auf feuchten Wiesen und an Straßenrändern.

Als Gewürz kann man sowohl die Blätter als auch die dicken, fleischigen Wurzeln verwenden. Für Heilzwecke sind allerdings die Rübenwurzeln wichtiger. Wenn man die Pflanze selbst ziehen möchte, sollte man darauf achten, die Wurzeln erst im zweiten Herbst nach der Aussaat zu ernten. Der Hauptwirkstoff der Alantwurzeln ist das stärkehaltige Inulin. In der Küche finden die kandierten Wurzeln als Würzmittel für bestimmte Süßspeisen und Bitterliköre Verwendung.

Alant ist seit dem Altertum in der europäischen Volksmedizin wohlbekannt und wurde früher in größerem Maßstab u. a. in den Gärten angepflanzt. Die Römer kannten den Alant als Würze, vor allem aber auch die medizinischen Wirkungen der Alantwurzel. So berichtet schon Plinius d. Ä. (23/24–79 n. Chr.), Verfasser der ersten enzyklopädischen Naturgeschichte, daß Alant gut für die Verdauung sei und den Menschen fröhlich stimme. Griechen und Römer verwendeten Alant aber nicht nur zur Verdauungsförderung, sondern auch als Suppenzutat, als Vorspeise oder Nachtisch. Im Mittelalter wurden die Wurzeln geradezu als Standardheilmittel von den herumziehenden Ärzten und Wunderheilern verordnet; in einem Lehrbuch aus dieser Zeit ist überliefert, daß eine in Wein getauchte Alantwurzel eine große Hilfe bei Magenbeschwerden sei. Zur Zeit der großen Seuchen, besonders der Pest, die als »Schwarzer Tod« Europa in den Jahren 1347 bis 1352 heimsuchte und ganze Landstriche entvölkerte, wurde empfohlen, Alantwurzeln zu kauen, um die »böse Luft« abzuwehren.

Abgesehen von dem medizinischen Gebrauch verwendete man Alant bis in unsere Zeit als Nahrungsmittel; noch vor hundert Jahren wurden die Wurzeln in großen Mengen kandiert und als Naschwerk verkauft.

Die Stellung im Energiekreis und allgemeine Wirkungen

Im Energiekreis befindet sich Alant im 1. Quadranten. Er wirkt also sowohl anregend als auch energiezuführend, wobei die anregende Wirkung allerdings deutlicher ausgeprägt ist. Insgesamt ist Alant ein relativ mildes, harmonisierendes Mittel. Aufgrund seiner Position im Energie-

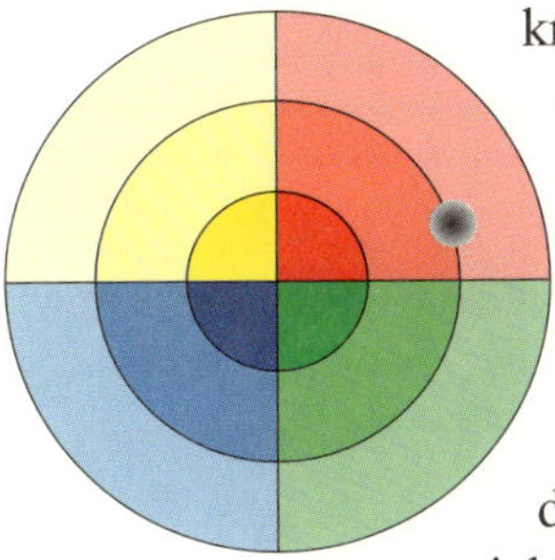

kreis ist Alant bei Problemen angezeigt, die durch einen leichten Mangel an Energie gekennzeichnet sind und die deshalb von einer Anregung und einer nicht zu starken Energiezufuhr profitieren. Die Wirkung von Alant liegt im harmonischen Bereich, d. h., er wird am besten dann eingesetzt, wenn ein Problem noch nicht zu stark geworden ist.

Wirkungen auf den körperlichen Bereich

Die Einsatzmöglichkeiten von Alant im körperlichen Bereich waren schon immer recht vielseitig. Die Naturheilkunde kennt vor allem die schleimlösende Wirkung des Öls der Alantwurzel. Diese macht es wertvoll bei Husten, Bronchitis und sogar bei Asthma. Da das Öl auch Krankheitskeime abtötet, eignet es sich auch dann, wenn eine Erkältung im Anmarsch ist.
Die keimtötende Wirkung erklärt auch die heilsame Wirkung bei Akne. Aber nicht nur bei Akne, sondern auch bei vielen Hautkrankheiten leistet ein Alantwurzelsud oft Erstaunliches. Bei Bauern war Alant lange als Heilmittel gegen Hautkrankheiten bei Tieren bekannt und beliebt.
Der bittere Geschmack der Alantwurzel läßt eine weitere Wirkung ahnen: Alant ist ein hervorragendes Verdauungsmittel.
Und noch ein Geheimtip: Zusammen mit Wein ist Alant ein ausgezeichnetes herzkräftigendes Mittel.

Wirkungen auf den geistig-seelischen Bereich

Alant ist auch ein ausgezeichnetes Mittel gegen leichtere Formen von Depressionen. Hierbei sprechen wir natürlich nicht von schweren endogenen Depressionen, die ja immer in die Hand eines erfahrenen Therapeuten gehören. Vielmehr geht es um depressive Verstimmungen, die jeden Menschen im Lauf seines Lebens mehr oder weniger häufig befallen können. Oft tauchen sie ohne besonderen

Grund auf, manchmal scheint es nur am trüben Wetter zu liegen, zuweilen hängen sie aber auch mit einer gewissen Trauer über das eigene Leben zusammen.

Die harmonisierende Wirkung der Alantwurzel hilft insbesondere gegen die Trägheit und Unlust, die mit der depressiven Phase einhergeht. Die erneuernden, vitalisierenden Kräfte dieses Gewürzes helfen besonders jenen Menschen, die Angst vor neuen Situationen haben.

Jede Veränderung, alles Ungewohnte und Neue macht vielen ja zunächst einmal angst. Der Mensch ist in großem Maße auch ein »Gewohnheitstier«, und so ist es kein Wunder, daß er gerne alles beim alten lassen würde. Die Angst vor der neuen Situation, wie ein neuer Arbeitsbereich oder ein Umzug in eine andere Stadt, ist von daher eigentlich nichts Ungewöhnliches.

Diese Angst vor dem Neuen führt dann auch oft in eine Art von Starre, in der man sich nicht weiterbewegen möchte, in der man die Freude am Leben verliert, man depressiv, niedergedrückt ist.

Alant ist das Gewürz der Wahl, wenn es darum geht, sich neuen Situationen zu stellen. Die Hilfe erfolgt dabei auf zweierlei Weise: Erstens steigert Alant unsere Lebensenergie, und zweitens hilft es uns dabei einzusehen, daß alles Neue auch immer eine große Chance für inneres Wachstum bedeutet.

Die gemischten Gefühle, die entstehen, wenn wir einerseits merken, daß wir eine Veränderung gut gebrauchen könnten, die neue Situation andererseits aber noch nicht recht fassen, geschweige denn akzeptieren können, erfahren durch Alant eine Umwandlung ins Positive. Auf diese Weise hilft Alant uns, beweglich und lebendig zu bleiben.

Nur wer das Neue immer wieder freudig annimmt und seine Anpassungsfähigkeit an die zahlreichen Veränderungen, die im Leben nun einmal zwangsläufig auftreten, immer wieder trainiert, ist im eigentlichen Sinne lebens- und überlebensfähig.

Einsatz und Rezepturen

Bei Verdauungsproblemen: Kochen Sie 6 EL Alantwurzel in 0,7 l Rotwein kurz auf, lassen Sie das Ganze dann bei niedriger Hitze noch mindestens 15 Minuten lang bei geschlossenem Topf weiterköcheln und anschließend eine Stunde lang ziehen. Füllen Sie die Essenz in eine Flasche, und nehmen Sie nach den Hauptmahlzeiten, also dreimal täglich, 1 EL davon ein.
Zur Herzkräftigung: Trinken Sie einmal täglich, am besten nach dem Abendessen, ein Likörgläschen Alantwurzelwein (Herstellung siehe oben).
Bei Akne und Hautproblemen: Kochen Sie 4 EL Alantwurzel in 1/2 l Wasser kurz auf, lassen Sie das Ganze noch 15 Minuten leicht weiterköcheln, und seihen Sie dann ab. Tauchen Sie Wattebäuschchen oder kleine Baumwolltücher in den Sud ein, und legen Sie sie einmal täglich mindestens zehn Minuten lang auf die betroffenen Hautstellen.
Bei Husten, Bronchitis und Erkältungen: Nehmen Sie dreimal täglich 1/2 EL Alantwurzelwein (Herstellung siehe oben) mit 1 TL Honig gemischt ein. Nehmen Sie ferner dreimal täglich 3 Tropfen Alant-Gewürzheilmittel (zur Herstellung nur frisch geriebene Wurzeln verwenden) ein.
Bei Angst vor neuen Situationen, die mit Depressionen einhergehen: Geben Sie täglich sofort nach dem Aufstehen 5 Tropfen Alant-Gewürzheilmittel direkt auf die Zunge. Nehmen Sie das Mittel über einen Zeitraum von mindestens zwei Wochen ein.

Anis

Beschreibung, Geschichte und anderes Wissenswertes

Anis, *Pimpinella anisum*, ist ein weißblütiges einjähriges Kraut aus der Familie der Doldenblütler, dessen Früchte als Kuchengewürz und in der Heilkunde ausgiebig verwendet werden. Das Aniskraut hat gefiederte Blätter und weißblühende Doppeldolden, aus denen Spaltfrüchte entstehen, die das Gewürz liefern.
Der Hauptwirkstoff von Anis ist das farblose oder mit-

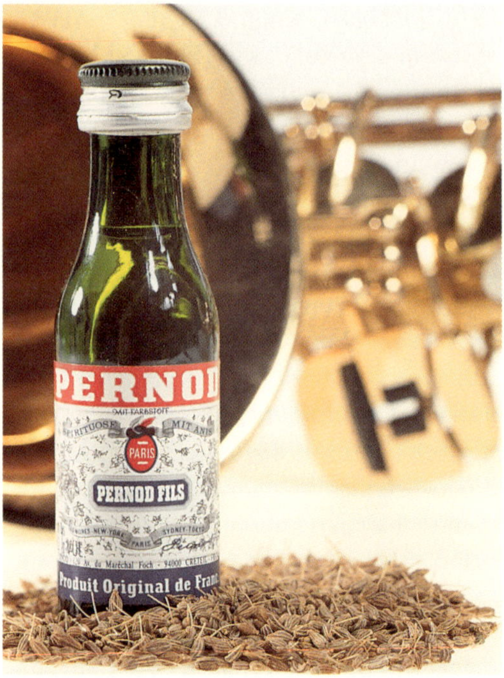

unter auch blaßgelbe Anisöl, das die weichbehaarten, birnenförmigen Früchte enthalten. Des süßlichen Geschmacks wegen wird Anis zum Würzen von Süßspeisen und Backwaren – z. B. Anisplätzchen – verwendet. Anisöl findet aber auch Verwendung in der Bonbon- und Likörindustrie. Im Mittelmeerraum werden aus Anis Liköre und Schnäpse hergestellt, die in Griechenland Ouzo, in der Türkei Raki und in Frankreich Pernod heißen.

Für die pharmazeutische Industrie ist das ätherische Öl Anethol, das in Anisöl zu fast 90 Prozent enthalten ist, von besonderer Bedeutung. Es wird vor allem in Hustensäften, Zahncremes und Mundwässern verarbeitet.

Anisfrüchte sind überall im Handel erhältlich. Man sollte darauf achten, Anis möglichst frisch zu kaufen, da sich die Inhaltsstoffe nach einigen Monaten Lagerung zum Teil verflüchtigt haben, obwohl das volle Aroma der Früchte sich erst beim Lagern entwickelt.

Der Gebrauch von Anis ist bereits in 4000 Jahre alten ägyptischen Papyri erwähnt. In diesen guterhaltenen Papyri findet man die Anispflanze abgebildet und ihre heilkräftigen Wirkungen beschrieben. Von Ägypten ging Anis nach Indien und später nach Griechenland. Im alten Rom, das Genüsse jeder Art zu schätzen wußte, war Anis sehr beliebt. Auch Plinius d. Ä. beschrieb im 1. Jahrhundert n. Chr. die vielen positiven Eigenschaften von Anis; unter anderem soll Anis die Jugendlichkeit erhalten, gute Träume hervorbringen und den Appetit steigern.
Im Orient ist Anis noch heute sehr beliebt, und viele Menschen kauen ihn wegen seiner verdauungsfördernden Wirkung nach dem Essen. Auch in manchen Currymischungen findet sich Anis. Die besten Anissorten kommen heute aus Spanien und Rußland.
In chinesischen Rezepten ist, wenn Anis angegeben ist, meist Sternanis gemeint, ein ganz anderes Gewürz, das wir in einem gesonderten Abschnitt behandeln werden.

Die Stellung im Energiekreis und allgemeine Wirkungen

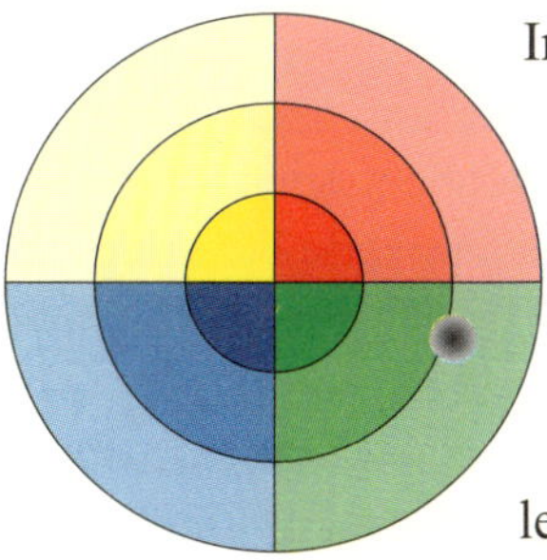

Im Energiekreis befindet sich Anis im 4. Quadranten, wirkt also anregend und leicht energiereduzierend. Die Wirkungsstärke von Anis liegt dabei im harmonisierenden Bereich, eignet sich also vor allem bei leichten, sich noch nicht in deutlichen Symptomen manifestierenden Störungen sowie bei leichteren chronischen Leiden.
Die Haupteinsatzmöglichkeiten von Anis liegen demnach bei Problemen, die einerseits von einer Anregung der Lebensgeister profitieren, bei denen andererseits aber negativ wirkende Energien reduziert werden sollten. Diese Wirkung von Anis zeigt sich deutlich bei starker Überdosierung: nach kurzer Erregung kommt es zum Tiefschlaf mit Muskellähmung.

Wirkungen auf den körperlichen Bereich

In der Naturheilkunde ist vor allem die verdauungsanregende, schlafferdernde, krampflösende und entzündungshemmende Wirkung von Anis bekannt.
Aufgrund der energiereduzierenden Wirkung eignet sich Anis insbesondere zur Linderung von Blähungen und Bauchkrämpfen. Auch Infektionen im Magen-Darm-Bereich werden günstig beeinflußt. Bei Verschleimungen der Atemwege ist Anis ganz besonders hilfreich, ebenso bei allen Erkältungskrankheiten; er wirkt anregend auf die Funktion der Atemorgane und Schleimhäute und reduziert negativ wirkende Energien. Wegen seiner milden Wirkungen ist Anis auch zur Behandlung von Krankheitserscheinungen bei Kindern und Jugendlichen sehr empfehlenswert.
Wenn man Anis bei den allerersten Anzeichen einer Erkältung oder eines Verdauungsproblems anwendet, kommt es in den allermeisten Fällen nicht zu voll entwickelten Symptomen.

Wirkungen auf den geistig-seelischen Bereich

Sind Sie gestreßt und müde? Dann werden Sie Anis besonders zu schätzen lernen. Die anregende Wirkung dieses Gewürzes kommt bei streßbedingter Müdigkeit zum Tragen, und die energiereduzierende Wirkung von Anis sorgt dafür, daß die negativen Energien, die durch Streß entstehen, abgebaut werden.
Vielleicht erscheint es zunächst etwas paradox, daß Anis auch gegen einige Formen der Schlaflosigkeit helfen kann. Tatsächlich kann man nämlich müde und unruhig zugleich sein. Wenn die Gedanken unruhig hin und her springen, kann es unmöglich werden, einzuschlafen. Anis wirkt dann sehr günstig: einerseits regt es die Lebensgeister an, so daß die Sprunghaftigkeit der Gedanken einer stärkeren Konzentrationsfähigkeit weicht, andererseits werden negative Gedanken, die immer wieder im Kreis herumgehen, durch die energiereduzierende Wirkung aufgelöst.
Anis regt das Gefühlsleben positiv an und reduziert negative Gefühle. Vor allem Menschen, die oft unter Alpträumen leiden, können von Anis profitieren. Gerade im Alptraum zeigt sich das

Übermaß an negativer Energie, welches durch entsprechende Anisdosierung reduziert werden kann. Eine Harmonisierung der Träume führt zu weitreichenden positiven Veränderungen der gesamten Persönlichkeit. Die verbreitete Sichtweise, im Traum lediglich die seelische Verdauung unverarbeiteter Tageserlebnisse zu sehen, ist einseitig und auch nur teilweise zutreffend. Der Traum besitzt nämlich durchaus seine eigene Realität, so wie andererseits auch unser »normales« Bewußtsein lediglich von einer bestimmten Form der Realität zeugt.
Obwohl Tages- und Traumerfahrungen natürlich stets in einem gewissen Zusammenhang stehen, gibt es doch noch viele Träume, die weder mit kürzlich erlebten Situationen noch mit unverarbeiteten Erfahrungen aus der ferneren Vergangenheit zu tun haben. Freilich kann man durch sehr weit hergeholte, teilweise absurde Deutungen immer Zusammenhänge konstruieren, was dem Betreffenden jedoch kaum von Nutzen sein wird. Gerade bei Alpträumen, die oft nur schwer zu analysieren sind und unerklärlich bleiben, ist Anis das Mittel der Wahl.
Wer also regelmäßig unter dieser Art von belastenden, negativen Träumen leidet, sollte das Experiment wagen und sich auf Anis einlassen. Günstig wäre es, für den gewählten Zeitraum ein Traumtagebuch zu führen, um so die Veränderungen, die in den Träumen stattfinden werden, objektiv zu registrieren. Die Veränderung der Traumqualität kann dazu beitragen, wieder das Gleichgewicht zu finden.

Einsatz und Rezepturen

Bei Blähungen und Bauchkrämpfen: Anistee (auch für Säuglinge und Kleinkinder). 1 bis 2 TL Anissamen mit einer Tasse kochendem Wasser übergießen, nach 15 Minuten abseihen und zwei- bis dreimal täglich trinken.
Bei Infektionen im Magen-Darm-Bereich: Zweimal täglich warme Milch mit Honig und 1 Messerspitze Anis vermischt trinken. Wenn Milch nicht vertragen wird, kann man statt dessen mit Honig gesüßten Anistee trinken.
Bei Entzündungen und Verschleimungen der Atemwege und

Husten: Anistee, wie oben beschrieben, dreimal täglich trinken. Ferner sollte man dreimal täglich Wasserdampf inhalieren, dem man 5 Tropfen Anisöl beigibt. Erkundigen Sie sich in Ihrer Apotheke auch nach anishaltigen Arzneimitteln.

Bei Erkältungen: Vor dem Schlafengehen zehn Minuten lang ein heißes Fußbad mit etwa 6 Tropfen Anisöl machen. Zweimal täglich kalte Waschungen der Arme, wobei auf 1 l Wasser 4 Tropfen ätherisches Anisöl beigegeben werden.

Bei Übelkeit und Brechreiz: Zweimal täglich einen milden Anistee zu sich nehmen. Ätherisches Anisöl im Raum verdampfen. Zwischendurch 1 Messerspitze Anisgewürz kauen, bis es gut eingespeichelt ist, und es dabei mindestens eine Minute im Mund behalten.

Bei Wechseljahrbeschwerden: Täglich zehnminütige heiße Fußbäder mit etwa 6 Tropfen Anisöl durchführen. Anis regelmäßig als Gewürz in der Küche verwenden.

Bei Übergewicht: Regelmäßig und reichlich mit Anis würzen, dabei besonders Gemüse verzehren und den Fleischkonsum reduzieren.

Bei streßbedingter Müdigkeit und unruhig hin und her springenden Gedanken: Ätherisches Anisöl in der Duftlampe verdampfen oder im Riechfläschchen benutzen.

Bei belastenden, negativen Träumen, die Angstgefühle erzeugen: Morgens und vor dem Zubettgehen je 8 Tropfen Anis-Gewürzheilmittel unverdünnt einnehmen. Außerdem den Raum abends vor dem Schlafengehen mit ätherischem Anisöl beduften.

Anispfeffer

Beschreibung, Geschichte und anderes Wissenswertes

Als Anispfeffer, Chinesischen Pfeffer, Szechuanpfeffer, Blütenpfeffer oder Fagara bezeichnet man die getrockneten, rötlich-braunen Beeren des chinesischen Gelbholzbaumes, *Zanthoxylum piperitum*. Die zunächst roten, ca. fünf Millimeter großen Beeren des kleinen

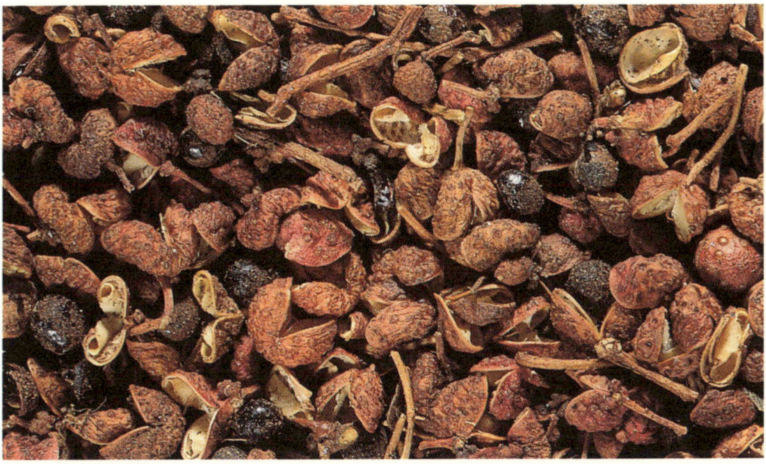

stacheligen Baumes oder Strauches werden im Oktober geerntet; dann trocknet man sie an der Sonne, bis sie aufspringen.
Auch wenn in den meisten Namen dieses Gewürzes das Wort »Pfeffer« auftaucht – der Anispfeffer ist mit dem »normalen« Pfeffer, den wir kennen, nicht verwandt, schmeckt anders und hat auch ganz andere gesundheitliche Wirkungen.
Anispfeffer ist neben Fenchel, Gewürznelke, Sternanis und Zimt eines der »Fünf Gewürze«, der bekanntesten und beliebtesten chinesischen Gewürzmischung, die für die meisten fernöstlichen Gerichte verwendet wird.
Von Anispfeffer gibt es viele verschiedene Sorten, die alle in der chinesischen Küche verwendet werden; für Heilzwecke sollte man jedoch möglichst die feinste Art verwenden, die in der chinesischen Provinz Szechuan (Szechwan) angebaut wird.
Das Gewürz ist bei uns noch nicht so lange bekannt, und auch heute hält sich sein Bekanntheitsgrad in Grenzen. In China dagegen ist Anispfeffer eines der am längsten verwendeten Gewürze nicht nur in der Küche, sondern auch in der Heilkunst. Mit Anispfeffer wurde Wein gewürzt, um die seelische Harmonie herzustellen, und der Kaiser Te-tsung fügte seinem Tee Anispfeffer bei, um sein Leben zu verlängern. Auch Speisen, die den Ahnen geopfert wurden, würzte man in China mit Anispfeffer. In einem chinesischen

Lehrbuch der Medizin aus dem Mittelalter wird Anispfeffer als Heilmittel aufgeführt.
Das Gewürz war zwar in China am bekanntesten, aber auch in Japan und vor allem in Indien, das über eine lange Tradition der Pflanzenheilkunde verfügt, wird Anispfeffer seit Jahrhunderten verwendet.

Die Stellung im Energiekreis und allgemeine Wirkungen

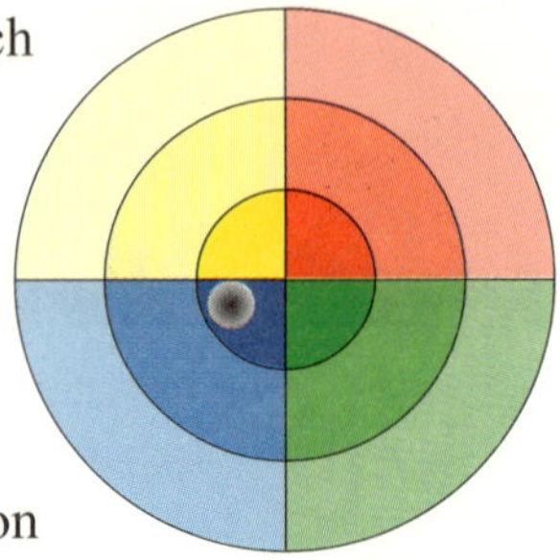

Im Energiekreis befindet sich Anispfeffer im 3. Quadranten. Dieses Gewürz wirkt also beruhigend und leicht energiereduzierend; allerdings ist bei Anispfeffer der energiereduzierende Aspekt nicht ausgeprägt und praktisch zu vernachlässigen. Die Position im harmonischen Bereich und die beruhigende Wirkung zeigen, bei welchen Problemen Anispfeffer hilfreich ist: nämlich dann, wenn eine zu starke Erregung in irgendeinem Bereich besteht – beispielsweise durch Krankheitserreger im Darm –, das Problem sich jedoch noch nicht als Krankheit manifestiert hat und somit einer Harmonisierung zugänglich ist. Wenn eine ähnliche, aber stärkere Wirkung, die bereits bestehende Symptome beheben soll, gewünscht ist, eignen sich Senf bzw. Zimt, je nachdem, ob eher eine Energiereduktion oder eine Energiezufuhr zusätzlich zur beruhigenden Wirkung sinnvoll ist.

Wirkungen auf den körperlichen Bereich

In Lehrbüchern der chinesischen Naturheilkunde wird zwar Anispfeffer des öfteren erwähnt, jedoch kaum auf konkrete Krankheiten eingegangen, was hinsichtlich der chinesischen Maxime »ein guter Arzt hat keine Patienten« verständlich ist. Allerdings wird Anispfeffer ausdrücklich bei Durchfallerkrankungen empfohlen. Die überlieferten Berichte über verschiedene Anwendungen von Anispfeffer in Wasser oder Tee legen nahe, daß das Gewürz besonders bei wenig

auffälligen, aber chronischen Darmbeschwerden Linderung bringt.
Mit Anispfeffer gewürzter Wein soll außerdem das Aussehen der Haut verbessern und gegen Falten helfen – allerdings sollte man sich nun nicht unbedingt gleich in ein Trinkgelage stürzen.

Wirkungen auf den geistig-seelischen Bereich

Anispfeffer ist das Gewürz gegen ein cholerisches Temperament und gegen Ungeduld. Wenn Sie oft das Gefühl haben, daß die Pferde mit Ihnen durchgehen, daß Sie die Kontrolle über sich selbst verlieren und oft Dinge sagen, die Sie anschließend bereuen, so sollten Sie zu Anispfeffer greifen. Die beruhigende und stabilisierende Wirkung dieses Gewürzes hilft gegen alle negativen Aspekte, die mit einem cholerischen Temperament zusammenhängen.
Der cholerische Mensch ist oft sehr triebhaft, und so wird er immer wieder zum Opfer seiner Triebe. Die starken, negativen Emotionen wie Wut und Aggressivität kommen dabei »tief aus dem Bauch« heraus, und so fällt es diesen Menschen sehr schwer, sich durch klares Denken und Besonnenheit wieder in den Griff zu bekommen.
Anispfeffer wirkt durch seine weiblichen, beruhigenden Energien besonders gut gegen Ungeduld und Hektik, mit denen es der Choleriker ja doch immer wieder zu tun hat. Die Ungeduld führt aber nicht nur zu Nervosität und aggressivem Verhalten, sondern auch zu Intoleranz gegenüber Menschen, die einen anderen Rhythmus haben und mehr Zeit zum Denken, Sprechen und Handeln benötigen.
Der Ungeduldige neigt aber nicht nur zu Nervosität und Intoleranz, sondern er will auch alles immer besonders schnell machen. Da Schnelligkeit aber – sobald ein gewisses Maß überschritten ist – auf Kosten der Genauigkeit geht, macht der ungeduldige Mensch leider viele Fehler. Diese Fehler können manchmal katastrophale Folgen haben, nämlich dann, wenn sich die Ungeduld in den Bereich der Arbeit oder auch auf das Autofahren ausweitet.

Wer seine innere Ruhe verloren hat, wird aber nicht nur im Arbeitsbereich, sondern auch innerhalb seiner Beziehungen schwerwiegende Fehler machen, denn es ist für jeden Menschen eine Belastung, einen ungeduldigen, jähzornigen Partner zu haben, der sich ja niemals die nötige Zeit nehmen wird, dem anderen zuzuhören und ihn zu verstehen, und der natürlich auch nicht gerade dazu beiträgt, eine harmonische, friedliche Stimmung zu schaffen. Anispfeffer hilft dabei, die verlorengegangene innere Ruhe wiederzufinden, sich körperlich und seelisch zu entspannen und auf diese Weise gelassener mit sich selbst und seiner Umwelt umzugehen.

Einsatz und Rezepturen

Bei Durchfall und chronischer Darmentzündung: Geben Sie 1 TL Anispfeffer und etwas Schwarztee in ein Teesieb, und überbrühen Sie mit heißem, aber nicht mehr kochendem Wasser. Lassen Sie den Tee fünf Minuten lang ziehen, süßen Sie ihn mit etwas Honig. Trinken Sie ihn nicht zu heiß ein- bis zweimal täglich, jedoch nicht vor dem Schlafengehen.

Bei Falten und belasteter Haut: Kochen Sie 2 TL Anispfeffer in 1/2 l Wasser kurz auf, und lassen Sie das Ganze dann noch 20 Minuten lang ziehen. Gießen Sie das Anispfeffer-Wasser durch ein Sieb, lassen Sie es abkühlen, und fügen Sie einen Schuß Obstessig hinzu. Tauchen Sie ein dünnes Baumwolltuch in das auf diese Weise hergestellte Präparat, und legen Sie es mindestens zehn Minuten lang auf die betroffenen Hautstellen. Trinken Sie außerdem einmal täglich zum oder nach dem Abendessen ein Glas Rotwein, in das Sie eine Messerspitze Anispfeffer einrühren.

Bei cholerischem Temperament und Ungeduld: Nehmen Sie dreimal täglich 4 Tropfen Anispfeffer-Gewürzheilmittel auf nüchternen Magen ein, wobei Sie es direkt auf die Zunge träufeln sollten. Würzen Sie Ihre Mahlzeiten außerdem regelmäßig kräftig mit Anispfeffer.

Asant

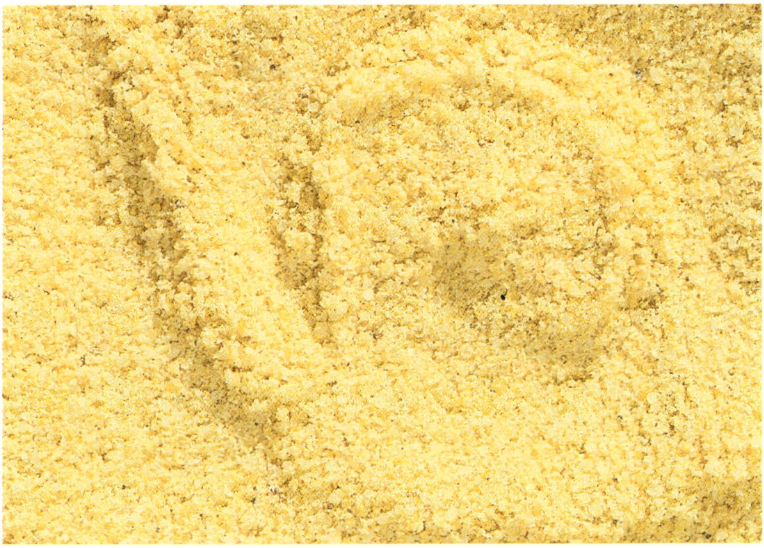

Beschreibung, Geschichte und anderes Wissenswertes

Asant, auch unter den wenig ansprechenden Namen Stinkasant und Teufelsdreck bekannt, ist ein in Indien viel verwendetes Gewürz, das aus dem getrockneten, harzähnlichen Saft des Riesenfenchels, *Ferula asa-foetida*, gewonnen wird. Dazu schneidet man den Stengel der Pflanze knapp über der Wurzel ab und sammelt den austretenden weißen Saft, der beim Trocknen eindickt, dabei fest wird und eine braune Färbung bekommt.

Schon die botanische Bezeichnung, zusammengesetzt aus dem persischen *asa* Harz und dem lateinischen *foetidus (fetidus)* stinkend, weist auf eine übelriechende Eigenschaft hin: Asant stinkt wie schlechter eingelegter Knoblauch, was auf die im Pflanzenstoff enthaltenen Schwefelverbindungen zurückzuführen ist. Dennoch ist Asant ein hervorragendes Gewürz, wenn man es in sehr geringen Mengen verwendet oder – allerdings nicht für Heilzwecke – kurz in heißem Öl brät.

In der Gewürzheilkunde eignen sich am besten möglichst frische

und helle, feste Stücke von Asant, die dann jeweils im Mörser zusammen mit einer absorbierenden Substanz wie Milchzucker oder Reismehl zerrieben werden.
Asant ist in Indien schon seit langer Zeit bekannt und beliebt, genauer gesagt in Süd- und Westindien, wo man Asant vor allem verwendet, um schmackhafte und abwechslungsreiche vegetarische Gerichte zu bereiten. In Nordindien wird Asant dagegen in der Küche kaum verwendet. In der indischen Heilkunde ist Asant ebenfalls von Bedeutung. Besonders in der alten Volksmedizin fand Asant häufig Gebrauch gegen eine Vielzahl von Beschwerden wie Bronchitis und Hysterie.
Wenn heute Asant auch eher als exotisches Gewürz gilt, so war es doch auch schon den Römern der Antike als *Laserpicium* (*lac sirpicium*, »Milch der Sirpepflanze« bzw. Silphium) bekannt und fand sich in vielen Rezepten. Aus unerfindlichen Gründen geriet Asant wieder in Vergessenheit und war bereits im 1. Jahrhundert n. Chr., zu Plinius' Zeiten, unbekannt.

Die Stellung im Energiekreis und allgemeine Wirkungen

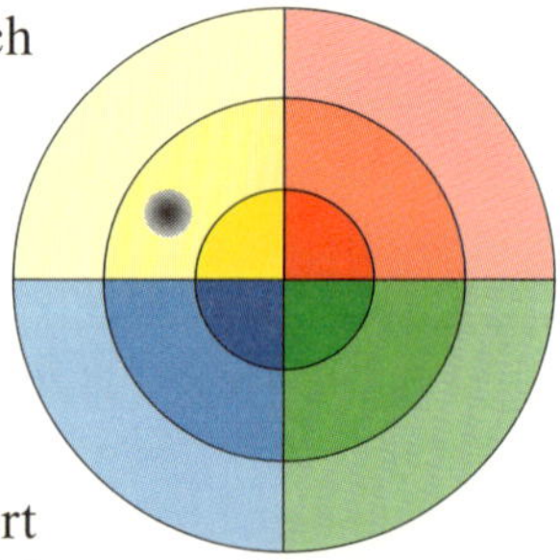

Im Energiekreis befindet sich Asant im 2. Quadranten, wirkt also einerseits beruhigend und führt andererseits positive Energien zu. Bei Asant sind diese beiden Wirkungen ziemlich ausgewogen. Bei Problemen, die durch Übererregung charakterisiert sind, die jedoch nicht durch ein Zuviel an positiver Energie, sondern durch einen Mangel an kontrollierten Energien zustande kommt, ist Asant angemessen. Die Position im Energiekreis zeigt, daß es sich um ein harmonisierendes Gewürz handelt; bei stärkeren, akuten Symptomen ist es also weniger zu empfehlen. In solchen Fällen bieten sich Liebstöckel, Selleriesamen, Tamarinde oder Dill an, je nachdem ob der energiegebende, der beruhigende oder beide Aspekte stärker betont werden sollten.

In der Heilkunde Indiens wird Asant wegen seiner krampflösenden Wirkungen geschätzt, die sich insbesondere bei Blähungen und Bronchitis zeigen. Chronische Bronchitis und Asthma (-bronchitis) können mit Asant behandelt werden.

Wirkungen auf den körperlichen Bereich

Auch leichte Muskelverspannungen infolge von Streß oder langer Bildschirmarbeit kann Asant – in Form von Tee – mitunter schnell lindern.
Insgesamt sind die psychischen Wirkungen von Asant jedoch ausgeprägter als die »rein körperlichen«. Allerdings ist immer daran zu denken, daß die Psyche stets einen großen Einfluß auf das körperliche Empfinden hat.

Asant ist ein hervorragendes Mittel gegen Hysterie. Durch seine männliche, beruhigende Energie wirkt es allen Formen von hysterischen Ausbrüchen, denen übrigens Männer genauso wie Frauen zum Opfer fallen, entgegen. Asant wirkt sich auf die Seele in hohem Maße harmonisierend aus.

Wirkungen auf den geistig-seelischen Bereich

Der hysterische Mensch ist oft ein sehr sensibler, feinfühliger Mensch. Leider fehlt es ihm jedoch an der nötigen Abgrenzung und an einem inneren Anker. Ohne diesen Anker ist er den Angriffen von außen mehr oder weniger hilflos ausgeliefert, und in seiner Ohnmacht reagiert er mit einem Zusammenbruch seiner Nerven – mit hysterischen »Anfällen«.
Asant wirkt sich auf das gesamte Nervenkostüm sehr beruhigend aus. Die Hochspannung, unter der der von Hysterie Befallene immer wieder steht, wird reduziert und allmählich zum Verschwinden gebracht.
Dabei ist es aber durchaus nicht so, daß Asant nun betäubend wirken würde, wie es manche Beruhigungsmittel tun, die gegen Hysterie und Nervosität eingesetzt werden. Zwar beruhigt dieses Gewürz die Gedanken, die sich beim hysterischen Menschen oft selbständig machen und konfuse Formen annehmen, dennoch werden die Außenwelt und ihre Reize noch klar wahrgenommen –

eigentlich müßte man sagen: jetzt erst wirklich klar wahrgenommen.
Asant hilft dem Betroffenen, sich in sich selbst zu verankern und sich und seine Umwelt mit mehr Ruhe und Klarheit zu betrachten. Der Einsatz dieses Gewürzes führt oft auch dazu, daß es zu einer Vertiefung und Verlangsamung der Atmung kommt. Falls Sie aufgrund einer gewissen Überempfindlichkeit dazu neigen sollten, ins Hysterische abzugleiten, werden Sie vielleicht schon bemerkt haben, wie sich dabei auch Ihr Atem verändert, wie er immer kürzer, oberflächlicher und schneller wird. Dieser Tendenz wirkt Asant entgegen.
Zuletzt sei noch erwähnt, daß Asant auch für alle Menschen, die Angst vor Gesellschaft haben und die sich immer mehr in sich selbst zurückziehen, ein ausgezeichnetes Mittel ist. Asant baut Berührungsängste ab, indem er das eigene Ich zwar stärkt, dabei jedoch auch den Blick für den anderen Menschen entwickelt und das Interesse am anderen aktiviert.

Einsatz und Rezepturen

Bei Verspannungen der Muskulatur: Zerstoßen Sie ein kleines Stückchen Asant zusammen mit etwas Reismehl in einem Mörser, und geben Sie 1 TL dieser Substanz in ein Glas heiße Milch. Würzen Sie mit etwas Honig, und trinken Sie dieses Getränk beim ersten Anzeichen von Verspannungen.
Bei Bronchitis: Geben Sie dreimal täglich je 4 Tropfen Asant-Gewürzheilmittel direkt auf die Zunge.
Bei Blähungen und Bauchkrämpfen: Zerstoßen Sie Asant und Reismehl zu jeweils gleichen Teilen in einem Mörser. Geben Sie 1/2 TL dieser Substanz mit 1 TL Kräutertee in einen Teefilter, gießen Sie heißes Wasser darüber. Lassen Sie das Ganze mindestens acht Minuten lang ziehen. Trinken Sie diesen Gewürztee dreimal täglich, jedoch nicht länger als eine Woche lang.
Bei Hysterie, Übersensibilität und Nervosität: Nehmen Sie einmal täglich, vorzugsweise morgens, 4 Tropfen Asant-Gewürzheilmittel ein, wobei Sie es direkt auf die Zunge geben sollten.

Bittermandel

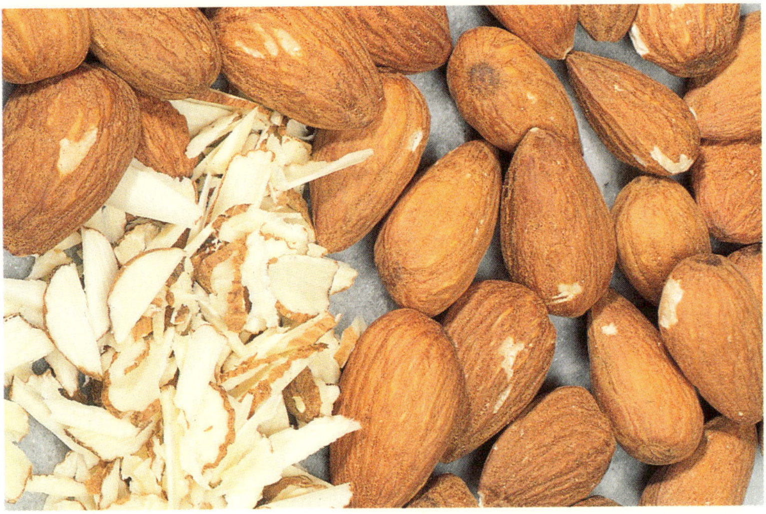

Beschreibung, Geschichte und anderes Wissenswertes

Der Mandelbaum, *Prunus dulcis*, gehört zur Familie Prunus wie viele Steinobstarten ist mit dem Pfirsichbaum nahe verwandt und eine alte Kulturpflanze des östlichen Mittelmeerraumes. Je nach Gehalt an Bittermandelöl unterscheidet man süße Mandeln (*var. dulcis*) und bittere Mandeln (*var. amara*). Die Mandel ist keine Nuß, sondern der Samen einer Steinfrucht, der Mandelbaumfrucht, die einem kleinen grünen Pfirsich ähnelt.
Die süßen Mandeln werden zwar äußerst vielfältig verwendet, doch sind sie eigentlich kaum als Gewürz zu bezeichnen. Die Bittermandel, die äußerlich ununterscheidbar von der süßen Mandel ist, hat vollkommen andere Eigenschaften. Ein sameneigenes Enzym sorgt dafür, daß aus dem als Bitterstoff in Bittermandel bis zu 8 Prozent enthaltenen Amygdalin, einem Blausäureglykosid, zwei neue Stoffe gebildet werden: das ätherische Bittermandelöl* und

* Bittermandelöl, das als Gewürz dient, wird häufiger aus den Samen der Aprikosen- und Pfirsichkerne gewonnen.

die Cyanwasserstoffsäure (HCN), ein starkes Gift, das unter dem Namen Blausäure besser bekannt ist.
Bittere Mandeln dürfen also auf keinen Fall in größeren Mengen verzehrt werden, vor allem nicht von Kindern; sieben Mandeln können bereits tödlich wirken!
Doch wie Paracelsus bereits lehrte, kommt es immer auf die Dosis an, die darüber entscheidet, ob etwas ein Gift ist oder nicht; alles ist von einer gewissen Dosis an schädlich. Daher ist die Bittermandel in sehr geringen Mengen nicht nur unschädlich, sondern ein beliebtes Gewürz. Auch ihre Heilwirkung ist bisher weit unterschätzt worden. Allerdings ist das synthetisch hergestellte Bittermandelöl in der Gewürzheilkunde unbrauchbar; es sollten nur ganze Mandeln verwendet werden, die man vor dem Gebrauch raspelt.
Die Heimat des Mandelbaumes ist wahrscheinlich China, obwohl er schon seit alters her im Mittelmeerraum eingebürgert ist, wo er im Osten kultiviert und die süße Mandel aus der ursprünglicheren Form der Bittermandel gezüchtet wurde. Schon im frühen Mittelalter wurde die Mandel in Europa häufig in der Küche verwendet. Die Bittermandel dient als feines Gewürz, sie aromatisiert Speisen oder Bitterliköre. Die süßen Mandeln dienen u. a. zur Herstellung von Marzipan.
In der Volksheilkunde wird die Bittermandel nicht verwendet, da bei unkontrolliertem Gebrauch die Grenze zwischen Schädlichkeit (Blausäure) und Heilwirkung überschritten werden kann.

Die Stellung im Energiekreis und allgemeine Wirkungen

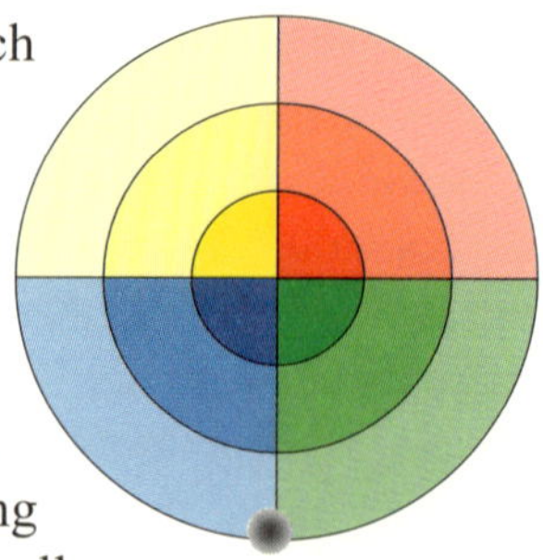

Im Energiekreis befindet sich die Bittermandel im 3. Quadranten. Die Wirkung setzt sich also aus dem beruhigenden und dem energiereduzierenden Aspekt zusammen; beide Aspekte sind deutlich ausgeprägt, wobei die energiereduzierende Wirkung sehr markant ist, am deutlichsten von allen hier beschriebenen Gewürzen. Die Stellung im Gewürzkreis

zeigt, daß die Bittermandel bereits an der Grenze des heilenden Bereiches steht – was typisch für Stoffe ist, die auch in nicht extremen Mengen Giftwirkung haben. Die Bittermandel ist bei Problemen angezeigt, die einer Beruhigung bedürfen, bei denen vor allem jedoch negative Energien reduziert werden müssen.
Die Heilkraft der Bittermandel ist bisher stark vernachlässigt worden. Für die spezifische Wirkung der Bittermandel gibt es keinen direkten Ersatz; wenn die energiereduzierende Wirkung jedoch nicht ganz so bedeutsam ist, kommen eventuell aber auch Ingwer oder, wenn statt des beruhigenden eher der anregende Aspekt vorherrschen soll, Wacholder und vielleicht sogar Knoblauch in Frage.

Wirkungen auf den körperlichen Bereich

Die stark energiereduzierende Wirkung macht Bittermandel zu einem Hilfsmittel bei Krankheiten, die durch fehlgelenkte, negative Energien charakterisiert sind. Darunter fallen alle Arten von Geschwüren, Tumoren und Krebs. Den entarteten Zellen wird durch Bittermandel die Energie entzogen, die ihnen ein unkontrolliertes Wachstum ermöglicht. Allerdings ist das psychophysische Geschehen gerade bei solchen Problemen so komplex, daß es selbstverständlich nicht damit getan ist, Bittermandel zu verwenden! Als unterstützendes Mittel kann sie jedoch wertvolle Hilfe leisten.

Wirkungen auf den geistig-seelischen Bereich

Die Bittermandel ist ein Gewürz, das negative Energien in starkem Maße reduziert. Besonders bei Verwirrungszuständen, in Situationen, in denen sich unsere Gedanken zu verselbständigen drohen und wir den Blick für die Realität verlieren, ist Bittermandel als Gewürzheilmittel zu empfehlen.
Wir alle kennen wahrscheinlich Arten von Verwirrungszuständen, sei es an uns selbst oder auch an anderen. Natürlich tritt Verwirrung in Zusammenhang mit Geisteskrankheiten auf, doch von diesen oft schweren Verwirrungszuständen ist hier nicht die Rede.

Alltäglicher ist da schon eine gewisse Verwirrung im Zusammenhang mit Drogen und insbesondere mit Alkohol.
Diese Substanzen verstärken oftmals unsere Emotionen und durchbrechen unser alltägliches, rationales Denken. Einige Drogen stellen den Kontakt zu eher unterbewußten Bereichen der Phantasie und des mystischen Denkens her, was an und für sich begrüßenswert ist, wenn man von der Gefahr der Nebenwirkungen und der Abhängigkeit absieht, die Drogen wie insbesondere Alkohol erzeugen können.
So wunderbar es ist, in die Welt seiner eigenen Phantasie einzutauchen, so gefährlich ist dies doch auch bei Menschen, denen es an Stabilität mangelt. Für solche Menschen eignet sich die Bittermandel besonders. Oft leben diese in einer Traum- und Phantasiewelt und verlieren ein wenig den Bezug zum alltäglichen Leben. In der Folge treten dann jene Verwirrungszustände auf, die dazu führen, daß man seine Umwelt nicht mehr richtig einordnen kann, daß man nicht mehr genau weiß, was man will, daß man irgendwann unfähig wird, ein Ziel zu verfolgen, und unter ungünstigen Umständen sogar einer psychischen Erkrankung zum Opfer fällt.
Die Bittermandel hilft auch bei irrationalen Ängsten, bei Ängsten, die sich nicht an konkreten Tatsachen aufhängen, sondern die für Außenstehende oft gar nicht mehr nachvollziehbar sind. Es geht also nicht um alltägliche Ängste vor Prüfungen, dem Zahnarzt oder vor unangenehmen Chefs. Vielmehr fürchten sich diese Menschen vor Katastrophen, vor dem eigenen Tod oder dem Verlust eines geliebten Menschen, ohne daß im Äußeren auch nur irgend etwas darauf hindeuten würde, daß diese Unglücksfälle eintreten könnten.
Im Grunde hängt die geistige Verwirrung, die den Sinn für die Realität verschleiert, eng mit diesen irrationalen Ängsten zusammen, und unter ungünstigen Umständen kommt es bei Menschen, die unter diesen Zuständen leiden, zu einer steten Steigerung der negativen Energien, die sich dann auch im körperlichen Bereich in Form von Abszessen, Furunkeln, Geschwüren und im schlimmsten Fall von Krebskrankheiten manifestieren.

Einsatz und Rezepturen

Beim Einsatz der Bittermandel ist stets zu bedenken, daß eine äußerst niedrige Dosierung eingehalten werden muß!

Bei Abszessen und Furunkeln: Nehmen Sie dreimal täglich jeweils 3 Tropfen des Bittermandel-Gewürzheilmittels direkt auf die Zunge. Zusätzlich können Sie eine Bittermandel frisch raspeln, eine Messerspitze davon mit 2 TL Kamille vermischen, in einen Teefilter geben und mit 1/2 l heißem Wasser überbrühen. Lassen Sie das Ganze fünf Minuten lang ziehen. Benützen Sie den Sud für Kompressen.

Bei Krebskrankheiten und Tumoren: Bei allen schwerwiegenden Erkrankungen ist die Betreuung durch einen Arzt natürlich absolut notwendig. Zur unterstützenden Behandlung sollten Sie jedoch über mehrere Monate das Bittermandelöl-Gewürzheilmittel zu sich nehmen. Geben Sie dazu dreimal täglich jeweils 5 Tropfen direkt auf die Zunge. Geben Sie zusätzlich zwei- bis dreimal die Woche eine kleine Prise geraspelte Bittermandel zu Rohkostspeisen. Trinken Sie außerdem täglich einen Ayurveda-Gewürztee, da dies weiterhin dazu beitragen wird, Ihre Gesundheit wiederherzustellen; dies gilt auch insbesondere für die Zeit nach einer Operation.

Bei Verwirrungszuständen und irrationalen Ängsten: Nehmen Sie zweimal täglich 3 Tropfen des Bittermandel-Gewürzheilmittels ein. Setzen Sie die Behandlung über einen Zeitraum von mindestens zwei Monaten fort.

Bockshornklee

Beschreibung, Geschichte und anderes Wissenswertes

Bockshornklee, *Trigonella foenum-graecum*, ist auch unter dem eigentümlichen Namen »Griechisch Heu« – das ist auch die deutsche Übersetzung (*faenum graecum*) – bekannt und stammt aus Westasien. Bockshornklee ist in vielen Ländern ein beliebtes Viehfutter, weil er viele Vitamine und Mineralstoffe enthält und die Tiere gesund hält. Die Pflanze ist aber auch deshalb bei den Bauern

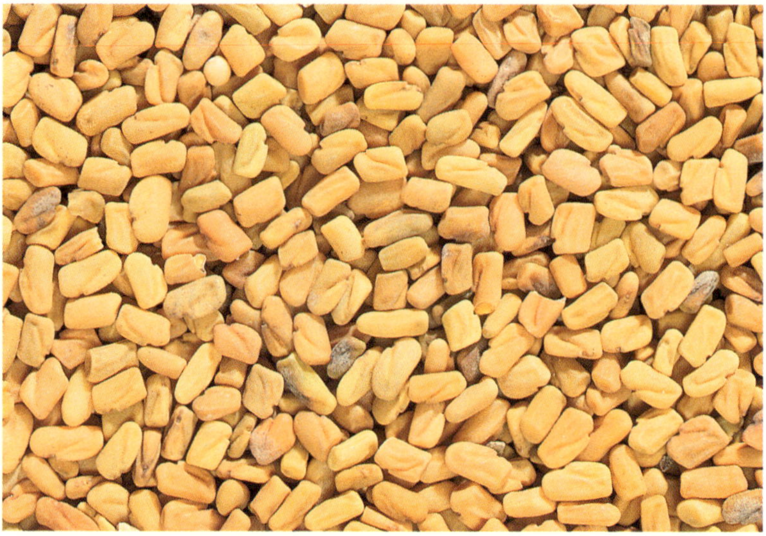

beliebt, weil sie dem Boden Stickstoff zurückgibt und so der Boden länger fruchtbar bleibt.

Der Bockshornklee gehört zur Familie der Hülsenfrüchte, wie auch unsere Bohnen und Erbsen; die Samen, die in Schoten heranwachsen, sind das Gewürz.

Der Bockshornklee wird etwa 60 Zentimeter hoch. Im Hochsommer erscheinen kleine, blaßgelbe Blüten, aus denen dann die zehn bis 20 Zentimeter langen Samenhülsen hervorgehen, die bis zu 20 gelbliche, harte und glatte Samen enthalten. Wenn die Samen im Herbst reif sind, zieht man die ganze Pflanze aus und trocknet sie. Nach diesem ersten Trockenvorgang werden die Samen ausgedroschen und in einem zweiten Durchgang getrocknet. In Ägypten und einigen asiatischen Ländern werden diese als Gewürz verwendet. Ihr »Bocksgeruch« wandelt sich beim Rösten oder Kochen in ein angenehmes Aroma.

Die gemahlenen Samen sind ein Hauptbestandteil der meisten Currypulver, die man bei uns kaufen kann; allerdings wird der Samen vorher geröstet, da er roh unangenehm schmeckt. Zu Heilzwecken sollten Sie den Samen selbst mahlen.

Seit dem Altertum ist Bockshornklee für seine heilsamen Wir-

kungen bekannt. Die Ägypter vor allem verwendeten ihn aber auch zu kultischen Zwecken: sie balsamierten ihre Toten mit einer Paste aus diesen Samen ein. Im alten China waren die Samen vielfach Bestandteil verschiedener Arzneimittel.
Zur Zeit Karls des Großen (747–814) war der Bockshornklee außerordentlich beliebt, und man züchtete ihn in den kaiserlichen Gärten.

Die Stellung im Energiekreis und allgemeine Wirkungen

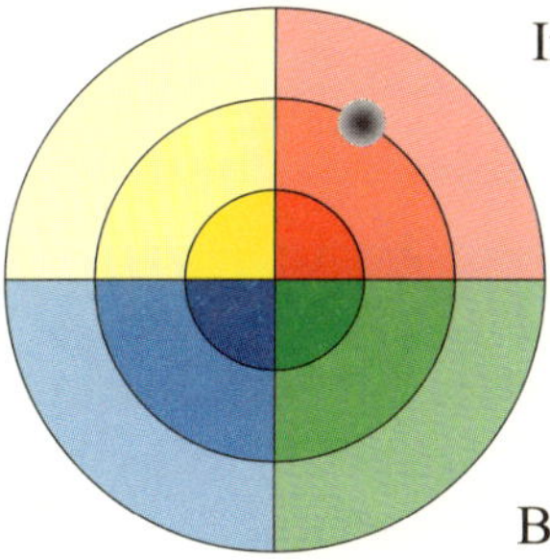

Im Energiekreis befindet sich Bockshornklee im harmonisierenden Bereich des 1. Quadranten. Beide Aspekte dieses Quadranten sind gut ausgeprägt, wobei jedoch der energiegebende Aspekt überwiegt. Bockshornklee ist bei Beschwerden angezeigt, die durch Energiemangel charakterisiert sind und bei denen eine zusätzliche Anregung erwünscht ist.

Wirkungen auf den körperlichen Bereich

Die Ägypter verwendeten eine Paste aus Bockshornklee nicht nur zum Einbalsamieren der Toten, sondern auch zum Reinigen und Beleben der Haut der Lebenden. Bockshornklee führt der Haut Energie zu und regt die Bildung neuer Hautzellen an, so daß kleinere Falten verschwinden können.
Weitaus interessanter ist aber die harmonisierende Wirkung des Bockshornklees auf den Hormonhaushalt. Die Hormone wirken so komplex, daß hier die Effekte im einzelnen nicht dargestellt werden können. Jedenfalls erstrecken sich diese harmonisierenden Wirkungen auch auf den geistig-seelischen Bereich.
Die Wirkungen auf den Hormonhaushalt haben jedoch eine Nebenwirkung, die unbedingt erwähnt werden muß: Bockshornklee soll empfängnisverhütend wirken; die pharmazeutische Industrie verwendet ihn sogar zur synthetischen Herstellung von Sexual-

hormonen. Während man sich auf die empfängnisverhütende Wirkung besser nicht verlassen sollte, sollte man andererseits, wenn man sich gerade Kinder wünscht, von der innerlichen Anwendung von Bockshornklee Abstand nehmen!

Wirkungen auf den geistig-seelischen Bereich

Die Bockshornkleesamen wirken sich durch ihre heilende und harmonisierende Wirkung nicht zuletzt auch im psychischen und mentalen Bereich aus. Dieses Gewürz harmonisiert die Hormonausschüttung und bringt den Menschen dadurch wieder in einen optimalen Gleichgewichtszustand.

Insbesondere ist Bockshornklee als Gewürz aber bei jenen Menschen angezeigt, die sich nur mangelnd gegen ihre Außenwelt schützen können. Obwohl Offenheit und Sensibilität durchaus positive Charakterzüge sind, ist es in dieser Welt doch leider auch notwendig, sich gegen Zugriffe von außen zu schützen.

Würden wir uns nicht abgrenzen, wären wir ständig in Gefahr, Fremdeinflüssen zu unterliegen. Wie oft wird nicht versucht, uns zu manipulieren und uns auf Wege zu führen, die eigentlich nicht die unseren sind.

So wie die Abgrenzung von der Außenwelt auf körperlicher Ebene durch die Haut stattfindet, die uns vor Fremdkörpern, Bakterien usw. schützt, sollten wir uns auch auf psychischer und mentaler Ebene gegen Fremdeinflüsse wehren. Dazu ist weniger Härte als vielmehr eine gewisse psychische Kraft erforderlich, die uns einerseits davor bewahrt, uns allzu leicht selbst aufzugeben, andererseits aber dennoch den Kontakt zum Außen ermöglicht; denn es geht ja nicht darum, nun plötzlich kaltherzig und abweisend zu werden.

Übrigens ist das Problem mangelnder Abgrenzungsfähigkeit oft körperlich sichtbar, wenn sich nämlich die unterschiedlichsten Hautprobleme zeigen. Wer ein Problem mit seinen psychischen Grenzen hat, der wird sehr wahrscheinlich auch Probleme mit seiner Grenze »Haut« haben, und umgekehrt gilt natürlich dasselbe.

Bockshornklee hilft ängstlichen, schüchternen und wenig selbst-

bewußten Menschen, mehr innere Kraft zu gewinnen und ein bißchen egoistischer zu werden. Hierbei ist aber nicht von einem Ellbogen-Egoismus die Rede – es geht vielmehr um einen durchaus gesunden Egoismus, der es einem ermöglicht, sich in dieser Welt selbst zu verwirklichen.
Dadurch wird auch die Grundlage dafür gelegt, daß man letztlich auch wieder anderen Menschen helfen kann, die ihren Weg vielleicht noch nicht gefunden haben.

Einsatz und Rezepturen

Bei Hormonproblemen: Nehmen Sie dreimal täglich 4 Tropfen Bockshornklee-Gewürzheilmittel ein. Geben Sie es dabei direkt auf die Zunge.
Bei Hautausschlägen: Rösten Sie 1 EL Bockshornkleesamen kurz in der Pfanne an, zerstampfen Sie sie anschließend im Mörser. Vermischen Sie diesen Brei mit 1 EL Mandelöl, bestreichen Sie die Haut damit, und lassen Sie das Öl mindestens 20 Minuten lang einziehen. Waschen Sie die Haut anschließend mit warmem Wasser ab. Wiederholen Sie diese Anwendung einmal täglich etwa eine Woche lang.
Bei mangelnder Abgrenzung, Schüchternheit, Selbstaufopferung: Geben Sie dreimal täglich 8 Tropfen Bockshornklee-Gewürzheilmittel auf die Zunge.

Chillies

Beschreibung, Geschichte und anderes Wissenswertes

Capsicum frutescens ist ein kleiner Busch aus der Familie der Nachtschattengewächse (zu denen auch die Kartoffel gehört), der leuchtendrote, glänzende, spitzkegelige Beeren hervorbringt: die Chillies. Eng verwandt mit den Chillies ist der Gemüsepaprika, *Capsicum anuum*, den wir in einem gesonderten Abschnitt besprechen werden.
Es gibt Dutzende von verschiedenen Chillies, in den unterschiedlichsten Farben und Formen, von den runden Norachillies bis zu

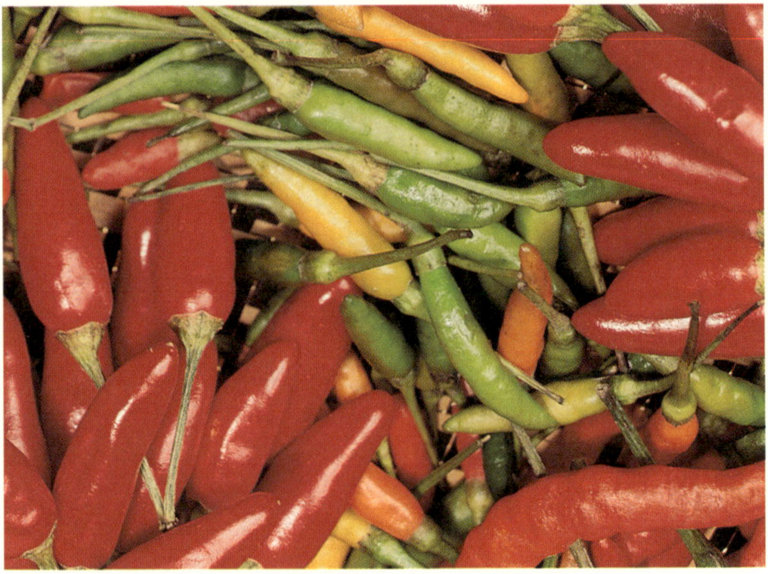

den länglichen Guindilla. Auch der Geschmack kann recht unterschiedlich sein, aber fast immer ist ein scharfer Anteil dabei, meist ist das der wichtigste. Diese charakteristische Schärfe machte die Chillies für die exotische Küche so wichtig. Häufig werden die Früchte auch roh verwendet; doch die eigentlichen Gewürze stellt man aus den getrockneten Früchten her: Chillipfeffer bzw. Cayennepfeffer. Beide Gewürze haben natürlich nichts mit Pfeffer zu tun, außer daß sie scharf schmecken. Chillipfeffer wird aus getrockneten Chillies gemahlen, Cayennepfeffer wird manchmal zuvor mit Salz und Mehl zu einer Paste verarbeitet und dann gebacken, bevor er zu Pulver zerrieben wird. In der Gewürzheilkunde sollte man möglichst unverfälschten Chillipfeffer verwenden. Der Geschmack dieses Gewürzes ist extrem scharf; wenn man größere Mengen zu sich nimmt, ohne daran gewöhnt zu sein, kann man sich Magen und Darm verätzen.

Die Chillies sind in Süd- und Mittelamerika heimisch und eine streng tropische Art. Die Indianer verwendeten Chillies schon seit Menschengedenken. Erstmals beschrieben wurden die Chillies von einem Arzt, der Christoph Kolumbus auf seiner zweiten Fahrt zu

den Westindischen Inseln 1493 begleitete. Die Spanier brachten die Chillies nach Europa wie ihre Verwandte, den Gemüsepaprika, die zunächst in Spanien als Zierpflanzen gehegt wurden und später zum Anbau kamen. Durch Kultivierung bildeten sich immer mehr Formen heraus; heute soll es an die 200 Arten geben!
Neben Pfeffer, Ingwer und Kurkuma gehören Chillies zu den am häufigsten angebauten Gewürzpflanzen.

Die Stellung im Energiekreis und allgemeine Wirkungen

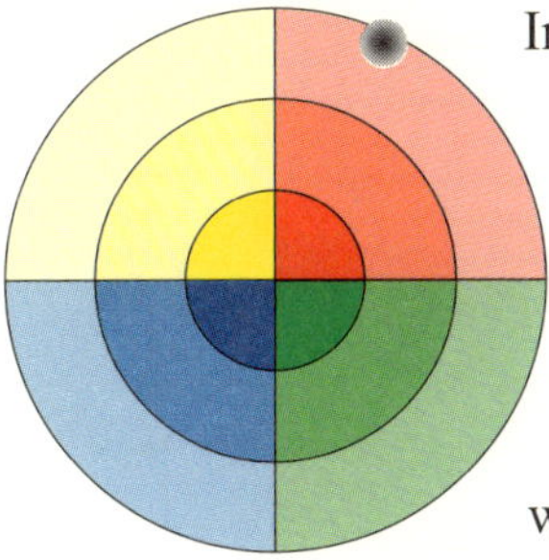

Im Energiekreis befinden sich die Chillies im 1. Quadranten, in dem die energiezuführende und die anregende Wirkung zusammentreffen. Sehr deutlich ausgeprägt ist vor allem der energiezuführende Aspekt, während die anregende Wirkung zwar deutlich ist, aber nicht ungewöhnlich. Was die energiegebende Wirkung betrifft, sind Chillies das stärkste Gewürz. Die Position im Energiekreis liegt nahe an der Grenze zwischen Heilwirkung und Schädlichkeit; es kommt also auf die richtige Dosierung dieses Gewürzes an. Chillies sind der Gegenpol der schon besprochenen Bittermandel, auch was die Problembereiche angeht, auf die sie sinnvoll angewendet werden können. Das Gewürz ist angezeigt bei Problemen, die durch einen deutlichen Mangel an positiver Energie auffallen, bei Problemen, die sich eventuell bereits in einer klaren Symptomatik zeigen. Zusätzlich wirken Chillies jedoch auch noch anregend.
Über eine derartig energiegebende Wirkung verfügt kein anderes Gewürz, lediglich Kurkuma und Koriander können konkurrieren; hinsichtlich einer eher beruhigenden Wirkung, nähert sich dem Energiespender Chillies in etwa der Kreuzkümmel.

Wirkungen auf den körperlichen Bereich

Die verdauungsfördernden und kreislaufentlastenden Wirkungen der Chillies ergeben sich deutlich aus dem oben Gesagten: Chillies liefern der Verdauung Energie und entlasten damit den Kreislauf. Auch der Einsatz als allgemein anregendes Tonikum ist leicht verständlich. Etwas überraschend ist vielleicht die heilsame Wirkung der Chillies bei Fieber; die Indianer Süd- und Mittelamerikas verwendeten Chillies zu diesem Zweck. Verständlich wird diese Wirkung der Chillies, wenn man bedenkt, daß Fieber eigentlich keine Krankheit ist, sondern ein Symptom: der Körper wehrt sich gegen krankmachende Einflüsse, z. B. Krankheitserreger; das Fieber ist der Versuch, durch Überwärmung und übermäßige Energiezufuhr einer Toxin- oder Erregereinschwemmung entgegenzuwirken. Die Chillies unterstützen dabei durch ihre energietreibende Kraft.

Wirkungen auf den geistig-seelischen Bereich

Der stark anregenden Wirkung der Chillies ist es zu verdanken, daß wir mit Hilfe dieses Gewürzes auch einen Energiemangel im geistigen Bereich und eine Schwächung des psychischen Bereiches ausgleichen können. Abgesehen von den körperlichen Wirkungen sind die Chillies das Gewürz der Wahl, wenn es darum geht, unsere Sinnlichkeit zu wecken. Die männlichen Aspekte der Chillies sorgen dafür, daß Schüchternheit und Hemmungen abgebaut werden, was ebenso für den zwischenmenschlichen Kontakt, also nicht zuletzt auch für ein erfülltes Sexualleben von Vorteil ist.

Vor allem in den hochzivilisierten, naturentfremdeten Völkern gibt es zahlreiche Menschen, die sich von ihrem Körper und ihrer Sinnlichkeit weit entfernt haben. Dies sind oft Menschen, die den Kopf hängen lassen und gebeugt durchs Leben gehen.

Sie trauen sich nicht mehr, auch einmal aus der Haut zu fahren, laut zu lachen, tief zu atmen oder gar einmal richtig zu weinen. Die Hemmungen, die durch eine übermäßige Anpassung und die Angst, etwas falsch zu machen und von den anderen nicht mehr akzeptiert zu werden, genährt werden, führen dazu, daß diese Menschen sozusagen nur noch »mit halber Kraft« leben.

Wenn Sie diese Art von Zurückhaltung, Ängstlichkeit und Hemmungen bei sich bemerken sollten, wird es für Sie höchste Zeit, die Heilkraft der Chillies zu entdecken.
In den Ländern, in denen Chillies zum täglichen Gewürz gehören, haben die Menschen wesentlich weniger Probleme mit ihren Gefühlen und letztlich auch mit ihrer Sexualität. Sexuelle Störungen aller Art wie Impotenz, Frigidität, aber auch Berührungsängste oder schlechthin Angst vor dem anderen Geschlecht sind in unseren Breiten hingegen sehr verbreitet und weiterhin im Zunehmen begriffen.
Jedoch sollten Sie nicht so lange warten, bis Sie deutliche Symptome an sich bemerken. Schon viel früher ist es nämlich möglich, ein ganzes Stück Sinnlichkeit und Lebenslust wiederzugewinnen – und dabei werden Ihnen die Gewürze im allgemeinen und die Chillies im besonderen eine große Hilfe sein.
Zum Schluß sei noch erwähnt, daß Chillies einem helfen können, depressive Zustände zu überwinden, und daß sie einen von zwanghaften Gedanken befreien können, vor allem, wenn diese Gedanken sich darum drehen, daß man sich für unfähig und wertlos hält, also wenn es um Gedanken geht, die einem das Gefühl der Minderwertigkeit geben.

Einsatz und Rezepturen

Bei Fieber: Kochen Sie sich einen Kräutertee, den Sie mit Honig würzen. Geben Sie 1 Messerspitze Chillipfeffer hinzu, rühren Sie kräftig um. Trinken Sie den Tee möglichst heiß. Anschließend sollten Sie sich unbedingt ins Bett legen, was sich bei Fieber aber ohnehin verstehen sollte.
Bei Kreislaufschwäche: Nehmen Sie täglich einmal 6 Tropfen Chilli-Gewürzheilmittel ein. Zusätzlich sollten Sie regelmäßig ein Glas Chillitee, wie oben beschrieben, zu sich nehmen.
Bei Verdauungsproblemen: Würzen Sie Ihre Hauptmahlzeiten nach Möglichkeit des öfteren mit 1 Messerspitze Chillipfeffer, und nehmen Sie einmal täglich 2 Tropfen Chilli-Gewürzheilmittel ein. Bei Magenschmerzen sollten Sie jedoch auf Chillies verzichten.

Bei Hemmungen und sexuellen Ängsten: Nehmen Sie über einen Zeitraum von mindestens vier Wochen täglich dreimal 5 Tropfen Chilli-Gewürzheilmittel ein. Würzen Sie Ihre Speisen regelmäßig mit etwas Chillipfeffer, ein- bis zweimal wöchentlich dürfen Sie ruhig auch recht kräftig würzen. Übertreiben Sie aber nicht, solange sich Ihr Magen noch nicht an die schärferen Speisen gewöhnt hat, sondern steigern Sie die Schärfe nur allmählich.

Dill

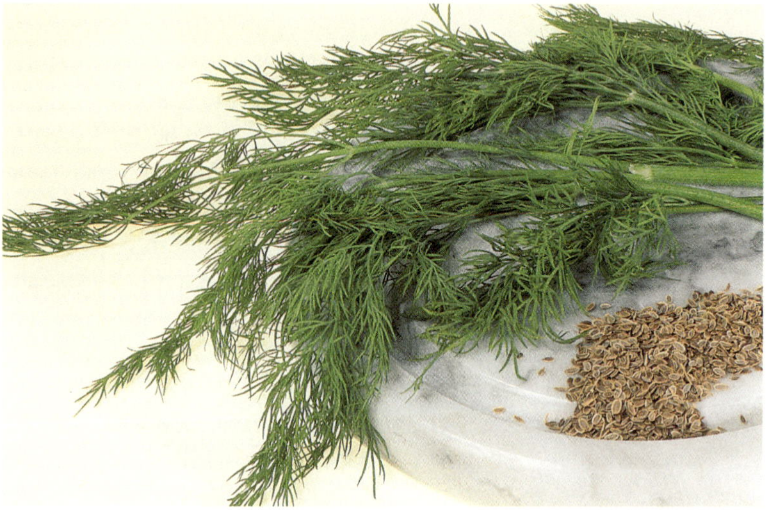

Beschreibung, Geschichte und anderes Wissenswertes

Dill, *Anethum graveolens*, ist eine Würzpflanze, deren Früchte und Blätter in der Küche häufig verwendet werden. Dieses einjährige Kraut bildet Fiederblätter und bringt große Doppeldolden mit fast dottergelben Blüten hervor, aus denen flache, fast runde Doppelfrüchte entstehen, die getrocknet als Gewürz dienen. Woher der Dill ursprünglich stammt, ist nicht ganz klar, wahrscheinlich kommt er aus Asien. Wie fast alle Doldenblütler enthält das einjährige Dillkraut in sämtlichen Teilen der Pflanze ätherische Öle.

Dill wird, wie schon oben erwähnt, in zwei Formen verwendet: als frisches Kraut und als getrocknete Frucht. Die Blätter werden vor allem in Skandinavien zum Würzen von Fischgerichten verwendet, mit den getrockneten Früchten würzt man Fleischspeisen und Brote. Für die Gewürztherapie eignen sich aber nur die Früchte, die wesentlich mehr ätherisches Öl enthalten als die Blätter.
Schon früh tritt Dill in der Geschichte auf: Bereits vor über 4000 Jahren wird er in einem ägyptischen Werk über die Heilkunst aufgeführt. Vermutlich kam das heilkundliche Wissen über den Dill auch von Ägypten nach Griechenland, denn von dem griechischen Arzt Dioskurides, der im 1. Jahrhundert n. Chr. in Rom arbeitete, wird er ausdrücklich als Heilpflanze mit großer Wirkung charakterisiert.
Das Wissen um die Heilkraft des Dills wurde im Volk auch über das »dunkle Zeitalter«, den Übergang von der Antike zum Mittelalter, in dem so viel altes Wissen verlorenging, bewahrt. Karl der Große ordnete an, ihn anzubauen. Im Mittelalter war der Dill allerdings nicht nur wegen seiner Heilkraft bekannt, sondern man sagte ihm auch andere Kräfte nach, so, daß er gut gegen Schwarze Magie sei.
Vom 15. Jahrhundert an, als die Heilkunde in Europa sich zur medizinischen Wissenschaft zu entwickeln begann, tauchte Dill immer öfter in den Schriften auf, und es wurden sogar Anleitungen zur Destillation des heilkräftigen Öls gegeben.
Diese alte, wohlbekannte und beliebte Pflanze wurde erstaunlicherweise erst sehr spät, im 19. Jahrhundert, nach Nordamerika gebracht – wo zwar eine verwandte Form, *Anethum sowa*, wuchs, die den Indianern bekannt war.

Die Stellung im Energiekreis und allgemeine Wirkungen

Im Energiekreis befindet sich Dill im 2. Quadranten. Einerseits wirkt Dill also beruhigend, andererseits führt er Energie zu, wobei aber der beruhigende Aspekt überwiegt. Dill ist, wie seine Position im Energiekreis zeigt, wirklich eine typische Heilpflanze; er befindet sich mitten im Heilbereich. Das bedeutet, daß er bei Problemen, die bereits eine klare Symptomatik zeigen, hilfreich sein kann; andererseits kann er auch bei »Überdosierung« kaum Schaden anrichten, wie es bei Gewürzen der Fall ist, die an der Grenze des Heilbereiches stehen wie die Chillies. Dill ist bei Problemen angezeigt, bei denen es wichtig ist, beruhigend einzuwirken und gleichzeitig heilende Energie zuzuführen.

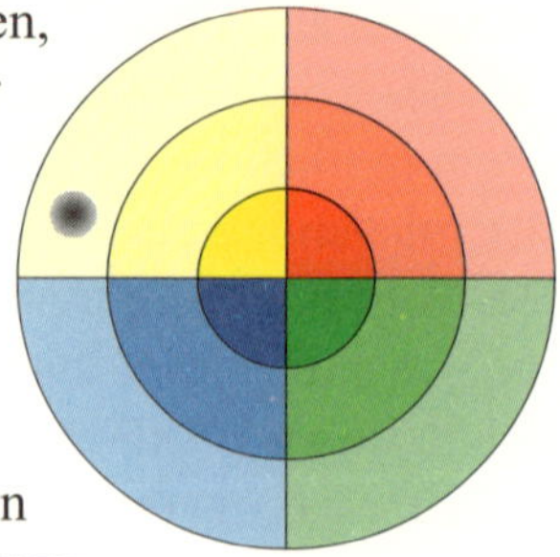

Wirkungen auf den körperlichen Bereich

Dill ist der Volksmedizin schon lange bekannt; das heißt, daß seine Wirkungen im körperlichen Bereich sehr deutlich und vielseitig sind. Er leistet zum Beispiel hervorragende Dienste bei unangenehmen Blähungen; er bekämpft jedoch nicht nur das Symptom, sondern wirkt heilend, weil er pathogene Darmbakterien tötet, wobei er aber die gesunde, normale Darmflora unbehelligt läßt. Außerdem löst er, gerade auch im Magen-Darm-Bereich, Krämpfe. Besonders zu empfehlen ist Dill auch für Leber- und Gallenkranke. Ist die Krankheit nicht zu weit fortgeschritten, leistet er gute Dienste. In vielen alten Kräuterbüchern wird Dill in der Stillzeit empfohlen: er regt den Milchfluß an. In einigen Werken aus dem Mittelalter findet sich auch die Behauptung, Dill würde bei Schluckauf helfen.

Wirkungen auf den geistig-seelischen Bereich

Aufgrund seiner stark beruhigenden Wirkungen ist Dill ein gutes Mittel, um eine Überbetonung der mentalen Aktivität zu harmonisieren. Vielleicht kennen Sie ja Menschen, die unter einer Art »geistiger Verkrampfung« leiden. Für sie ist Dill das beste Gewürz. Wie wir wissen, löst Dill Krämpfe, also extreme Formen der Anspannung im körperlichen Bereich, recht gut. Aber auch Anspannungen im Bereich des Denkens werden durch Dill gelöst.

Insbesondere ist Dill für alle jene Menschen zu empfehlen, die ihr Denken hauptsächlich auf andere gerichtet haben und die negativen Gedanken nachhängen. Eine besonders unangenehme Form dieser negativen Gedanken, die sich besonders mit den Handlungen und dem Leben anderer Menschen beschäftigen, sind Neid und Eifersucht.
Der neidische Mensch ärgert sich über Erfolge seiner Mitmenschen. Zuweilen bezieht sich der Neid auf das Geld oder auf den Ruhm des anderen, zuweilen auch auf Kenntnisse und Fähigkeiten, die der andere zu besitzen scheint und die man bei sich selbst vermißt. Anstatt seine Konzentration auf sich selbst, auf seine eigenen Möglichkeiten und Fähigkeiten zu lenken, ist der neidische Mensch immerzu mit dem Glück anderer beschäftigt. Dill hilft einem solchen Menschen in starkem Maße, die Konzentration wieder auf sich selbst zu richten, indem er verkrampfte Gedanken beruhigt und negative Gefühle beseitigt.
In derselben Weise wirkt sich Dill auch bei Eifersucht aus. Auch der Eifersüchtige hegt negative Gefühle, diesmal gegen seinen Partner. Er besitzt nicht die nötige Kraft und das entsprechende Selbstbewußtsein, seinem Partner die nötige Freiheit zu lassen, damit dieser auch andere Kontakte pflegen und Erfahrungen machen kann, die er in bestimmten Phasen seiner Entwicklung benötigt.
Paradoxerweise geht man im allgemeinen davon aus, daß Eifersucht ein Zeichen einer besonders intensiven Liebe sei, was aber unsinnig ist. Eifersucht ist lediglich Zeichen einer am Besitz orientierten Gesinnung und einer Angst vor Verlust.
In Form des Dill-Gewürzheilmittels ist Dill bestens dazu geeignet, einem zu helfen, sich seiner eigenen Qualitäten und Kräfte bewußt zu werden und zu erkennen, daß man nichts zu fürchten braucht, solange man sich selbst nicht verloren hat.

Einsatz und Rezepturen

Bei Koliken, Blähungen und Krämpfen im Magen-Darm-Bereich: Zerstoßen Sie 1 EL Dillfrüchte in einem Mörser, geben Sie sie in einen Topf, gießen Sie ihn mit

1 l Wasser auf, kochen Sie das Ganze kurz auf, und lassen Sie es dann noch drei Stunden ziehen. Gießen Sie das Dillwasser durch ein Sieb, süßen Sie es mit Honig. Nehmen Sie täglich dreimal 3 TL davon ein. Kinder unter zwölf Jahren bekommen dreimal täglich 1 TL.
Bei Leber- und Gallenproblemen: Dosieren Sie das Dillwasser (siehe oben) etwas stärker, nehmen Sie dreimal täglich mindestens 4 bis 5 TL. Verwenden Sie Dillfrüchte auch in der Küche regelmäßig als Gewürz, wobei Sie die Früchte vor Verwendung im Mörser zerstoßen sollten.
In der Stillzeit: Verwenden Sie Dill regelmäßig für das Würzen der Speisen, und nehmen Sie täglich dreimal je 4 Tropfen des Dill-Gewürzheilmittels.
Bei Schlaflosigkeit und Unruhe: Schütten Sie 1 TL Dillfrüchte, die Sie zuvor in einem Mörser zerstampfen, zusammen mit 1 TL Kräutertee in einen Becher, überbrühen Sie das Ganze mit heißem Wasser. Lassen Sie den Tee sechs bis sieben Minuten lang ziehen. Trinken Sie ihn mit etwas Honig gesüßt.
Bei Neid und Eifersucht: Nehmen Sie zweimal täglich jeweils 5 Tropfen des Dill-Gewürzheilmittels ein.

Fenchel

Beschreibung, Geschichte und anderes Wissenswertes

Fenchel, *Foeniculum vulgare*, ist eine mehrjährige hochwachsende Staude, die mehrfach gefiederte Blätter mit fädlichen Fiedern trägt. Aus den gelben Blüten der Doppeldolden gehen kümmelartige, stark gerippte Spaltfrüchte hervor. Fenchel ist, wie schon der oben besprochene Dill, sowohl eine vorzügliche Gewürz- als auch eine ausgesprochene Heilpflanze, deren Heimat Südeuropa ist.
In der Gewürzheilkunde werden ausschließlich die Früchte verwendet, und zwar am besten der sogenannte Traumelfenchel, der durch Abstreifen der Dolden gewonnen wird. Die später ausgedroschenen Früchte, die sich nicht von selbst lösen, sind zweite Wahl. Die getrockneten Fenchelfrüchte sollten, wie auch alle anderen Gewürze, die ätherisches Öl enthalten, gut verschlossen

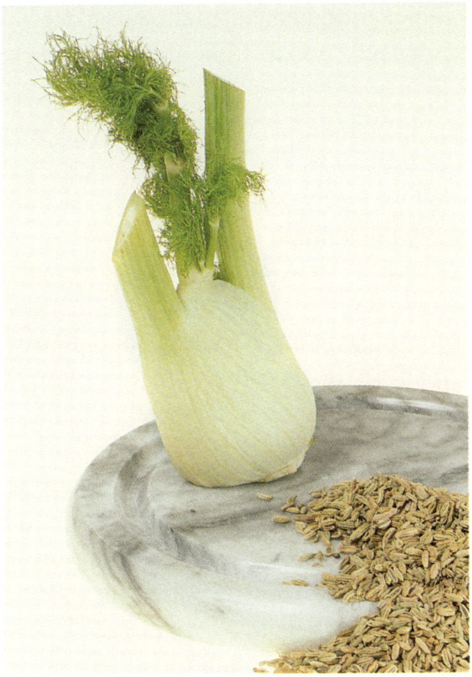

aufbewahrt und erst kurz vor dem Gebrauch zerstoßen werden, damit sich das Öl nicht verflüchtigt.
Der Fenchel ist im Mittelmeerraum ebenso heimisch wie in Indien und China. Dort wird er in der Küche als eines der »Fünf Gewürze« sehr geschätzt. In Europa war der Fenchel in der Antike – in Griechenland und später in Rom – als wirksame Arznei gegen allerlei Leiden bekannt. Während in Griechenland besonders gelobt wurde, daß Fenchel schlank mache, schrieb der Römer Plinius d. Ä., daß Fenchel Augenleiden kurieren könne. Plinius empfahl ihn jedoch auch noch gegen 21 weitere Leiden und Gebrechen. Mit den Römern kam der Fenchel in den Norden, also auch in unser Land. Nachdem Karl der Große den Fenchelanbau verordnete, fand das Gewürz rasch Eingang in die Volksmedizin. Eine größere Familie soll eine geradezu unglaubliche Menge – durchschnittlich 4 Kilo – Fenchel im Monat verbraucht haben.

In China und Indien wird Fenchel nicht nur in der Küche, sondern auch gegen Schlangen- und Skorpionbisse eingesetzt.

Die Stellung im Energiekreis und allgemeine Wirkungen

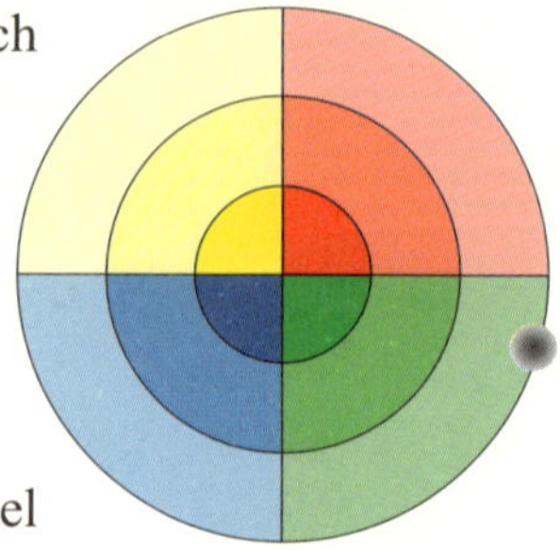

Im Energiekreis befindet sich Fenchel im 4. Quadranten. Der energiereduzierende Aspekt ist jedoch relativ schwach ausgeprägt und tritt hinter der starken anregenden Wirkung zurück. Wie man an der Position im Energiekreis erkennen kann, ist Fenchel ein ausgeprägtes Heilgewürz. Selbst bei Problemen, die bereits mehr oder weniger ausgeprägte Symptome nach sich gezogen haben, kann Fenchel eingesetzt werden. Besonders dann eignet sich Fenchel, wenn Vorgänge in Körper, Seele oder Geist eines Anstoßes bedürfen; allerdings sollte nicht ein Energiedefizit bestehen, da Fenchel – wenn auch in relativ geringem Ausmaß – negative Energien abführt.

Wirkungen auf den körperlichen Bereich

Die Möglichkeiten, Fenchel in der Gewürzheilkunde einzusetzen, sind ziemlich vielfältig. Sowohl im körperlichen als auch im geistig-seelischen Bereich ist er mannigfältig verwendbar. Eine wichtige Wirkung des Fenchels, die immer wieder in den medizinischen Schriften – von der Antike über das Mittelalter bis in die Neuzeit – genannt wird, ist die Linderung von Augenkrankheiten. Einig sind sich die Heilkundigen aller Zeiten auch über die entgiftende Wirkung – Fenchel entzieht Gift seine negativen Energien und regt den Körper an, Gift rasch wieder auszuscheiden. Erstaunlich oft wird erwähnt, daß Fenchel hilft, »schlank und rank« zu werden; im Rahmen einer sinnvollen Diät ist Fenchel also durchaus zu empfehlen. Die starke anregende Wirkung des Fenchels weist auch darauf hin, daß man ihn als allgemein wirkendes Tonikum verwenden kann. Bei Atembeschwerden aller Art soll Fenchel atembefreiend wirken.

Wirkungen auf den geistig-seelischen Bereich

Fenchel ist auch zur Heilung von Geist und Seele ausgezeichnet geeignet. Fenchel ist ein Gewürz, das mit dem Element Erde und mit dem Körper zusammenhängt. Insbesondere eignet sich dieses Gewürz für Menschen, die unter zwanghaften Gedanken zu leiden haben. In dem Moment, in dem zwanghafte Gedanken die Kontrolle über unsere Handlungen gewinnen, werden wir zu Sklaven, sind wir unserer freien Entscheidung beraubt.
Wahrscheinlich kennen Sie einige Formen zwanghafter Gedanken, sei es bei sich selbst oder bei anderen. Bekannte Beispiele sind Zwangsneurosen wie Ordnungswahn oder der Zwang, sich selbst oder das Haus in übertriebener Häufigkeit zu waschen bzw. zu putzen.
Wenn Sie einen Putzfimmel haben sollten oder wenn Sie abends dreimal nachschauen müssen, ob Sie die Haustür auch wirklich abgeschlossen haben, obwohl Sie genau wissen, daß Sie zugesperrt haben, wenn Sie einen Anfall bekommen, weil die Tischdecke ein bißchen verrutscht ist und nun schief liegt, aber auch, wenn Sie zu Pedanterie neigen und Sie von sich und anderen äußerste Genauigkeit verlangen, ist Fenchel das Mittel der Wahl. Fenchel bringt Sie wieder in Ihren Körper und auf die Erde zurück. Er sorgt dafür, daß Sie wieder mehr im Hier und Jetzt leben können, er unterbricht zwanghafte, sich immer wieder im Kreise drehende Gedanken, und er hilft Ihnen, die Dinge etwas legerer zu nehmen. Das Leben verläuft ohnehin viel chaotischer, als wir meinen, und vielleicht sollten Sie einmal überlegen, ob die vielgeliebte Ordnung nicht viel eher einer Gedankenkonstruktion als einer Realität entspricht.
Fenchel gibt Ihnen den Mut, sich selbst fallenzulassen und Ihre zwanghaften Gedanken loszulassen, die ja letztlich als eine Art Krücke fungieren, da sie Ihnen ein gewisses Maß an Zuverlässigkeit und Sicherheit vorgaukeln. Diese zwanghaften Gedanken verhindern jedoch, daß Sie dort nach Zuverlässigkeit und Sicherheit suchen, wo diese einzig zu finden sind: in Ihrer eigenen Mitte.

Einsatz und Rezepturen

Glücklicherweise ist Fenchel ein Gewürz, dessen Heilwirkung einigermaßen bekannt ist, und daher gibt es Fenchelpräparate wie Tees, Hustensäfte usw., auf die Sie ruhig zurückgreifen sollten, da die Herstellung sehr aufwendig ist.

Bei Blähungen und Verdauungsproblemen: Kauen Sie einmal täglich 1/2 TL Fenchelfrüchte, und zwar mindestens eine Minute lang. Außerdem sollten Sie Fencheltee trinken. Im allgemeinen genügen zwei Tassen über den Tag verteilt, für Kinder genügt sogar eine Tasse.

Bei Augenproblemen: Kochen Sie sich einen sehr leichten Fencheltee, indem Sie einen Teebeutel für zwei große Tassen verwenden. Lassen Sie den Tee höchstens fünf Minuten ziehen und anschließend abkühlen, bis er Zimmertemperatur erreicht hat. Füllen Sie etwas Tee in ein Augenbad, und spülen Sie Ihre Augen einmal täglich damit, am besten abends vor dem Schlafengehen.

Bei Übergewicht: Würzen Sie in der Küche möglichst häufig mit Fenchel. Trinken Sie täglich zum Frühstück einen Becher Fencheltee mit etwas Honig. Eine Fenchelteekur sollte jedoch nicht länger als drei Wochen durchgeführt werden. Auch bei Ernährungsumstellungen ist Fenchel als Gewürz sehr hilfreich, um die Verdauungsorgane zu harmonisieren.

Bei Vergiftungen: Zerstampfen Sie 1 EL Fenchelfrüchte im Mörser, überbrühen Sie sie mit 1/2 l heißem Wasser, lassen Sie das Ganze 20 Minuten ziehen, und seihen Sie dann ab. Trinken Sie dreimal täglich ein kleines Glas, und zwar möglichst ungesüßt.

Bei Atemnot und Husten: Tröpfeln Sie 4 Tropfen ätherisches Fenchelöl in einen Topf heißes, jedoch nicht mehr kochendes Wasser, und inhalieren Sie den Dampf zehn Minuten lang.

Bei zwanghaftem Denken, Pedanterie und Zwangsneurosen: Geben Sie zweimal täglich jeweils 6 Tropfen des Fenchel-Gewürzheilmittels direkt auf die Zunge. Zusätzlich sollten Sie Ihr Schlafzimmer vor dem Zubettgehen mit einer Duftlampe bedampfen, in die Sie etwas Wasser und 4 Tropfen ätherisches Fenchelöl geben.

Galanga

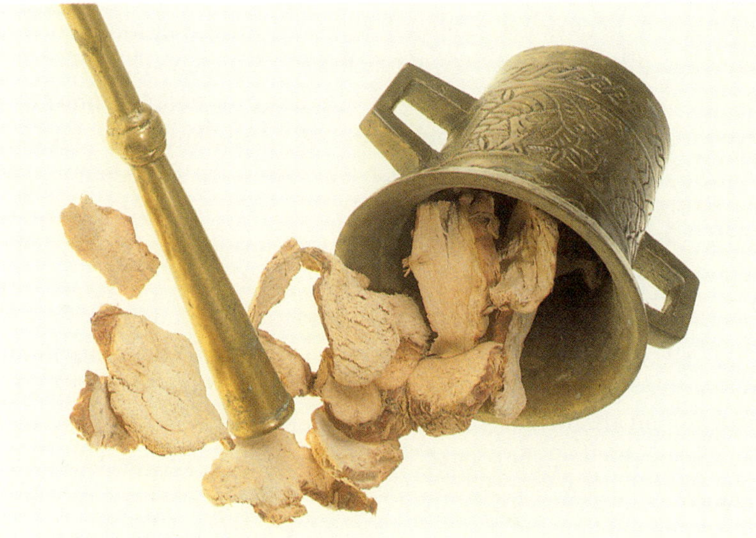

Beschreibung, Geschichte und anderes Wissenswertes

Galanga ist der Wurzelstock, das Rhizom, einer bis zu 2 Meter hohen Pflanze, *Languas galanga*, die lange, schwertförmige Blätter und große, rotweiße Blüten trägt. Der Wurzelstock wird, wenn die Pflanze blüht, ausgehoben, gereinigt, in kochendes Wasser geworfen und an der Sonne getrocknet, ähnlich wie Ingwer.

Galanga wird als ganze Wurzel oder gemahlen verwendet. Das Gewürz ist in ganz Südostasien bekannt und beliebt, während es bei uns leider so gut wie unbekannt ist. Doch in jedem asiatischen Lebensmittelladen können Sie Galanga als Wurzel oder Pulver erhalten; es wird dort unter den Namen *laos* (indonesisch) oder *khaa* (thailändisch) gehandelt. Es empfiehlt sich – insbesondere zu Heilzwecken –, die Wurzeln ganz zu kaufen und erst kurz vor dem Gebrauch zu mahlen.

Galanga ist ein für die südostasiatische Küche typisches Gewürz. Insbesondere in Thailand wird es sehr häufig verwendet und dem Ingwer vorgezogen, da es im Gegensatz zu diesem Energie zu-

führt – doch davon weiter unten. In Asien ist Galanga jedoch nicht nur als Gewürz bekannt, sondern hat auch einen guten Ruf als Heilmittel. Vor allem in der traditionellen chinesischen Naturmedizin wird es gegen zahlreiche Beschwerden empfohlen.
Galanga gilt bei uns, wie wohl aus dem Gesagten schon hervorgeht, als einigermaßen exotisches Gewürz. Doch auch in unserem Kulturkreis war es in früheren Zeiten wohlbekannt. Über das alte Ägypten war Galanga irgendwann einmal nach Europa gekommen, wann genau, läßt sich heute nicht mehr feststellen. Jedenfalls war es im Mittelalter auch bei uns sowohl als Gewürz wie auch als Heilmittel sehr beliebt und geachtet.
Im Laufe der Jahrhunderte gingen jedoch Wissen und Gebrauch von Galanga bei uns zurück, bis diese Gewürzpflanze schließlich ganz in Vergessenheit geriet. Allerdings nutzt man heute sowohl in Rußland als auch in Skandinavien eine dem Galangarhizom nahe verwandte Form bei der Herstellung von Bitterlikören und Bier.

Die Stellung im Energiekreis und allgemeine Wirkungen

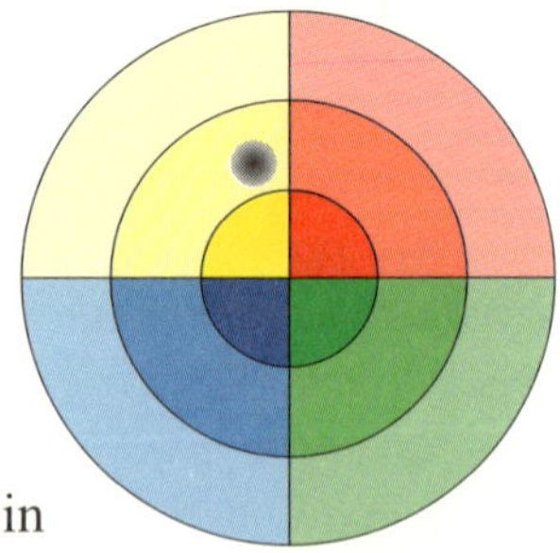

Im Energiekreis befindet sich Galanga im 2. Quadranten. Die beruhigende Wirkung ist allerdings sehr schwach ausgeprägt. Als Energiespender ist Galanga dagegen durchaus beachtlich und aus diesem Grund auch in Thailand so beliebt. Obwohl der Geschmack von Galanga dem Ingwer sehr ähnlich ist, wird er diesem doch oft vorgezogen. Natürlich kann man auf gar keinen Fall sagen, daß die Galangawurzel für die Gewürzheilkunde *wichtiger* wäre als Ingwer – ihre Wirkung ist nur eben eine *andere.* Während Ingwer im Heilbereich liegt, zeigt die Position von Galanga im Energiekreis, daß dieses Gewürz eine eher harmonisierende Wirkung hat, also unterschwelliger wirkt. Galanga ist bei Problemen angezeigt, die einer harmonisierenden Energiezufuhr bedürfen, wobei jedoch eine direkt anregende Wirkung ebensowenig erwünscht ist wie ein zu starker beruhigender Einfluß.

Wirkungen auf den körperlichen Bereich

Zunächst einmal bietet sich Galanga als ein mild wirkendes Tonikum an, insbesondere für ältere Menschen. Einem alternden oder in der Genesung befindlichen Körper wird sanft Energie zugeführt. In Asien, vor allem in China, wird Galanga besonders als Heilmittel gegen alle Formen von Atemwegserkrankungen und Katarrh empfohlen. In Malaysia ist Galanga auch als Mittel gegen Blähungen und leichtere Verdauungsstörungen bekannt, doch stellt sich hier die Frage, ob er nicht mit Galgant (siehe dort) verwechselt wird.

Wirkungen auf den geistig-seelischen Bereich

Die energiezuführende Wirkung von Galanga beeinflußt die Psyche dahingehend, daß sie die Eigenschwingung des Menschen verstärkt. Was hier etwas kompliziert klingen mag, hat in der Praxis den einfachen Effekt, daß dieses Gewürz Sie vor Überempfindlichkeit und Beeinflußbarkeit schützt.
Vielleicht gehören Sie ja zu jenen Menschen, die sehr empfindlich reagieren und die aufgrund ihrer ausgeprägten Sensibilität leicht zu verletzten sind. Selbst in Situationen, in denen jemand ohne böse Absicht einen ungünstigen Satz fallenläßt, fühlen sich diese Menschen sogleich angesprochen und haben das Gefühl, daß der andere sie angreifen wollte, was aber meistens nicht stimmt.
Ohne nun eine »Elefantenhaut« zu erzeugen, sorgt Galanga doch dafür, daß man sich nicht mehr soviel daraus macht, was andere Menschen über einen sagen oder denken, und daß man weniger die anderen als vielmehr sich selbst als Maßstab nimmt.
Da Galanga die Eigenschwingung erhöht, hilft es einem auch, sich vor Manipulation zu schützen. Menschen, die immer eher auf andere hören und die zwischen den vielen Meinungen ihrer Mitmenschen unsicher hin und her schwanken, werden durch dieses Gewürz darin bestärkt, wieder mehr Vertrauen in sich selbst zu gewinnen. Galanga ist ein Gewürz mit männlicher Energie, und diese Energie hilft einem dabei, die Weichheit, die mit einem Mangel an Rückgrat und Bestimmtheit einhergeht, zu überwinden.

Diese Weichheit ist aber nicht mit jener Sanftheit zu verwechseln, die aus einer inneren Kraft kommt und die den Kampf überflüssig macht. Um diese Stufe der Sanftheit und Gewaltfreiheit zu erreichen, ist es nötig, sich seiner selbst bewußt zu werden und eine starke Eigenschwingung zu entwickeln. Auf diesem Weg ist Galanga sicherlich einer der besten Begleiter.

Einsatz und Rezepturen

Bei Atemwegserkrankungen und Katarrhen: Überbrühen Sie 1/2 EL Galangapulver in einer kleinen Schüssel mit zwei Tassen kochendem Wasser. Beugen Sie sich über die Schüssel, und inhalieren Sie die Dämpfe zehn Minuten lang.

Bei Altersschwäche und für die allgemeine Vitalität älterer Menschen: Überbrühen Sie 1 TL Galangapulver in einer Tasse mit heißem Wasser, lassen Sie das Ganze fünf Minuten ziehen. Anschließend seihen Sie ab und mischen den Saft einer halben Zitrone unter das Getränk. Wenn Sie mögen, können Sie noch 1 TL Honig hinzufügen.

Bei Beeinflußbarkeit und Überempfindlichkeit: Geben Sie dreimal täglich jeweils 4 bis 5 Tropfen Galanga-Gewürzheilmittel vor den Mahlzeiten direkt auf die Zunge.

Galgant

Beschreibung, Geschichte und anderes Wissenswertes

Galgant, *Alpinia officinarum*, wird oft mit der oben besprochenen Galangawurzel verwechselt. Verständlicherweise, denn auch vom Galgant wird das bis ein Meter lange Rhizom verwendet, auch diese Pflanze ist in Asien heimisch und wird in der dortigen Küche ähnlich eingesetzt, auch ist Galgant bei uns so gut wie unbekannt, schmeckt ähnlich und sieht Galanga ziemlich ähnlich. In den Handel kommt das Rhizom in Stücken oder pulverisiert.

Für die asiatische Küche macht es auch wirklich kaum einen Unterschied, ob nun Galanga, Galgant oder gar Ingwer verwendet

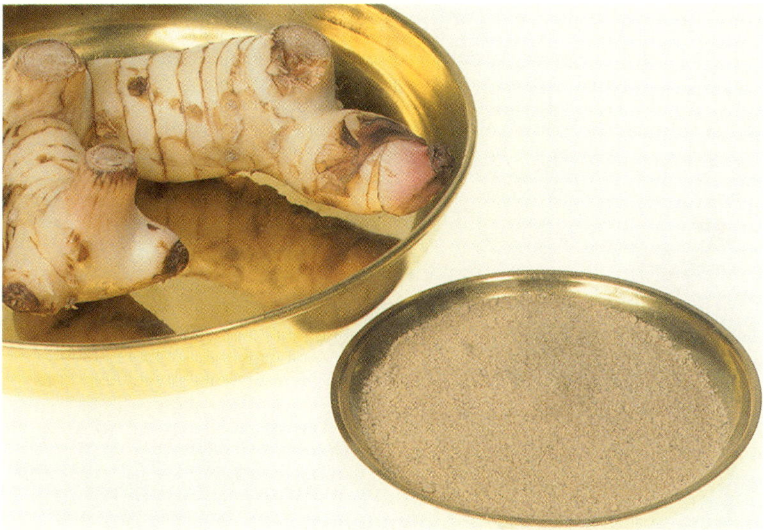

wird. In der Gewürzheilkunde besteht allerdings ein deutlicher Unterschied.

Wenn Sie Galgant in einem asiatischen Lebensmittelladen einkaufen, sollten Sie darauf achten, daß Sie wirklich Galgant und nicht Galanga bekommen. Der beste Galgant kommt aus China, wo er unter dem Namen *liang-kiang* (»feiner milder Ingwer«) bekannt ist.

Kaufen Sie am besten Stücke, schneiden Sie kurz vor dem Gebrauch eine Scheibe davon ab, und mahlen Sie sie zu Pulver. Sie können aber auch Pulver kaufen, allerdings hält es sich nicht so lange, und Sie sollten wissen, daß sich ein Teil der Wirkstoffe, ätherisches Öl, Galganol und Alpinol, bereits verflüchtigt hat.

Galgant, auch Siam-Ingwer genannt, stammt aus China und ist auf der südchinesischen Insel Hai-nan heimisch. Von dort stammen die ersten Zeugnisse von seiner Anwendung in der Heilkunde. Noch heute wird er dort sowie in Thailand in größerem Maßstab angebaut. Schon im Altertum wurde Galgant in China und Siam als Gewürz gehandelt.

Arabische Ärzte des frühen Mittelalters machten Galgant in Europa als Heilmittel bekannt, wo es schnell beliebt wurde. Die heilige Hildegard von Bingen favorisierte Galgant sehr. Als Gewürz geriet er schon recht bald wieder in Vergessenheit, doch als Arzneimittel blieb er bis Anfang dieses Jahrhunderts hierzulande im Gebrauch. Noch 1926 wird er in der 6. Ausgabe des »Deutschen Arzneibuches« genannt.

Die Stellung im Energiekreis und allgemeine Wirkungen

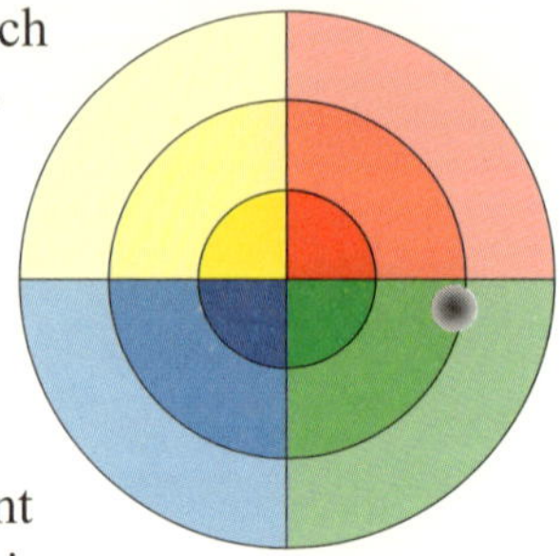

Im Energiekreis befindet sich Galgant im 4. Quadranten. Seine energiereduzierende Wirkung ist jedoch so gering, daß sie praktisch zu vernachlässigen ist. Die anregende Wirkung ist dagegen ausgeprägt und wird in der Gewürzheilkunde genutzt. Galgant eignet sich also bei Problemen, die einigermaßen energieneutral behandelt werden sollten und die einer funktionellen Anregung bedürfen.
Diese energetische Neutralität ist eine charakteristische Eigenschaft des Galgants, die sonst bei kaum einem Gewürz zu finden ist. Lediglich Anispfeffer – der jedoch ansonsten gegenteilig wirkt – ist ebenso energieneutral. Wenn eine deutlich stärkere anregende Wirkung gewünscht wird, ist Minze zu empfehlen, die bezüglich der Energieneutralität an dritter Stelle der hier aufgelisteten Gewürze steht.

Wirkungen auf den körperlichen Bereich

Die bekannteste Wirkung von Galgant, die auch in vielen chinesischen Arzneibüchern genannt wird, ist die Anregung aller Verdauungsvorgänge. Vor allem gegen Verstopfung oder Blähungen hilft Galgant. Aber nicht nur die Verdauung kann durch Galgant angeregt werden, sondern auch der gesamte Kreislauf und die Herztätigkeit wie sogar der Hormonhaushalt und in geringerem Maße das Immunsystem (wobei allerdings eine zusätzliche energiegebende Maßnahme eingesetzt werden sollte).

Wirkungen auf den geistig-seelischen Bereich

Galgant ist auch im psychischen und mentalen Bereich wirksam; dieses Gewürz hilft gegen Ablenkbarkeit und Ziellosigkeit.
Galgant ist das Gewürz, wenn es darum geht, den Menschen in die Konzentration und in das Hier und Jetzt zu führen. Wir alle kennen Zustände, in denen wir keinen klaren Gedanken fassen können und in denen wir mehr oder weniger ziellos dahintreiben. Oft sind diese noch von Müdigkeit oder einer allgemeinen Lustlosigkeit begleitet. Vielleicht wollen wir uns durchaus auf eine Aufgabe oder auf einen Menschen konzentrieren, doch immer wieder werden wir abgelenkt.
Diese Ablenkungen können dabei durch äußere Reize erfolgen, beispielsweise durch Straßenlärm, durch Kinder, die im Treppenhaus herumschreien, durch störende Telefonate oder durch unangenehme Körperempfindungen wie etwa Schmerzen und Verspannungen. Ebenso können Ablenkungen »hausgemacht« sein und im eigenen Denken erfolgen. Unsere Gedanken, die wir eigentlich auf eine bestimmte Arbeit lenken wollten, springen dann wild umher. Da denkt man etwa an den Friseurtermin, an den vergangenen Abend, den nächsten Urlaub oder daran, daß man Lust hätte, sich Pommes frites zu kaufen. Auf jeden Fall scheint es unmöglich zu sein, sich zu konzentrieren und bei einer Sache zu bleiben.
Besonders störend wirkt sich eine solche Verfassung bei der Meditation aus, in der es ja zunächst auch immer darum geht, seine Gedanken auf einen Punkt zu konzentrieren. Galgant ist daher auch ein gutes Meditationsgewürz, da es zum Hier und Jetzt führt, umherschweifende Gedanken beruhigt und den Geist vollkommen auf den Augenblick lenkt.
Was das Abgelenktsein im Kleinen ist, ist die Ziellosigkeit im Großen. Auch hier ist Galgant das Mittel der Wahl. Der abgelenkte Mensch ist unfähig, sich während seines aktuellen Tuns eine klare Richtung zu geben, der ziellose Mensch vermag dies zeit seines Lebens nicht.
Er treibt dahin, ohne zu wissen, was er eigentlich wirklich will, welche Qualitäten er entwickeln und in welche Richtung er sich

bewegen will. Es mangelt ihm an Inspiration, und er hat keine Vision für sein Leben, wodurch er früher oder später depressiv und mutlos wird.
Galgant ist ein ausgezeichnetes Mittel, um diese Zustände des Abgelenktseins, der Ziellosigkeit und der mangelnden Gegenwärtigkeit zu überwinden, indem es Geist und Seele aus der Abschweifung befreit und auf diese Weise den Blick auf das Wesentliche und Naheliegende freigibt, aus dem sich letztlich auch das ferne Ziel ergibt.

Einsatz und Rezepturen

Bei Verdauungsbeschwerden, Verstopfung und Blähungen: Mahlen Sie aus einer frischen Wurzel etwa 20 Gramm Pulver, gießen Sie es mit 1/2 l kochendem Wasser auf, und lassen Sie das Ganze 25 Minuten ziehen. Nehmen Sie alle drei Stunden 1 EL dieses Tonikums.
Bei Kreislaufschwäche: Fügen Sie einem Becher Schwarztee 1 Messerspitze frisch gemahlenes oder notfalls gekauftes Galgantpulver zu, süßen Sie mit Honig. Rühren Sie kräftig um. Trinken Sie täglich ein bis zwei Tassen, jedoch nicht unmittelbar vor dem Schlafengehen.
Zur Stärkung des Immunsystems: Nehmen Sie dreimal täglich 1 TL Galgant-Tonikum (siehe oben). Würzen Sie Ihre Speisen zusätzlich regelmäßig mit diesem Gewürz.
Bei Mangel an Gegenwärtigkeit, Ablenkbarkeit und Ziellosigkeit: Geben Sie zweimal täglich jeweils 6 Tropfen Galgant Gewürzheilmittel direkt auf die Zunge. Setzen Sie Galgant darüber hinaus regelmäßig als Gewürz ein.

Gewürznelke

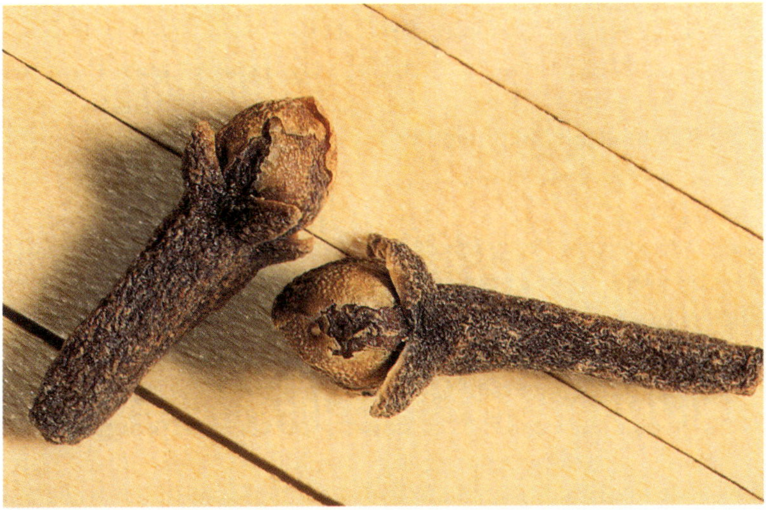

Beschreibung, Geschichte und anderes Wissenswertes

Die Gewürznelke ist die noch nicht entfaltete Blütenknospe eines immergrünen, tropischen Baumes, *Syzygium aromaticum*, der auf den indonesischen Molukken, den sogenannten Gewürzinseln, beheimatet ist. Die Knospen werden in noch geschlossenem Zustand gepflückt, weil sie in dieser Zeit den höchsten Würzgehalt besitzen. Sie werden dann ohne Stiel an der Sonne oder am Feuer getrocknet: Das sind die im Handel erhältlichen Gewürznelken, die schon in geringer Menge Gerichten einen charakteristischen Geschmack verleihen.
Gewürznelken werden meist ganz angeboten; das Angebot an Gewürznelkenpulver nimmt aber zu; davon sollte man jedoch – sowohl in der Küche als auch erst recht in der Heilkunde – Abstand nehmen. Sie können die Güte einer Gewürznelke prüfen, indem Sie mit dem Fingernagel auf den länglichen Fruchtknoten drücken; aus diesem sollte dann etwas Öl austreten: Hier finden sich nämlich zahlreiche Öldrüsen, die bis zu 21 Prozent ätherisches Öl enthalten.

Am frühesten wurde die Gewürznelke wohl in China verwendet, gehört sie doch zu den »Fünf Gewürzen«. Bereits der berühmte Arzt Chiang-ti beschreibt mehrere Jahrhunderte vor der Zeitenwende die schmerzlindernde Kraft dieses Gewürzes. In der Antike gelangten Gewürznelken über arabische Händler nach Rom, wo man sich gerne auf alles Ungewohnte und Exotische stürzte. Doch die Gewürzinseln lagen weit weg, die Wege waren lang, die Preise hoch, und so konnte sich der Gebrauch der Gewürznelken nicht etablieren.
Erst nachdem der Seeweg nach Indien entdeckt, die wichtigsten Handelszentren portugiesisch geworden waren, 1512 die Portugiesen die Sultanate unterworfen und bis 1529 alle Gewürzinseln gewonnen hatten, kamen die Gewürznelken und andere Gewürze in größeren Mengen nach Europa, wo sie mit Gold aufgewogen wurden. Anfang des 17. Jahrhunderts mußten die Portugiesen den Niederländern weichen, und seit 1663 standen alle Inseln unter niederländischer Hoheit. Mit der Eroberung der Molukken behaupteten die Niederländer das Gewürzhandelsmonopol und sorgten dafür, daß der Nelkenbaum nur auf einer Insel angebaut wurde. 100 Jahre später gelang es den Franzosen zwar, Samen des Gewürznelkenbaumes nach Mauritius zu schmuggeln. Das Gewürzhandelsmonopol der niederländischen Ostindischen Kompanie wurde jedoch erst 1863 aufgehoben.
Der Gewürznelkenbaum wird heute in Tansania, auf Madagaskar, Sri Lanka und in den Tropen Amerikas kultiviert.

Die Stellung im Energiekreis und allgemeine Wirkungen

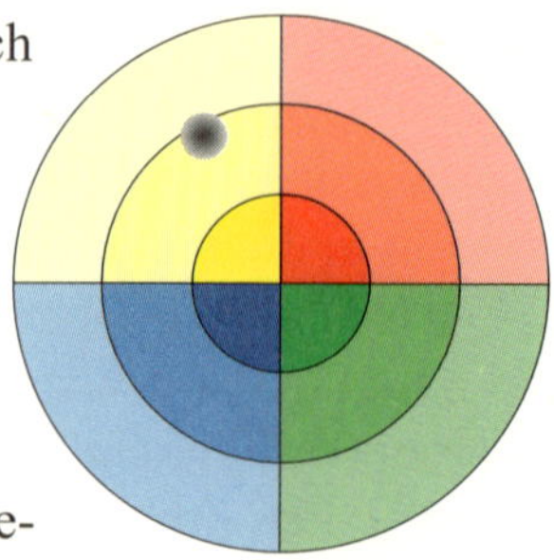

Im Energiekreis befindet sich die Gewürznelke im 2. Quadranten. Ihre Wirkungen sind in beiden Aspekten ziemlich deutlich, sowohl der energiegebende als auch der beruhigende Aspekt sind ausgeprägt. Die Position im Energiekreis zeigt, daß die Gewürznelke durchaus als Heilmittel gelten

kann. Sie ist bei Problemen angezeigt, die einerseits einer deutlichen Beruhigung (Schmerzen!) bedürfen, andererseits aber auch von der Zufuhr positiver Energien profitieren.
Der Gewürznelke benachbart sind Sellerie, der etwas schwächer in beiden Aspekten wirkt, und Muskatnuß, die in beiden Aspekten eine stärkere Wirkung entfaltet. Doch muß noch einmal darauf hingewiesen werden, daß jedes Gewürz einmalig ist und nicht alle seine Eigenschaften vom Energiekreis erfaßt werden können.

Wirkungen auf den körperlichen Bereich

Die stärksten Wirkungen entfaltet die Gewürznelke im Seelischen, doch auch die körperlichen Wirkungen sind beachtlich und vielfältig. Nelken wirken als Schmerzmittel, insbesondere bei Zahnschmerzen. Sie können durch das Kauen von Nelken die Zeit bis zum Zahnarzttermin schmerzfrei halten. (Sie sollten aber natürlich bei Zahnschmerzen unbedingt den Zahnarzt aufsuchen, auch wenn Sie die Schmerzen mit Gewürznelken lindern können!) Auch die keimtötende Kraft macht die Gewürznelke bei Zahnschmerzen und Infektionen im Mundraum zu einem wertvollen Therapeutikum. Bei Erkältungen haben sich Gewürznelken ebenfalls gut bewährt. Die Anwendung in der Küche wirkt sich auch gesundheitlich positiv aus: Die Speisen werden bekömmlicher, und die Entspannung und Erwärmung des Körpers werden verbessert. Deshalb werden Gewürznelken besonders häufig im Winter verwendet; in Weihnachtsgebäck sind sie fast immer vorhanden, und auch ein guter Glühwein kommt nicht ohne Gewürznelken aus.

Wirkungen auf den geistig-seelischen Bereich

Im mentalen Bereich wirkt sich die Gewürznelke allgemein beruhigend aus, und sie trägt zu einer Stärkung des Selbstbewußtseins bei. Das Bild, das man von sich selbst hat, also die Art und Weise, wie man sich selbst erlebt, einordnet und sieht, wird durch die Gewürznelke verbessert. Dieser positiveren Selbsteinschätzung ist es zu

verdanken, daß dieses Gewürz auch ein hervorragendes Heilmittel gegen Schüchternheit ist.
Wenn Sie unter irgendeiner Form von Schüchternheit leiden sollten, wenn Sie zum Beispiel Angst davor haben, andere Menschen anzusprechen, vor einer Gruppe zu sprechen, oder wenn Sie sich nicht trauen, anderen in die Augen zu sehen, und beispielsweise dazu neigen, etwas zu leise zu sprechen, so sollten Sie es unbedingt einmal mit der Einnahme der Gewürznelke probieren.
Der schüchterne Mensch hat nicht nur Schwierigkeiten, sich auszudrücken und selbstbewußt aufzutreten, sondern es bereitet ihm auch große Probleme, in Kontakt mit anderen zu treten. Oft geht mit einer ausgeprägten Schüchternheit nämlich auch eine Angst vor Berührung einher.
Diese Berührungsangst ist in modernen Industrienationen, in denen vor allem körperliche Berührungen immer mehr eingeschränkt werden und wo es schon als auffällig gilt, wenn sich etwa zwei Männer einmal in die Arme nehmen, leider weit verbreitet. Die Wurzeln für diese Berührungsscheu finden sich jedoch in der Erziehung. Im Vergleich zu Naturvölkern werden Kleinkinder in hochzivilisierten Staaten sehr viel weniger in den Arm genommen, massiert, gestreichelt, berührt und herumgetragen.
Die Gewürznelke hilft Ihnen dabei, Ihre Scheu und Ihre Schüchternheit zu überwinden. Sie trägt durch ihre wärmende Energie dazu bei, positive Gefühle in Ihnen zu verstärken, sie öffnet das Herz, wodurch die Verbindung zu den Mitmenschen vertieft wird.
Die Wärme, die die Gewürznelke zu spenden vermag, trägt aber auch dazu bei, daß der scheue Mensch lernt, zu sich selbst zu stehen, und daß er den Mut findet, auch einmal Fehler zu machen und zu erkennen, daß Fehler einfach zum Leben gehören und es ohne Fehler auch keine Entwicklung gäbe.

Einsatz und Rezepturen

Bei Zahnschmerzen und Infektion im Mundraum: Kauen Sie bei akuten Schmerzen ein bis zwei Gewürznelken einige Minuten lang.
Bei allgemeinen Schmerzzuständen: Zerstampfen Sie

drei bis vier Gewürznelken, überbrühen Sie sie mit einem Becher heißem Wasser, und lassen Sie das Ganze 20 Minuten lang ziehen. Nach dem Abseihen trinken Sie zweimal täglich ein kleines Glas dieser Mischung auf nüchternen Magen.

Bei Erkältungen und Kältegefühl: Verwenden Sie ganze Nelken regelmäßig bei der Zubereitung der Speisen, und trinken Sie ayurvedische Tees, die Nelken enthalten. Nehmen Sie zusätzlich dreimal täglich 5 Tropfen homöopathisches Gewürznelken-Heilmittel.

Bei Schüchternheit und Scheu: Geben Sie über einen Zeitraum von mindestens vier Wochen täglich viermal jeweils 3 Tropfen des Gewürzheilmittels direkt auf die Zunge. Würzen Sie Ihre Speisen darüber hinaus regelmäßig mit Gewürznelken, wann immer sich dies anbietet.

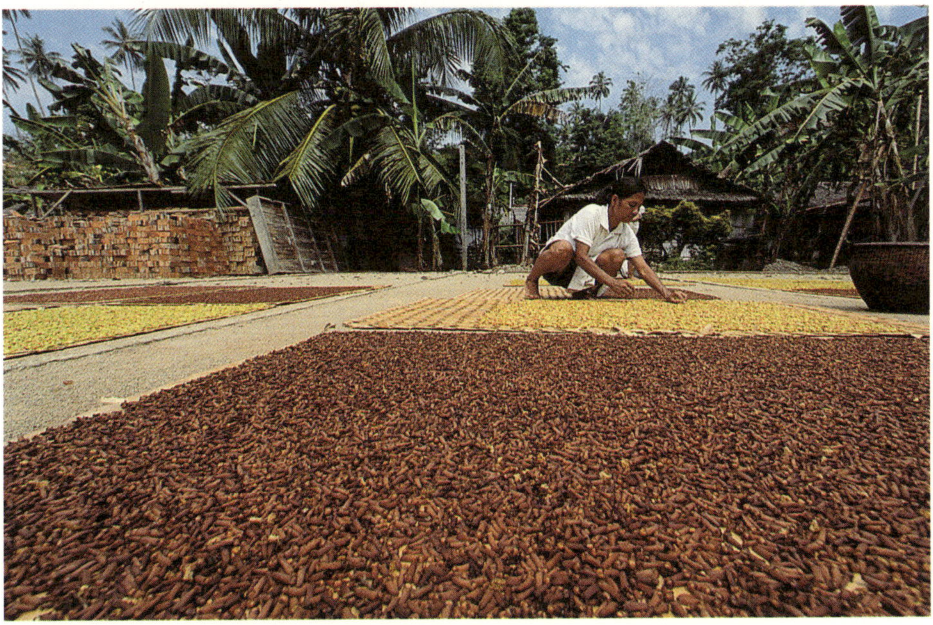

Dieses Bild zeigt, wie auf den Molukken auch heute noch die Blütenknospen des Gewürznelkenbaums, unsere Nelken, an der Sonne getrocknet werden.

Harz

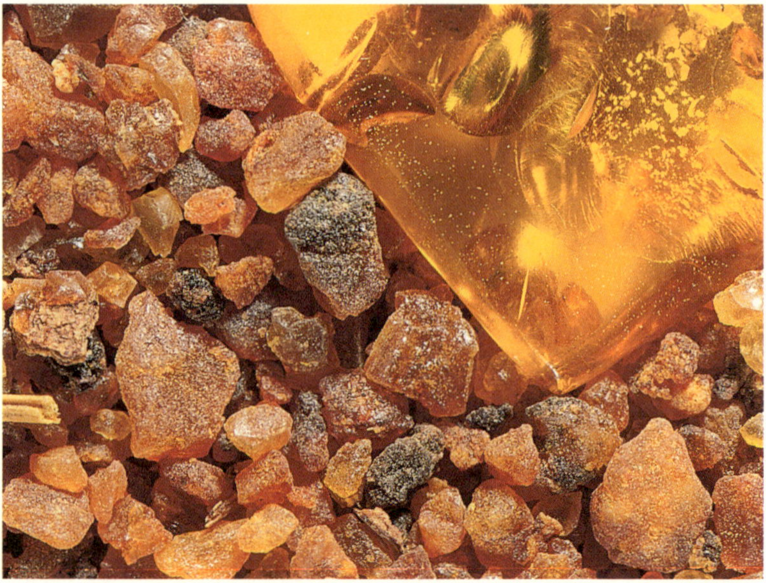

Beschreibung, Geschichte und anderes Wissenswertes

Harze sind dickflüssige Ausscheidungen von Bäumen, die meist an der Luft hart werden, da die ätherischen Öle, die in ihnen enthalten sind, verdunsten. Vielleicht sind Sie erstaunt, in einem Buch über Gewürze das Stichwort »Harz« zu finden. Doch tatsächlich ist der Gebrauch von Harz als Gewürz gar nicht so selten: In Griechenland wird einigen Weinen Harz zugesetzt (z. B. Retsina), und auf der griechischen Insel Chios, woher das beste Harz stammt, werden mit Mastixharz Brot und feines Gebäck gewürzt.

Die Heilwirkungen der Harze sind beträchtlich, und Harze gibt es so viele, wie es Bäume gibt. Doch natürlich sind nicht alle gleichermaßen wertvoll in der Heilkunde. Mastix ist ein Harz, das von einem kleinen Baum, dem Mastixbaum, *Pistacia lentiscus*, abgegeben wird, z. T. in die Rinde, z. T. nach außen. Gewonnen wird es, indem man die Rinde einschneidet, gehandelt wird es als festes körniges Material. In den östlichen Mittelmeerländern wird

Mastix wie bei uns Kaugummi gekaut – allerdings ist Kaugummi aufgrund des vielen Zuckers nicht unbedingt gesundheitsfördernd.
Im folgenden wollen wir jedoch ein ganz besonderes Harz beschreiben, nämlich Myrrhe, ein Harz, das an den Ästen der in Arabien und Äthiopien wild vorkommenden Sträucher *Commiphora abyssinica* und *Commiphora molmol* ausschwitzt. Es ist nicht leicht, das Harz bei uns zu bekommen. Das durch Wasserdampfdestillation aus dem Myrrhenstrauch gewonnene ätherische Myrrhenöl wird in der Aromatherapie verwendet. Myrrhenöl erhalten Sie in Apotheken, Naturkostläden oder Fachgeschäften.
Das Harz Myrrhe ist schon seit sehr langer Zeit bekannt. Im Altertum war Myrrhe äußerst kostbar und wurde von Priestern aller Religionen bei wichtigen kultischen und religiösen Handlungen verwendet. Im alten Ägypten benutzte man es beim Einbalsamieren der Leichen. In der Bibel wird das Verbrennen von Myrrhe häufig erwähnt. Nach dem Neuen Testament brachten die Drei Weisen Jesus neben Gold und Weihrauch* Myrrhe als Geschenk dar. Myrrhe war zu dieser Zeit eines der kostbarsten Geschenke und hatte natürlich über seinen materiellen Wert hinaus auch eine spirituelle Bedeutung.

Die Stellung im Energiekreis und allgemeine Wirkungen

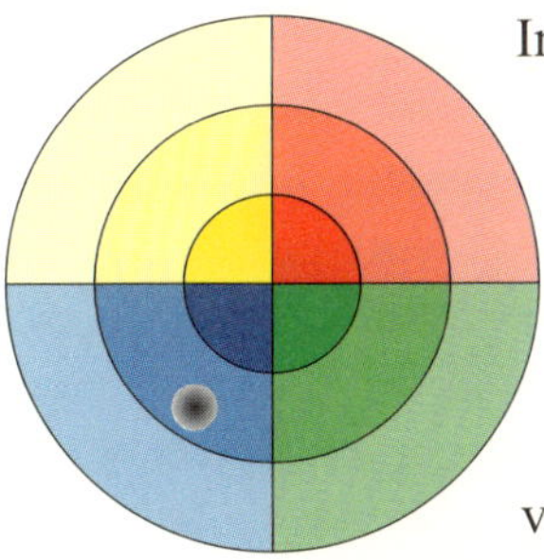

Im Energiekreis befindet sich Harz – nicht nur Myrrhe – im 3. Quadranten, der diejenigen Gewürze beinhaltet, in denen die energiereduzierende und die beruhigende Wirkung zusammentreffen. Im Falle von Harz sind diese beiden Aspekte ausgeglichen. Die Gesamtwirkung liegt im harmonisierenden Bereich.

---

* Ein der Myrre ähnlicher Balsam, der an den Zweigspitzen des in Arabien heimischen Strauches *Commiphora opobalsamum* ausgeschieden wird.

Bei Myrrhe kommt eine dritte Ebene hinzu, die der Energiekreis nicht abbildet – der »spirituelle« Aspekt, der Myrrhe besonders im seelischen und geistigen Bereich so wertvoll macht.

Wirkungen auf den körperlichen Bereich

In der klassischen Medizin dient Myrrhentinktur, ein alkoholischer Auszug aus Myrrhe mit adstringierender Wirkung, hauptsächlich zu Mundspülungen und zur Heilung entzündeten Zahnfleisches. Die Aromatherapie verwendet Myrrhe bei Geschwüren, Entzündungen und sogar zur Unterstützung der Krebsbehandlung.

Wirkungen auf den geistig-seelischen Bereich

Myrrhe wirkt im körperlichen Bereich sehr intensiv; aber auch auf Geist und Seele wirkt dieses Harz in geradezu erstaunlichem Maße; es verstärkt die intuitiven Kräfte, indem es innere Blockaden auflöst, die den Zugang zur intuitiven Ebene versperren. Myrrhe gilt als ein besonders spirituelles Gewürz.

Oft stehen wir vor schwierigen Aufgaben, die wir nicht lösen können, da wir mit unserer Vernunft in einer Sackgasse gelandet sind. In solchen Momenten wäre es natürlich sehr hilfreich, wenn wir auf unsere Intuition bauen könnten.

Durch Myrrhe wird unsere intuitive Energie gestärkt, was uns hilft, wichtige Entscheidungen zu treffen. Ganz im Gegensatz zu der verbreiteten Meinung, daß intuitives Handeln mit unüberlegtem Handeln, für das kein Wissen benötigt wird, gleichzusetzen sei, ist es vielmehr so, daß sich eine gute Intuition nur auf der Basis zahlreicher Erfahrungen und großen Wissens ausbildet. Tatsächlich ist die Intuition oft zuverlässiger als das logische Denken, das ja nur einen Teilbereich der Wirklichkeit zu erfassen vermag. Gerade bei Entscheidungen, die unser Leben verändern können, ist es daher wichtig, daß wir nicht nur unseren Verstand, sondern auch unsere Gefühle »arbeiten« lassen.

Die beruhigende Wirkung dieses Harzes führt dazu, daß unser oberflächliches, mechanisches Denken einem spirituellen Denken Platz macht. Wir entwickeln inspirierende Gedanken und beginnen, uns mehr mit unserer inneren Entwicklung zu beschäftigen, wenn wir uns auf Myrrhe einlassen. In dem Maße, in dem sich unser Denken von der bisherigen zweckgerichteten Ausrichtung auf eine ganzheitliche, spirituelle Ausrichtung verlagert, beginnen wir allmählich, innerlich zu wachsen, gewinnen Einsichten in unsere alltäglichen Handlungsweisen und geben unsere zweckorientierte Haltung zugunsten einer sinnorientierten auf.

Einsatz und Rezepturen

Bei Juckreiz und Neurodermitis: Verdampfen Sie vor dem Schlafengehen 4 bis 5 Tropfen ätherisches Myrrhenöl in der Duftlampe. Reichern Sie Heilsalben, die möglichst immer frei von Farb-, Konservierungs- und künstlichen Parfümstoffen sein sollten, mit etwas ätherischem Myrrhenöl an. Für 100 ml Salbengrundlage benötigen Sie höchstens 2 bis 3 Tropfen dieses ätherischen Öls. Für die Badewanne empfiehlt es sich, ein Vollbad mit Myrrhenöl anzureichern. Dazu lösen Sie 2 bis 3 Tropfen des ätherischen Öls in 2 EL Mandelöl auf, das Sie, kurz bevor Sie ins Bad steigen, in die Badewanne geben.
Bei Zahnfleischentzündungen: Kochen Sie sich eine Tasse Kamillentee, lassen Sie sie abkühlen, bis sie lauwarm ist, und fügen Sie dann einen Tropfen Myrrhenöl hinzu. Verrühren Sie das Ganze gut. Gurgeln Sie zweimal täglich mit dieser Lösung.
Bei Mangel an Intuition: Trinken Sie einmal täglich ein halbes Glas Milch mit Honig und einem Tropfen des Gewürzheilmittels.

Honig

Beschreibung, Geschichte und anderes Wissenswertes

Honig ist ein Ausscheidungsprodukt der Bienen, die aus Blüten den zuckerhaltigen Saft, den Nektar, sammeln. Im Honigmagen der Bienen wird dieser Blütensaft durch eine Vielzahl von Enzymen in Honig umgewandelt und von den Bienen im Bienenstock in die Waben entleert und aufgespeichert.

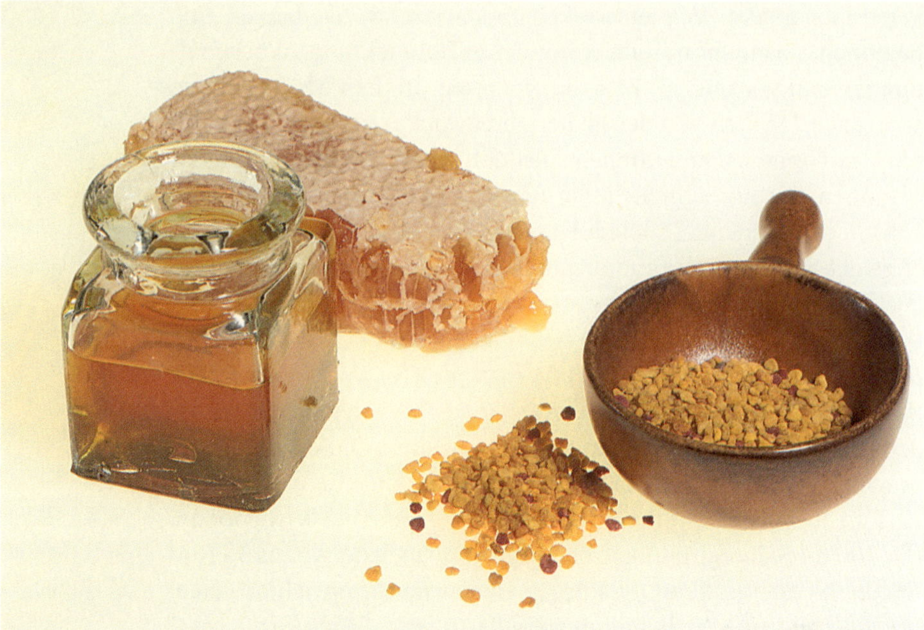

Honig enthält ungefähr 75 Prozent Zucker, davon höchstens 5 Prozent Rohrzucker, ansonsten hauptsächlich Fruchtzucker und Glucose. Der Rest besteht aus Wasser, Enzymen, Pollen, organischen Säuren und Eiweißen. Dies sind die Stoffe, die den Honig so einmalig und wertvoll machen – deshalb ist es auch nicht möglich, Honig künstlich herzustellen.

Gewonnen wird der Honig, indem man die Waben aus dem Stock nimmt, sie auslaufen läßt oder den Honig ausschleudert (Schleuderhonig). Der reinste – und deshalb auch teuerste – Honig ist der Wabenhonig. Dabei handelt es sich um unbebrütete, frisch gebaute, mit Honig gefüllte Waben, die als Ganzes verkauft werden. Dieser Honig ist natürlich für Heilzwecke am besten geeignet.

Sicherlich ist Ihnen schon aufgefallen, daß eine große Anzahl unterschiedlicher Honigarten gehandelt wird: fester, flüssiger, dunkler und heller Honig. Einerseits stammen diese Eigenschaften aus der Behandlung des Honigs – erhitzter Honig bleibt länger flüs-

sig –, andererseits aber unterscheiden sich Färbung und Geschmack nicht nur nach den Sammelorten der Bienen, sondern auch nach der Blüte, wofür z. B. die Namen Kleehonig, Rosmarinhonig, Waldhonig, Heidehonig zeugen. Man zählt über 500 Honigarten! Für die Gewürztherapie wollen wir Ihnen besonders den Waldhonig ans Herz legen.
Honig ist auf der ganzen Welt zu Hause und wurde seit alters, ja wahrscheinlich sogar von den Vorfahren des Menschen verwendet. Seit der Mensch Nahrung herstellt, wird mit Honig gesüßt und gewürzt. Bei den alten Germanen war der Met, ein berauschendes Getränk aus Honig und Wasser, der Trank der Götter. Heute wird Honig leider immer mehr durch Rohrzucker ersetzt.

Die Stellung im Energiekreis und allgemeine Wirkungen

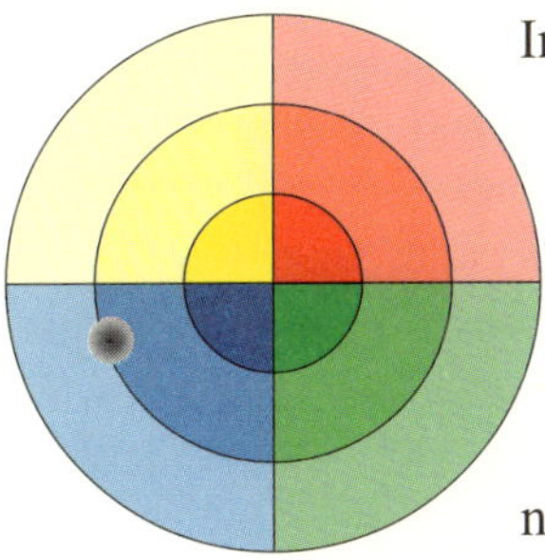

Im Energiekreis befindet sich Honig im 3. Quadranten. Beide Aspekte, der energiereduzierende und der beruhigende Aspekt, sind gut ausgeprägt, wobei allerdings die beruhigende Wirkung dominiert. Honig ist, wie man an seiner Position im Energiekreis sieht, durchaus als Heilmittel zu bezeichnen. Bei Beschwerden, die vor allem einer Beruhigung bedürfen, die jedoch auch davon profitieren, wenn angestaute negative Energien abgebaut werden, ist Honig sehr gut geeignet.
Die heilende Kraft des Honigs ist zwar schon seit Urzeiten bekannt, aber leider noch wenig erforscht, da Honig eine ungeheuer komplexe Substanz ist, die sich mit keinem chemischen Arzneimittel vergleichen läßt. Insofern gehen die Wirkungen des Honigs wahrscheinlich über das, was sich durch den Energiekreis aussagen läßt, hinaus.

Wirkungen auf den körperlichen Bereich

In allen Volksmedizinen ist die kräftigende Wirkung des Honigs auf Genesende bekannt: Der Kranke wird ruhiger, die schädlichen Energien werden abgeführt. Auch der ruhige, tiefe und heilsame Schlaf, der sich nach dem Genuß eines warmen Honiggetränks meist einstellt, trägt sicherlich zur Genesung bei.

Eine weitere Anwendung, die wohl jedem bekannt sein dürfte, findet Honig bei Husten, Heiserkeit und Bronchitis. Er unterdrückt nicht einfach die Symptome (wie das suchterzeugende, aber dennoch bei Husten oft verschriebene Codein), sondern trägt tatsächlich zur Heilung bei.

Honig wird auch in der Leberdiät und in der Osmotherapie (zum Wasserentziehen) verwendet.

Angeblich soll Honig auch in der Krebstherapie hilfreich eingesetzt werden können; die Stellung im Energiekreis würde diese Wirkung nahelegen.

Wirkungen auf den geistig-seelischen Bereich

Honig ist zweifellos eines der wunderbarsten Gewürze, da er nicht nur im körperlichen, sondern auch im geistig-seelischen Bereich zahlreiche Heilwirkungen aufweist. Darüber hinaus ist Honig auch ein sehr wohlschmeckendes Gewürz, das man im allgemeinen gerne nimmt. Honig wirkt sich sehr beruhigend auf die Gedanken und die Gefühle aus und ist daher eines der besten Mittel, wenn es darum geht, den Streß des Alltags abzubauen und in die innere Ruhe hineinzufinden.

Wie oft sind wir nicht nach einem anstrengenden Tag am Ende unserer Kräfte angelangt, »ausgepowert« und ohne Energie. Selbst wenn wir gerne noch länger aktiv wären, wenn wir beispielsweise noch gerne ausgehen würden, einen Spaziergang machen wollten oder auch nur ein Buch lesen möchten, sind wir doch so matt, daß wir nur noch in den Sessel sinken können.

Dennoch ist diese Mattigkeit nicht wirklich entspannend, denn oft ist unser Geist in solchen Momenten noch in einem erregten Zustand, und unser Denken hängt an den unangenehmen Erlebnissen des Tages, die noch nicht verarbeitet wurden. Würden wir in diesem Zustand zu Bett gehen, so hätten wir einige Schwierigkeiten, einzuschlafen. So kommt es immer wieder vor, daß wir dann nur noch den Fernseher einschalten. Das Fernsehen schläfert uns zwar durch die monotonen Reize ein, aber trägt nicht wirklich zu unserer Entspannung bei, geschweige denn hilft dabei, unsere innere Ruhe wiederzufinden.

Durch Honig beruhigt sich unser Denken, während unser Körper frische Energien und neue Kräfte erhält. Die Beruhigung der Seele, die Vertiefung des inneren Erlebens, die Harmonisierung des Atems auf der einen und die Kräftigung des Körpers auf der anderen Seite machen Honig auch für die Rekonvaleszenz so wertvoll. Besonders wenn es darum geht, uns von schweren Erkrankungen zu erholen und unsere Selbstheilungskräfte zu aktivieren, ist Honig zu empfehlen.

Honig verleiht uns inneren Frieden, er unterstützt uns auf meditativen Übungswegen wie Yoga oder T'ai-chi, er stärkt unser Immunsystem, vertieft unseren Schlaf und hilft uns dabei, wieder in unsere Mitte zurückzufinden, wenn wir den Kontakt zu unserer inneren Welt durch eine einseitige Konzentration auf die Außenwelt verloren haben.

Einsatz und Rezepturen

Bei Husten, Bronchitis und Heiserkeit: Lösen Sie 1 TL Waldhonig in einem großen Becher warmer Milch auf. Trinken Sie die Honigmilch zwei- bis dreimal täglich. Darüber hinaus können Sie 1/2 l Wasser zum Kochen bringen und das heiße Wasser in einer Schüssel über 1 EL Honig gießen. Beugen Sie sich über die Schüssel, und inhalieren Sie die Dämpfe zehn Minuten lang. Wiederholen Sie dies zweimal am Tag.

Zur Vertiefung des Schlafes und zur Rekonvaleszenz sowie auch zur Unterstützung der Krebstherapie: Trinken Sie täglich eine Tasse warme Honigmilch (siehe oben). Nehmen Sie außerdem einmal täglich 6 Tropfen Honig-Gewürzheilmittel ein.

Bei beginnender Erkältung: Vermischen Sie den Saft einer halben Zitrone mit einem gehäuften TL Waldhonig, und trinken Sie diese Mischung einmal täglich. Schlucken Sie die Zitrone-Honig-Mischung jedoch nicht sofort hinunter, sondern speicheln Sie sie zuvor gut ein.

Bei Streß, Unruhe, Schlaflosigkeit und Erschöpfung: Geben Sie dreimal täglich jeweils 6 Tropfen Honig-Gewürzheilmittel auf die Zunge. Würzen Sie Tees, Müslis usw. regelmäßig mit Waldhonig, und benützen Sie ihn auch als Brotaufstrich.

Ingwer

Beschreibung, Geschichte und anderes Wissenswertes

Das Gewürz Ingwer ist der getrocknete, geschälte oder ungeschälte Wurzelstock, das Rhizom, einer aus Südasien stammenden Staude, *Zingiber officinale*, die dort schon vor der Zeitenwende genutzt wurde und wild wuchs.

Die Ingwerrhizome bestehen aus Reihen knollenförmiger Abschnitte. Ingwer wird nach der Ernte in kochendes Wasser geworfen und in der Sonne getrocknet. Weißer Ingwer ist ganz oder teilweise von Kork befreit (geschält). Geerntet wird im Herbst, nachdem die Blätter bereits abgestorben sind.

Wohl kaum ein Gewürz hat ein so breites Anwendungsspektrum, sowohl in der Küche als auch in der Heilkunde.

Ingwer gibt es eingelegt als Dessert, in Stücken, gepulvert, kandiert als Konfekt, als Öl. Ingwer dient als Zutat zu Backwaren – jeder kennt die englischen Lebkuchen, *Gingerbread*, also »Ingwerbrot« –, zur Herstellung von Ingwerbier, *Ginger ale*, einem beliebten schwach-alkoholischen Getränk, sowie als Grundlage für Marmelade. Als Zutat zu vielen indischen Currys ist er unerläßlich.

Für die Gewürztherapie empfiehlt es sich, einen möglichst frischen Wurzelstock zu kaufen und ihn selbst – mit einer Muskatreibe – zu raspeln. Aber auch das durch Destillation gewonnene Ingweröl und Ingwerstücke, die man vor dem Gebrauch zerquetscht und dann zu Pulver mahlt, sind nützlich.

Ingwer ist ein uraltes Gewürz. Woher es ursprünglich kommt, ist ungewiß. Jedenfalls wurde Ingwer in Indien und den heißeren Re-

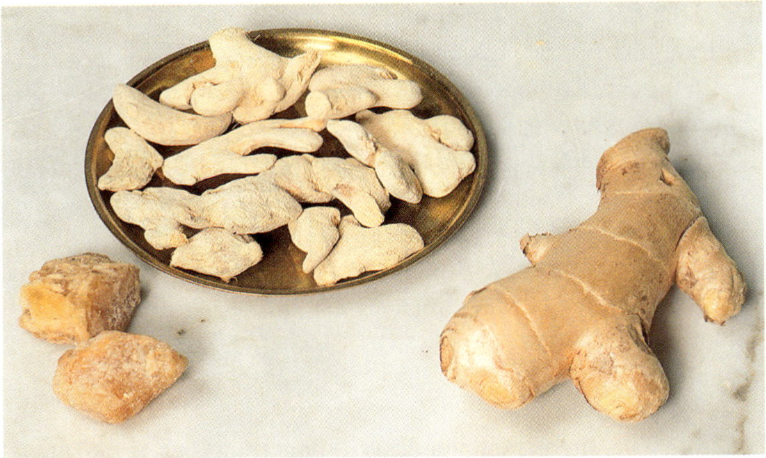

gionen Chinas bereits vor über 3000 Jahren angebaut. In der chinesischen Medizin spielt er bis heute eine wichtige Rolle.
Als Gewürz kam Ingwer bereits im Altertum, noch vor der Zeitenwende, über arabische Händler nach Europa. Aber auch die rohen Wurzelstöcke waren relativ leicht zu transportieren, und so bauten die Spanier Ingwer bereits im 13. Jahrhundert in Westafrika an, wo er für die Europäer leichter erreichbar war. Zu Beginn des Mittelalters war Ingwer das verbreitetste Tischgewürz; man verwendete ihn wie heute Salz und den damals fast unbezahlbaren Pfeffer. Zahlreiche Rezepte aus der damaligen Zeit führen Ingwer auf, und auch in der Heilkunde bekam er seinen festen Platz. Heute wird Ingwer überall in den Tropen, in Südchina, Indien, Japan, Westindien und Afrika, angebaut. Der beste Ingwer soll aus Jamaika kommen.

Die Stellung im Energiekreis und allgemeine Wirkungen

Im Energiekreis befindet sich Ingwer im 3. Quadranten. Wie beim Honig sind sowohl der energiereduzierende als auch der beruhigende Aspekt gut ausgeprägt; beim Ingwer überwiegt indes die energiereduzierende Wirkung. Ingwer ist, wie man auch an seiner Position im Energiekreis erkennen kann, ein ausgesprochenes Heilgewürz.

Dem Ingwer stehen Salbei und Kümmel im Energiekreis nahe und können zum Teil ähnliche Aufgaben erfüllen. Die extrem energiereduzierende Wirkung der Bittermandel, die ebenfalls in der Nähe von Ingwer steht, eignet sich jedoch für ganz andere Problembereiche. Ingwer ist besonders hilfreich, wenn es darum geht, energetische Blockaden zu lösen und negative Energien abzuleiten.

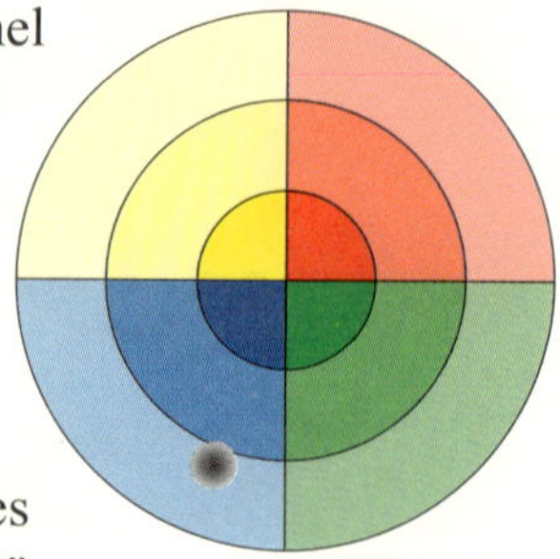

Wirkungen auf den körperlichen Bereich

Die energieableitende Wirkung zeigt sich im körperlichen Bereich ganz besonders darin, daß Ingwer ein stark schweißtreibendes Mittel ist. Durch die entspannende Wirkung hilft er auch sehr gut bei einem nervösen Magen; zu diesem Zweck wurde er bereits von dem griechischen Arzt Dioskurides empfohlen, der im 1. Jahrhundert n Chr. lebte und die bereits erwähnte Arzneimittellehre verfaßte, die für die nächsten eineinhalb Jahrtausende das maßgebende Lehrbuch blieb. An derselben Stelle wird Ingwer auch bei Vergiftungen empfohlen, was sich mit dem Gebrauch in Indien und China deckt.

Im Mittelalter wurde Ingwer sogar gegen die Pest eingesetzt; wahrscheinlich handelt es sich dabei nicht um einen Aberglauben: Bei der Pestepidemie, die 1994 in Indien ausbrach, sollen Menschen, die Ingwerwurzeln gekaut haben, von der Seuche verschont geblieben sein.

Einige Anwendungen sind aber auch für den Alltag zu empfehlen: Ingwer wirkt bei Erkältungen und hilft gegen Reisekrankheit.

Wirkungen auf den geistig-seelischen Bereich

Ingwer ist ein wunderbares Gewürz, wenn es darum geht, den Menschen von seinen Sorgen zu befreien. Es vertreibt die verbreitete Unrast des Denkens, vor allem dann, wenn es sich dabei um sorgenvolle Gedanken handelt.

Jeder Mensch neigt mehr oder weniger dazu, sich über alle möglichen Dinge Sorgen zu machen. Natürlich gibt es ausgesprochene Pessimisten, die immer gleich den Teufel an die Wand malen müssen, aber auch einigermaßen ausgeglichene Menschen machen sich Sorgen um dieses oder jenes.
Insbesondere bei Sorgen, die sich auf die eigene Zukunft beziehen, ist Ingwer zu empfehlen. Wenn Sie unter sorgenvollen Gedanken zu leiden haben, die Sie vielleicht bis in den Schlaf und bis in Ihre Träume verfolgen, sollten Sie sich diesem Gewürz anvertrauen. Sie werden erstaunt sein, wie die feineren Energien des Ingwers Ihre Gedanken zur Ruhe bringen und Ihre Nervosität, die eine logische Folge lange gehegter Sorgen ist, abbauen.
Durch Ingwer wird Ihnen die Einsicht erleichtert, daß es genügt, sich einige Ziele zu setzen und im übrigen den heutigen Tag bewußt zu leben. Wie oft macht man sich nicht völlig umsonst Sorgen um die Zukunft, die sich ja ohnehin immer anders gestaltet, als wir annehmen.
Wenn es wirklich unser Schicksal ist, daß sich in nächster Zukunft etwas Unheilvolles ereignen wird, so werden wir uns dem wohl oder übel stellen müssen und können dies, indem wir uns betrüben, sowieso nicht abwenden. Vielmehr ziehen wir durch unsere kummervollen Gedanken viele negative Kräfte an, die erst recht dafür sorgen, daß das Befürchtete eintritt.
Da Ingwer unsere Nerven beruhigt, unsere Gedanken klärt und uns mit unserem tieferen Selbst verbindet, führt er uns in Bereiche, in denen kein Platz mehr für Sorgen oder Befürchtungen ist und in denen es uns gelingen wird, alle Zukunftsängste über Bord zu werfen, um auf diese Weise mehr Energie für jeden einzelnen Tag, der bewußt gelebt werden will, zu gewinnen.

Einsatz und Rezepturen

Bei Erkältungen und Grippe: Kauen Sie dreimal täglich ein Stückchen kandierten Ingwer, vorzugsweise aus dem Naturkostladen, wo Ingwer aus kontrolliert biologischem Anbau angeboten wird. Außerdem sollten Sie zwei- bis dreimal täglich eine Tasse Ingwertee trinken.

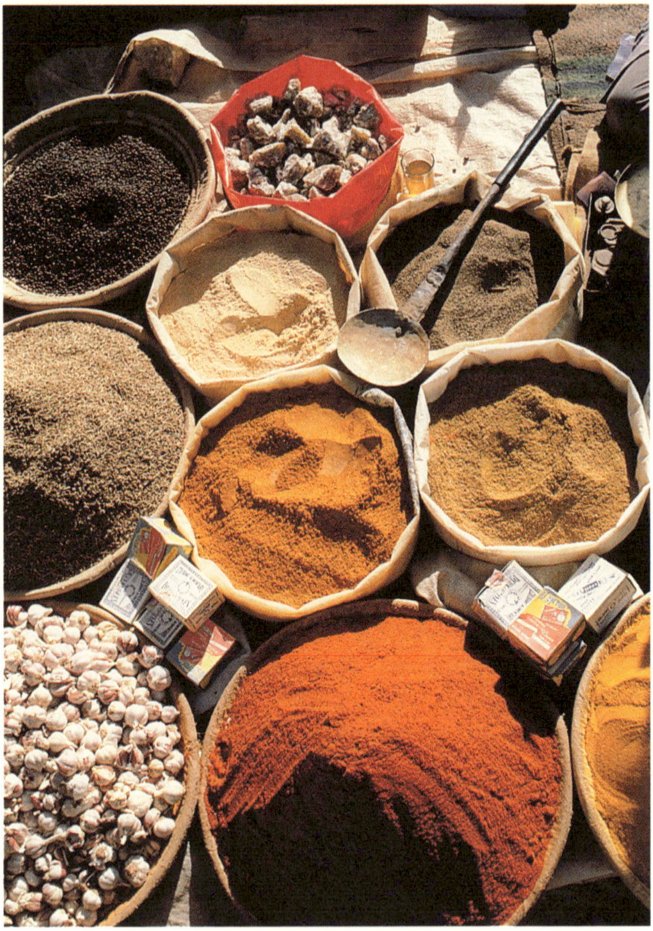

Gewürzsäcke auf einem marrokanischen Markt.

Entweder kaufen Sie diesen Tee in einem indonesischen oder indischen Lebensmittelgeschäft, oder Sie geben auf eine Tasse Schwarztee 1 Messerspitze frisch gemahlenes Ingwerpulver und vermischen es gründlich mit dem Tee.

Bei Reisekrankheit: Nehmen Sie sich einige Stücke kandierten Ingwer mit auf die Reise. Kauen Sie jeweils ein Stück, sobald Sie den ersten Anflug von Übelkeit bemerken. Nehmen Sie außerdem mindestens eine Woche, bevor Sie verreisen, täglich zweimal 4 Tropfen homöopathisches Ingwer-Gewürzheilmittel ein.

Bei nervösem Magen: Trinken Sie täglich eine kleine Tasse Ingwertee (siehe oben), und würzen Sie Ihre Speisen regelmäßig mit Ingwerpulver.
Bei Zukunftssorgen und Nervosität: Trinken Sie dreimal täglich jeweils 7 Tropfen Ingwer-Gewürzheilmittel vor den Mahlzeiten.

Kalmus

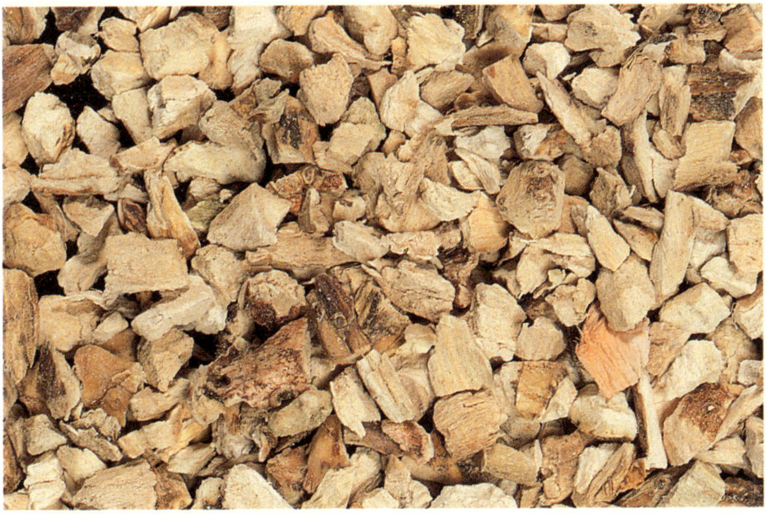

Beschreibung, Geschichte und anderes Wissenswertes

Der Kalmus, *Acorus calamus*, eine schilfartige Staude, liefert die Kalmuswurzelstöcke, bis zu 50 Zentimeter lange kräftige Rhizome, die heute leider nur noch selten als Küchengewürz gebraucht werden und vor allem von der Likörindustrie bei der Herstellung von Magenbitter genutzt werden. Kalmus wächst an Gräben und Teichen und ist eine eher unauffällige Pflanze. Die Staude wird etwa einen Meter hoch und trägt im Sommer äußerst kleine grünliche Blüten, die in einem Kolben stehen – aber auch diese kleinen Blüten zeigen sich nicht immer, sondern meist nur bei sehr gut bewässerten Pflanzen und einer relativ hohen Temperatur.

Die kampferartig riechende Kalmuswurzel wird im Frühherbst geerntet, wenn sie zwei Jahre alt ist. Dann wird sie getrocknet und kann zu Pulver weiterverarbeitet werden. Im Gewürzhandel bekommt man Kalmus nur noch selten, und wenn doch, dann meist in Pulverform. Wenn das Pulver jedoch nicht ganz frisch ist, haben sich die wertvollen ätherischen Öle bereits verflüchtigt und machen es für die Gewürzheilkunde unbrauchbar. Kaufen Sie deshalb am besten die Kalmuswurzel im Stück oder in Scheiben geschnitten in der Apotheke.

Kalmus muß besonders vorsichtig aufbewahrt werden: Die Wurzelstöcke müssen unbedingt trocken gehalten werden, sonst verderben sie. Sie werden auch, wenn sie nicht geschützt gelagert werden, gerne von Würmern befallen.

Der Kalmus ist ursprünglich in Mittelasien beheimatet. Araber brachten das seit alters bekannte Gewürz nach Europa, wo es schon im Altertum, z. B. als Magenmittel, beliebt war. Soviel man weiß, wurde Kalmus zum erstenmal im 13. Jahrhundert in Polen kultiviert und ausgiebig genutzt.

Früher wurde die Kalmuswurzel oft wie Ingwer kandiert und als scharfe Süßigkeit nach dem Essen gereicht. In Polen beispielsweise verwendete man Kalmuswurzel früher auch häufig als Küchengewürz; dieser Brauch ist allerdings leider sehr zurückgegangen. In der Naturheilkunde ist Kalmus dagegen bis heute beliebt geblieben, wenn auch nicht mehr so bekannt wie einst.

Die Stellung im Energiekreis und allgemeine Wirkungen

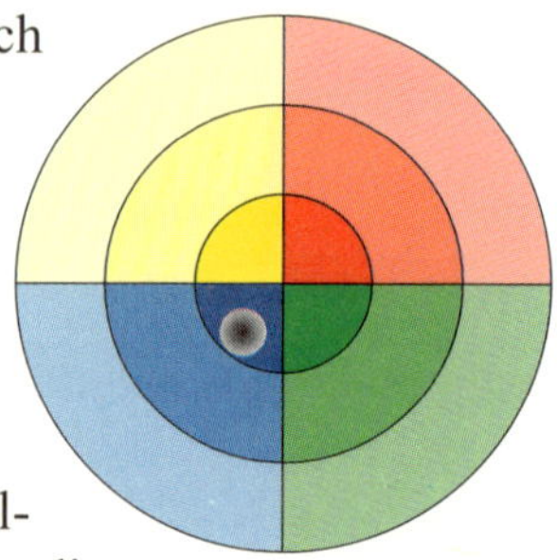

Im Energiekreis befindet sich Kalmus im 3. Quadranten und wirkt sowohl beruhigend als auch energiereduzierend. Die Gesamtwirkung der Kalmuswurzel liegt an der Grenze zwischen dem harmonisierenden und dem stabilisierenden Bereich. Kalmus wirkt also vor allem dadurch, daß er die Tendenz zur Harmonie, die unserem Körper – und auch unserer

Seele und unserem Geist – natürlicherweise innewohnt, verstärkt und die positiven Aspekte stabilisiert. Bei Problemen, die durch eine große Abweichung von der inneren Harmonie gekennzeichnet sind, kann Kalmus nicht mehr korrigierend eingreifen. Doch wenn man schon bei den ersten Anzeichen einer Instabilität Kalmuswurzel einsetzt, wird man von der positiven Kraft dieses natürlichen Mittels profitieren. Es gibt kein anderes Gewürz, das entsprechende Eigenschaften aufweist.

Wirkungen auf den körperlichen Bereich

Die wenigen Menschen, denen die Kalmuswurzel heute noch bekannt ist, schwören meist auf dieses Gewürz als ideales Magenmittel. Die Wirkungen der Kalmuswurzel sind so günstig, daß sie bei Übersäuerung des Magens und bei zu wenig Magensäure, was häufig zu Blähungen und Völlegefühl führt, hilft. Kalmus wirkt sich stabilisierend aus und vermag sogar die Harmonie bis zu einem gewissen Ausmaß wiederherzustellen. Voraussetzung dafür ist allerdings, daß Kalmus rechtzeitig eingenommen wird. Bei empfindlichem Magen ist also zu empfehlen, möglichst oft mit Kalmus zu würzen – was sich übrigens auch durchaus vorteilhaft auf den Geschmack der Speisen auswirken kann.

Wirkungen auf den geistig-seelischen Bereich

Kalmus hilft besonders all jenen Menschen, denen es an gesundem Selbstwertgefühl fehlt und die zu Eifersucht und Mißtrauen neigen. Diese Menschen klammern sich oft verzweifelt an ihren Partner oder an ihre Freunde, weil sie selbst zu wenig persönliche Kraft besitzen, um ihr Leben allein bewältigen zu können.

Oft fallen sie den anderen durch ihre verzweifelte Suche nach Nähe und durch eine unbeabsichtigte Aufdringlichkeit auf die Nerven, so daß diese sich von ihnen abwenden. Dieses Abwenden führt dann zu panischen Zuständen, in denen diese Menschen dann auch schon einmal gehässig werden können und verzweifelt »um sich schlagen«.

Dem Ganzen liegt letztlich eine Ohnmacht zugrunde, die mit dem Mangel an Selbstbewußtsein und Vertrauen zusammenhängt. Kalmus ist eines der besten Gewürze, wenn es darum geht, das Vertrauen in sich selbst zu stärken. Durch Kalmus gelingt es dem betroffenen Menschen, zu erkennen, wie sehr er sich am anderen festhält und wie er den anderen dadurch, daß er ihn am liebsten ganz und gar für sich haben würde, zu ersticken droht.
Kalmus hilft, zu erfahren und einzusehen, daß man ein ebenso wertvoller Mensch ist wie alle anderen. Je mehr aber die eigene Stärke, die eigenen Begabungen und die eigenen Fähigkeiten erkannt werden, desto leichter fällt es, eine gebende, mit-teilende Haltung einzunehmen.
Verrückterweise verliert der Mensch seine Freunde um so eher, je mehr er sich an sie klammert. Tatsächlich führt ein Festhalten oft zu Verlust und ein Loslassen zu Gewinn. Besinnt sich der Mensch auf seine eigenen Qualitäten, wird er plötzlich auch wieder für die anderen interessanter, da eine kraftvolle, positive Ausstrahlung verständlicherweise sehr viel mehr Menschen anspricht als eine ängstliche, negative.
Die Sucht, in allen Dingen gleich ein Komplott gegen sich selbst zu vermuten, seinen Mitmenschen nicht zu glauben und immerzu mißtrauisch zu sein, führt natürlich in einen sehr verkrampften Zustand, in dem man irgendwann jegliche Offenheit und Herzlichkeit verliert.
Durch die Verwendung der Kalmuswurzel und durch die Arbeit am Selbst, die durch sie begünstigt wird, lassen sich Verkrampfungen, Festhalten, Mißtrauen und Eifersucht im Lauf der Zeit abbauen und lösen, wodurch dem bisher so engherzigen, ängstlichen Menschen eine vollkommen neue Dimension des Erlebens seiner selbst und seiner Umwelt eröffnet wird, eine Dimension, die eine tiefgreifende Wandlung bewirken wird.

Einsatz und Rezepturen

Bei Magenproblemen und Blähungen: Setzen Sie Kalmus möglichst häufig als Gewürz in der Küche ein. Legen Sie bei chronischen Magenproblemen einige

Scheiben Kalmuswurzel in ein luftdicht verschließbares Glas, füllen Sie es mit 0,1 l 40prozentigem Schnaps Ihrer Wahl, beispielsweise mit Williams Birne, auf. Lassen Sie das Ganze mindestens vier Wochen ziehen, und nehmen Sie dann zweimal täglich nach den Mahlzeiten 1 TL dieses kalmusangereicherten Schnapses ein.
Bei seelischer Verkrampfung, Eifersucht, Zorn und Verlustangst: Geben Sie täglich dreimal jeweils 6 Tropfen homöopathisches Kalmus-Gewürzheilmittel direkt auf die Zunge. Würzen Sie Ihre Speisen regelmäßig mit diesem Gewürz.

Kaper

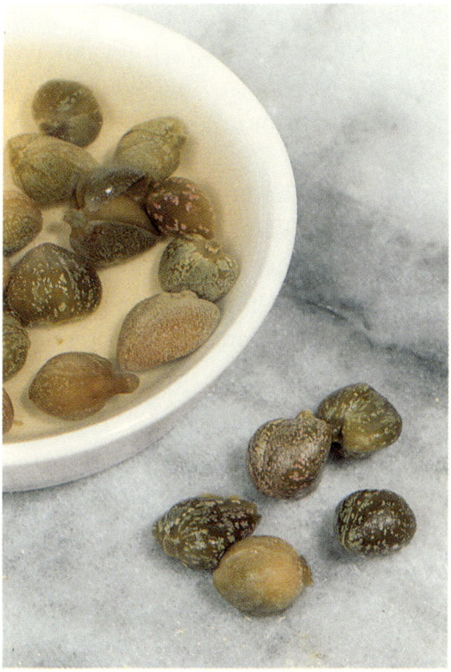

Beschreibung, Geschichte und anderes Wissenswertes

Die Kaper ist die geschlossene, noch von den Kelchblättern umgebene Blütenknospe des Kapernstrauches, *Capparis spinosa*. Der Kapernstrauch wächst überall im Mittelmeerraum wild an Felsen und Mauern. Wenn sich im Frühling die Knospen zeigen, müssen sie sogleich gepflückt werden. Damit die Kapern als Gewürz eingesetzt werden können, müssen sie allerdings noch behandelt werden.

Nach dem Pflücken läßt man die Knospen an der Luft und im Schatten welken, dies dauert von einigen Stunden bis zu einigen Tagen. Dann legt man sie eingesalzen in Essig oder Öl ein, wo man

sie ziehen läßt; Kapern guter Qualität ruhen mindestens drei Monate lang; dann werden sie sortiert, abgepackt und verkauft.
Erst beim Welken entwickelt sich der charakteristische Geschmack und Geruch, der von einer bestimmten Säure, der Capprinsäure, herrührt. In konzentrierter Form ist dieser Säure ein unangenehmer Geruch nach Ziegenbock zu eigen. Gerade diese Säure ist aber auch für die gesundheitsfördernde Wirkung der Kapern verantwortlich.
Als Kapernersatz werden zuweilen die Blütenknospen anderer Pflanzen (z. B. Sumpfdotterblume, Kapuzinerkresse) angeboten. Geschmacklich können diese die echten Kapern möglicherweise ersetzen; für unsere Zwecke benötigen wir jedoch ausschließlich echte Kapern.
Die besten Kapern stammen aus Südfrankreich; sie heißen *Nonpareilles.* Da das Pflücken der Kapern wie das Einlegen und Aussortieren eine aufwendige Handarbeit ist, sind hochwertige Kapern etwas teurer. Ihr Geschmack und Wirkstoffgehalt ist allerdings auch entsprechend größer.
Der Kapernstrauch ist schon seit vielen Jahrtausenden so weit verbreitet, daß sich nicht mehr bestimmen läßt, woher er ursprünglich stammt. Überall, wo er schon seit langem wächst, werden die Kapern als Gewürz verwendet. Schon ägyptische Papyri nennen Kapern. Die wichtigsten Anbaugebiete sind heute Zypern, Frankreich, Spanien und Algerien.

Die Stellung im Energiekreis und allgemeine Wirkungen

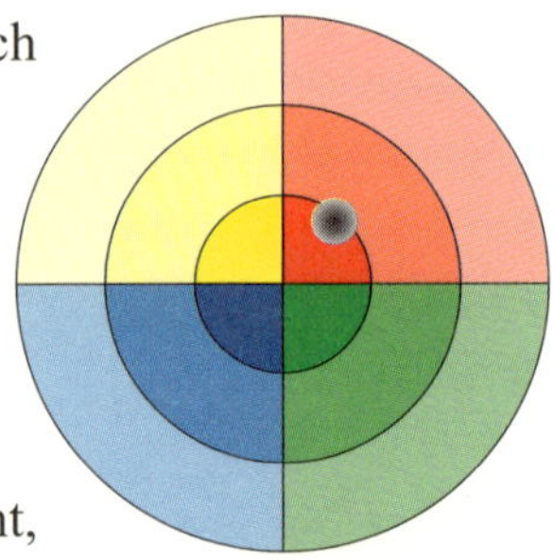

Im Energiekreis befindet sich die Kaper im 1. Quadranten. Sie wirkt also leicht anregend und energiegebend. Kapern sind ein typischer »Stabilisator«, d. h., sie wirken dadurch, daß sie die natürliche Harmonie festigen. Kapern eignen sich also nicht, um Probleme, die sich in deutlichen Symptomen manifestiert haben, zu heilen. Sie wirken jedoch vorzüglich, wenn sie bei den ersten Anzeichen eines Ungleichgewichtes, das durch Energieverlust hervorgerufen wird, genommen werden. Da Kapern einen sehr angenehmen Geschmack haben und in der Küche häufig verwendet werden, dürfte es nicht schwerfallen, Kapern auch als vorbeugendes, gesundheitsstabilisierendes Gewürz einzusetzen.

Wirkungen auf den körperlichen Bereich

Kapern wirken leicht anregend und kräftigend. Sie heilen zwar nicht im eigentlichen Sinne; aber wenn sich eine Krankheit beispielsweise durch Appetitlosigkeit ankündigt, sollte man es gleich mit Kapern versuchen: oft kehrt der Appetit zurück, und die Krankheit wird am Ausbrechen gehindert. Auch auf die Verdauung wirken sich Kapern förderlich aus.

Wirkungen auf den geistig-seelischen Bereich

Ebenso wie Kapern den Körper bei Schwächezuständen unterstützen, sich zu regenerieren, helfen sie auch bei psychisch-mentaler Schwäche. Kapern geben Körper und Seele Energie und sorgen dafür, daß Sie schnell wieder zu Kräften kommen.
Natürlich ist es ganz normal, daß wir nicht zu jeder Zeit energiegeladen und rundum fit sind, denn innerhalb der natürlichen Lebensrhythmen kommt es immer wieder zu Schwankungen in unserem Energiehaushalt.
Es gibt Tage, an denen wir schon kaum aus dem Bett kommen, wo wir scheinbar nichts zustande bringen und uns richtiggehend durchhängen lassen. Dies kann dann schon einmal am Wetter liegen, an einer schlaflosen Nacht oder einem Fest, bei dem wir am letzten Abend etwas zu tief ins Glas geschaut haben.
Abgesehen von diesen natürlichen »Tiefs«, die schnell wieder behoben sind, gibt es aber auch Schwächezustände, die ihre Ursache in unserer psychischen Verfassung haben und die unter Umständen sehr lange auf uns einwirken können und dazu neigen, chronisch zu werden.

Insbesondere sind dies Zustände der Hoffnungslosigkeit und der Resignation. Oft sind es tragische Ereignisse wie der Verlust des Arbeitsplatzes oder die Diagnose, an einer schweren Krankheit zu leiden, die jemanden in die Hoffnungslosigkeit stürzen können.
Gerade in diesen Fällen, in denen sich der Mensch aufgegeben hat, in denen er gewissermaßen innerlich kapituliert hat und keine Kraft mehr findet, noch weiterzukämpfen, sind Kapern besonders hilfreich. Ihre energiegebende, anregende Wirkung auf Psyche und Geist führt zunächst zu einer Überwindung jeglicher Trägheit und Antriebslosigkeit. Sodann kommt es zu einer allgemeinen Stärkung der vitalen Kräfte und Lebensenergie. Negative Gedanken, die zu einem Gefühl vollkommener Sinnlosigkeit führen, werden allmählich aufgelöst.
Kapern helfen uns aber auch, zu erkennen, daß in jeder Lebenskrise auch die große Chance steckt, sich wieder ein ganzes Stück vorwärtszubewegen. Nach einem Schicksalsschlag ist es ganz verständlich, daß wir zunächst das Gefühl haben, daß uns alles über den Kopf wächst. In der Folge ist es aber wichtig, daß wir uns selbst wieder auffangen, unsere Kräfte sammeln und der uns gestellten Aufgabe mutig stellen.
Wie viele Menschen gibt es, die sich an die Hoffnungs- und Sinnlosigkeit ihres eigenen Lebens gewöhnt haben und die lustlos und ohne Energie leben. Damit es uns nicht so ergeht, sollten wir unsere gewaltigen inneren Energien wieder aktivieren, was nicht heißt, daß es nicht auch manchmal sinnvoll ist, eine kurze Phase der Resignation auszuleben. Doch sollten wir niemals in diesem Zustand verharren, sondern ihn immer als Durchgang zu einem bewußteren Leben ansehen.
Es gibt viele Möglichkeiten, sich aus der Schwäche zu befreien. Oft sind es ganz einfache Dinge wie etwas mehr Bewegung, eine gesündere Ernährung, die Aussprache mit einem guten Freund usw. Nicht zuletzt sollten Sie jedoch, falls Sie selbst einmal der seelischen Kräftigung bedürfen, an die vielfältigen Wirkungen der Gewürzheilkunde und insbesondere an die aktivierende Wirkung der Kapern denken.

Bei Appetitlosigkeit und träger Verdauung: Verwenden Sie Kapern möglichst häufig in der Küche, um Verdauungsproblemen vorzubeugen. Bei Appetitmangel eignen sich Kapern am besten für Vorspeisen und Salate.

Einsatz und Rezepturen

Bei körperlichen Schwächezuständen: Geben Sie einen gehäuften EL Kapern in ein Sieb, und spülen Sie sie kurz unter fließendem Wasser ab. Zerstampfen Sie die Kapern, und überbrühen Sie sie mit 1/4 l kochendem Wasser. Lassen Sie das Ganze eine Stunde lang ziehen. Seihen Sie anschließend ab. Trinken Sie dreimal täglich ein Likörgläschen von diesem Sud. Würzen Sie Ihre Speisen außerdem regelmäßig mit Kapern.

Bei psychischen Schwächezuständen und besonders bei Hoffnungslosigkeit und Resignation: Nehmen Sie drei- bis viermal täglich 6 Tropfen Kapern-Gewürzheilmittel ein.

Kardamom

Kardamom, *Elettaria cardamomum*, ist eine schilfartige Staude, die in den feuchten Bergwäldern Indiens an der Malabarküste beheimatet ist. Das Gewürz sind die dunklen Samen, die in einer dünnen papierartigen Kapselfrucht sitzen. Frühestens drei Jahre nach dem Einsetzen der Pflanze kann geerntet werden; die Ernte erfolgt von September bis Dezember. Die Pflanzen müssen ständig beobachtet werden, um den richtigen Zeitpunkt nicht zu verpassen, denn wenn die Früchte reif werden, springen sie auf, und der Samen ist verloren.

Beschreibung, Geschichte und anderes Wissenswertes

Kardamom ist eines der teuersten Gewürze, nur noch Safran und Vanille sind teurer. Im Handel sind meist die vollständigen Kapselfrüchte; sie sind grün oder weiß und haselnußgroß. Der braune Kardamom ist kein echter Kardamom und kommt diesem weder in Geschmack noch Heilwirkung gleich. Am wertvollsten ist der grüne Kardamom von der Malabarküste. Die Samen nimmt man erst kurz vor dem Gebrauch aus den dreifächrigen Kapseln und mahlt sie zu Pulver.

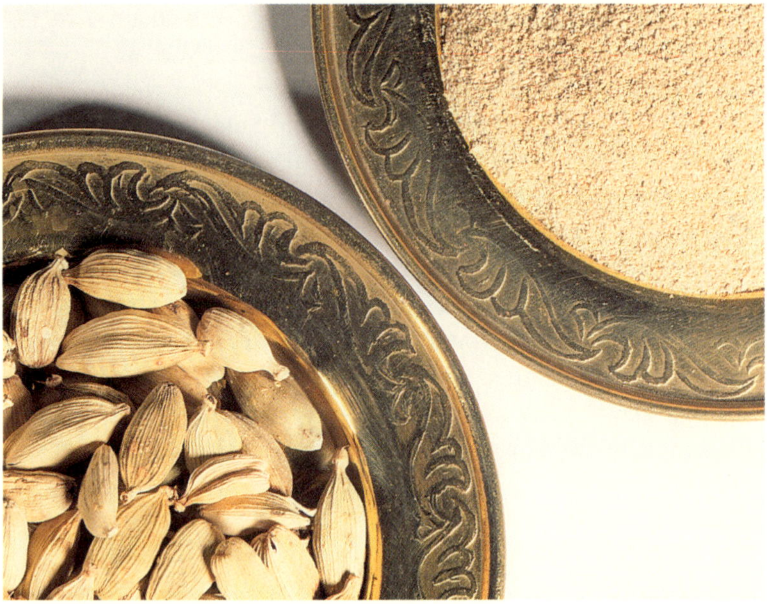

Kardamom hat eine lange Geschichte. In Indien, seinem Herkunftsland, war er den Heilern schon bekannt, bevor die Schriften entstanden. Kardamom galt als die »Königin der Gewürze« und war äußerst kostbar. Das Gewürz fand auch bei Fremden schnell Liebhaber, besonders die Araber fanden großen Gefallen an Kardamom und würzen bis heute ihren Kaffee damit. In Babylon wurde er angeblich schon mehrere hundert Jahre vor der Zeitenwende angebaut. Durch Vermittlung der Araber gelangte dieses Samengewürz nach Europa. Im antiken Griechenland schätzte man Kardamom vor allem wegen seiner gesundheitsfördernden Wirkung, und im alten Rom verarbeitete man Kardamom in Parfüm. Dioskurides kannte die Samen als Heilmittel. Auch das Europa nördlich der Alpen entdeckte Kardamom, wenn auch erst viel später, für sich. Als England im 11. Jahrhundert von den Normannen erobert wurde, brachten diese jedenfalls Kardamom mit. In der europäischen Küche hat sich Kardamom leider nicht besonders gut durchgesetzt; nur in Skandinavien verwendet man ihn relativ häufig.

In der Industrie finden die Kardamomsamen aber mannigfaltige Verwendung: Mit ihnen würzt man u. a. Back- und Wurstwaren, Schokoladen und Liköre wie Produkte der Tabakindustrie.

Die Stellung im Energiekreis und allgemeine Wirkungen

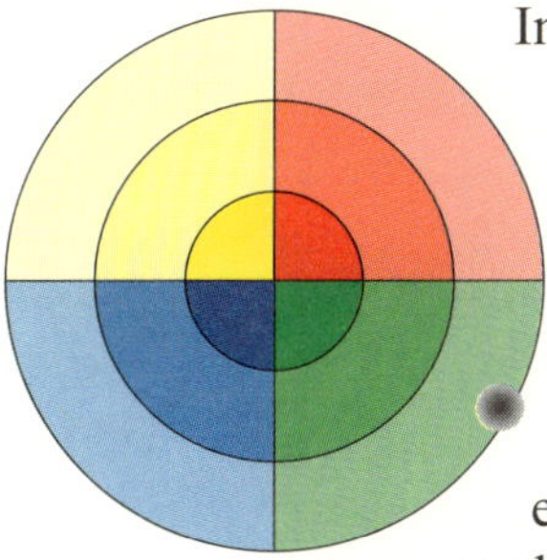

Im Energiekreis befindet sich Kardamom im 4. Quadranten. Beide Aspekte, der energiereduzierende wie auch der anregende Aspekt, sind gut ausgeprägt, doch überwiegt die anregende Wirkung. Kardamom ist ein ausgesprochenes Heilgewürz, wie auch seine Stellung im Energiekreis zeigt.
Kardamom ist bei Problemen angezeigt, die einerseits einer Anregung, andererseits aber einer Ableitung negativer Energie bedürfen. Dabei wirkt Kardamom selbst bei Krankheiten, also Problemen, die bereits durch eine deutliche Symptomatik auffallen. Vergleichbare Wirkung haben Sternanis und Knoblauch, die beide etwas stärker anregend wirken; während bei Sternanis jedoch die energiereduzierende Kraft schwächer ausgeprägt ist als bei Kardamom, ist Knoblauch in beiden Aspekten kräftiger.

Wirkungen auf den körperlichen Bereich

Kardamom wurde schon im alten Indien bei Magenschmerzen und Blähungen empfohlen. Dabei kommt auch die appetitanregende Wirkung des Gewürzes zur Geltung.
Kardamom wirkt deutlich anregend auf Kreislauf, Hormonhaushalt und Stoffwechsel. Da er gleichzeitig negative Energie abzieht, eignet sich Kardamom zur Unterstützung der Behandlung vieler Krankheiten, insbesondere solcher, die einen chronischen Verlauf genommen haben.
Das Kauen von Kardamomsamen erfrischt den Atem; eine Wirkung, die zwar keine direkte Heilwirkung ist, aber für den Alltag praktisch sein kann.

Wirkungen auf den geistig-seelischen Bereich

Kardamom ist ein ausgezeichnetes Mittel bei Problemen, die mit dem eigenen Ich zu tun haben. Natürlich hat jeder schon einmal Schwierigkeiten mit sich selbst, und jeder denkt schon einmal: Was habe ich da nur wieder angestellt? Oder: Wie konnte ich nur so etwas tun? Das war doch gar nicht ich selbst. Es ist ganz normal, daß man nicht immer mit sich selbst »einverstanden« ist, aber es gibt auch Menschen, die praktisch ständig mit sich selbst hadern. Sie mögen sich selbst nicht, wollen kaum noch in den Spiegel schauen und schaffen es einfach nicht, sich selbst zu akzeptieren. Bei diesen Problemen ist Kardamom das Gewürz der Wahl.

Viele Identitätsprobleme weisen auf unterbewußte Konflikte hin. Die Bildung eines gesunden Ichs, das zwar einerseits dazu in der Lage ist, sich in diesem Leben durchzusetzen und »seinen Mann zu stehen«, auf der anderen Seite aber nicht von Selbstüberschätzung und Größenwahn geprägt sein darf, mißlingt vielen Menschen. Oft sind die Wurzeln für dieses Mißlingen in der frühen Kindheit zu suchen, in einer Phase, in der der Mensch entdeckt, daß er ein Ich ist, das von allen anderen Ichs getrennt ist.

Kardamom ist nun ein Mittel, das in Seele und Geist die optimalen Voraussetzungen schafft, sich selbst richtig einzuschätzen und sich seiner selbst bewußt zu werden. Dabei werden unharmonische Tendenzen ausgeglichen, gleichgültig ob es sich dabei um ein aufgeblasenes Ich handelt, das zu Arroganz und Überheblichkeit neigt, oder ob ein zu schwaches Ich vorherrscht, so daß der Betreffende sich minderwertig fühlt und oft auch Angst vor seinen Mitmenschen hat.

Kardamom hilft dem Menschen, die nötige Liebe zu sich selbst zurückzugewinnen und sich objektiver einzuschätzen. Nur durch die Liebe zu sich selbst ist letztendlich auch die Liebe zum Nächsten möglich.

Durch Kardamom gelingt es, die oberflächlicheren, unterbewußten Schichten der Erziehung von der wirklichen Persönlichkeit zu trennen, was zu einer klareren Sicht in bezug auf sich selbst führt und somit einen wichtigen Schritt auf dem Weg der Selbsterkenntnis darstellt.

Einsatz und Rezepturen

Bei Blähungen und Appetitlosigkeit: Verwenden Sie 1 TL zermahlene Kardamomsamen, die Sie zusammen mit 1 TL Kräutertee Ihrer Wahl (z. B. Kamille, Pfefferminze usw.) überbrühen und fünf Minuten ziehen lassen. Süßen Sie den Tee mit etwas Honig. Trinken Sie vor dem Mittag- und Abendessen je eine Tasse davon. Würzen Sie auch regelmäßig mit Kardamom.
Bei chronischen Erkrankungen sowie zur Harmonisierung des Hormonhaushaltes: Vermischen Sie 1 Messerspitze Kardamom mit einem Glas heißer Milch, süßen Sie mit Honig. Trinken Sie täglich ein Glas davon. Zusätzlich sollten Sie sich ätherisches Kardamomöl besorgen und Ihren Wohnbereich damit bedampfen – am besten mit Hilfe einer Duftlampe.
Noch ein kleiner Tip für Kaffeetrinker: Wenn Sie gerne Kaffee trinken, ihn aber nicht sehr gut vertragen, so sollten Sie jeder Tasse eine Prise Kardamom zufügen, wodurch die Bekömmlichkeit des Kaffees gesteigert wird.
Bei Problemen mit dem Ich, bei zu starkem oder zu schwachem Ich und mangelnder Selbstliebe: Verdampfen Sie täglich einige Tropfen ätherisches Kardamomöl in der Duftlampe. Nehmen Sie jeden Morgen nach dem Aufstehen 8 Tropfen homöopathisches Kardamom-Gewürzheilmittel ein.

Knoblauch

Beschreibung, Geschichte und anderes Wissenswertes

Knoblauch, *Allium sativum*, ist, was wohl die meisten nicht wissen, ein Liliengewächs wie die Zwiebel und der Schnittlauch, das in Zentralasien beheimatet ist und in der gesamten Alten Welt, besonders im Vorderen Orient, angebaut wird. Die Knoblauchzwiebel besteht aus mehreren Knoblauch-»Zehen«, von denen jede einzelne von einem weißen papierartigen Hüllblatt umgeben ist.
Knoblauch ist nicht nur ein Gewürz, sondern wird in vielen Ländern – vor allem Südeuropas – auch als Nahrungsmittel verwendet; bei uns kaum, da der Knoblauchduft hierzulande nicht gera-

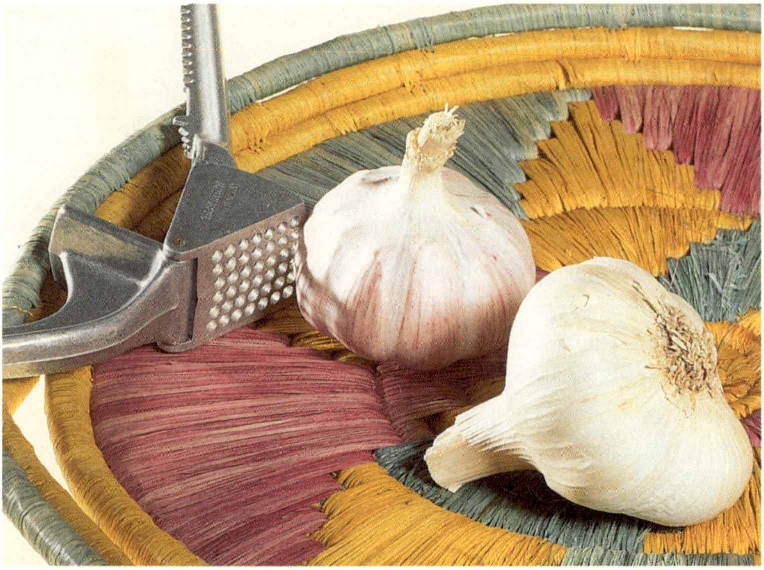

de beliebt ist. Die starke Heilkraft des Knoblauchs ist allerdings auch bei uns wohlbekannt, und so hat sich die pharmazeutische Industrie eine gute Einnahmequelle mit der Herstellung von Knoblauchpillen erschlossen. An die Kraft unbehandelten Knoblauchs reichen solche Präparate allerdings nicht heran.

Knoblauch ist eine der ältesten Kulturpflanzen der Welt; bereits vor über 5000 Jahren war Knoblauch bei den Sumerern in Gebrauch. Auch in Ägypten und Indien wurde er schon vor mehreren tausend Jahren kultiviert. Beim Bau der Pyramiden wurde den Sklaven Knoblauch verabreicht, um ihre Kräfte zu erhalten. Andererseits wurde er aber auch den Göttern geopfert. Alexander der Große (356–323 v. Chr.) war, wie später der schon genannte Plinius d. Ä. und Vergil (70–19 v. Chr.), ein Liebhaber des Knoblauchs. Allerdings gab es immer Menschen, die dem Geruch nicht zugetan waren, beispielsweise Horaz (65–8 v. Chr.), der die Liebenden vor Knoblauchgenuß warnte, oder William Shakespeare (1564–1616), den es vor Knoblauch geradezu ekelte.

Knoblauch wurde ausnahmsweise nicht von den Römern in den Norden Europas gebracht; den Germanen war Knoblauch offenbar schon lange, bevor die Römer ihre Eroberungsfeldzüge antraten, bekannt. Unser Wort »Knoblauch« leitet sich aus dem althochdeutschen *chlofalouh* her, was soviel wie »gespaltener Lauch« bedeutet – ein Hinweis auf die Gestalt der Zwiebel.

Die Stellung im Energiekreis und allgemeine Wirkungen

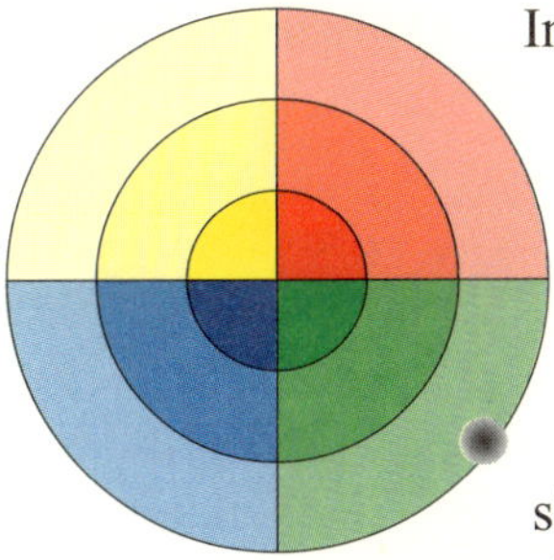

Im Energiekreis befindet sich Knoblauch im 4. Quadranten, und zwar ziemlich weit außen, was deutlich die heilende Kraft zeigt. Beide Aspekte, der anregende wie auch der energiereduzierende Aspekt, sind deutlich und in etwa gleich stark ausgeprägt. Knoblauch ist aufgrund dieser ausgewogenen Stellung eines der stärksten Heilgewürze, das bei einer großen Anzahl von Beschwerden hilfreich ist. Besonders dann, wenn es auf ein harmonisches Zusammenspiel von anregender und energiereduzierender Wirkung ankommt, ist Knoblauch unübertroffen.
Mit dem Knoblauch kann sich eigentlich kein anderes Gewürz vergleichen; lediglich Kardamom und Sternanis kommen bestimmten Aspekten des Knoblauchs nahe. Die spezifischen Heilkräfte, die sich im Knoblauch befinden, hat jedoch kein anderes Gewürz.

Wirkungen auf den körperlichen Bereich

Bei Knoblauch sind die Heilanzeigen so umfangreich, daß es schwer ist, einen Anfang zu finden. Beginnen wir mit zwei weitverbreiteten Leiden, zwei zeitspezifischen Krankheiten: Bluthochdruck und Arteriosklerose. Bei diesen zeigt sich die Wirkung von Knoblauch besonders erfolgreich; zum einen senkt Knoblauch den Blutdruck, zum anderen aber beugt er durch seine anregende Wirkung der Abgespanntheit vor, die bei chemischen blutdrucksenkenden Mitteln häufig auftritt. Auch bei Arteriosklerose ist diese zweifache

Wirkung wichtig; Knoblauch führt die schädlichen Kräfte ab und regt gleichzeitig den Abbau der »Verkalkungen« an.

Auch auf Magen und Darm hat Knoblauch eine vorzügliche Wirkung. Er hilft auch bei stärkeren chronischen Magen- und Darmleiden, ohne dabei jedoch die natürliche Darmflora zu schädigen: ganz im Gegenteil!

Eine wichtige Wirkung von Knoblauch besteht in seiner positiven Wirkung auf die körpereigene Abwehrkraft. Wer regelmäßig Knoblauch zu sich nimmt, wird – das haben medizinisch-wissenschaftliche Untersuchungen eindeutig gezeigt – wesentlich seltener krank. In den Gegenden, in denen Knoblauch ein gängiges Nahrungsmittel ist, liegt die Lebenserwartung meist sehr hoch.

Knoblauch ist auch ein Heilmittel gegen chronische Vergiftungen; im Falle von Bleivergiftungen ist dies experimentell bestätigt worden. Zusammen mit der Stärkung der Abwehrkraft wirkt diese entgiftende Kraft des Knoblauchs auch kanzerostatisch; Knoblauch soll also – das wurde in Untersuchungen belegt – Krebs in seiner Entwicklung aufhalten können: Das Gewürz entzieht dem Geschwür die negative Energie und regt gleichzeitig das Immunsystem an.

Außerdem wirkt Knoblauch stark entzündungshemmend und desinfizierend, so daß er auch äußerlich bei Verletzungen angewendet wird.

Gegenanzeigen sind kaum bekannt; manchmal wird stillenden Müttern davon abgeraten, Knoblauch zu verzehren, weil die Milch einen Beigeschmack bekommt. Ob dies dem Kind allerdings schadet, ist nicht erforscht.

Wirkungen auf den geistig-seelischen Bereich

Abgesehen von den vielfältigen Wirkungen, die Knoblauch im körperlichen Bereich aufweist, wirkt sich Knoblauch auch auf die geistige und seelische Ebene aus, was den meisten wahrscheinlich unbekannt ist.

Knoblauch ist ein gutes Gewürz für die Reinigung. Nicht nur dem Körper, sondern auch den Gedanken und Gefühlen tut eine Reinigung oftmals not.

Ebenso wie sich der Körper von überflüssigem Ballast befreit, indem er diesen ausscheidet, wobei Knoblauch ihm sehr behilflich sein kann, reinigen sich auch Geist und Seele von allem Überflüssigen, was beispielsweise während des nächtlichen Träumens geschieht.
Während dieser Reinigungsprozeß beim gesunden Menschen einigermaßen gut funktioniert, gibt es immer mehr Menschen, die unter einer großen Anzahl belastender Gefühle und überflüssiger Gedanken zu leiden haben. Die Vielzahl der Reize, die unsere heutige Welt zu bieten hat, tut ihr übriges, um unsere Sinne, unser Denken und unsere Gefühle mit immer mehr »Müll« anzufüllen.
Knoblauch eignet sich ganz vorzüglich als »Müllabfuhr«. Durch Knoblauch werden alle unnötigen Gedanken und belastenden Gefühle bewußtgemacht, die Träume werden aktiviert, und die Kreativität wird gesteigert. Der in dieser Weise angeregte Mensch entwickelt den Wunsch, sich auszudrücken und seine inneren Ansammlungen nach außen abzugeben. Dazu findet jeder, je nach Veranlagung, unterschiedliche Möglichkeiten.
Der eine wird sich vielleicht einsperren und all seinen Unmut herausschreien, der andere wird eher den künstlerischen Ausdruck wählen, während manche es vorziehen, mit anderen Menschen zu sprechen und sich auf diese Weise zu entlasten.
Knoblauch ist aber auch ein ganz ausgezeichnetes Gewürz, wenn es darum geht, die geistige Flexibilität wieder in Schwung zu bringen. Knoblauch bringt Bewegung ins Denken, führt zu neuen Ideen und Inspirationen und bringt im ganzen Menschen, sowohl im Körper als auch in der Psyche und im Geist, einiges wieder in Fluß, was teilweise über Jahre abgelagert wurde.

Einsatz und Rezepturen

Bei chronischen Magen-Darm-Problemen: Verwenden Sie Knoblauch möglichst häufig in der Küche, und kauen Sie eine Woche lang einmal täglich eine halbe Knoblauchzehe zusammen mit etwas Minze.
Bei Wunden und Verletzungen: Machen Sie sich Um-

schläge mit verdünntem Knoblauchsaft. Verwenden Sie dafür zwei bis drei Knoblauchzehen, die Sie auspressen und mit 1/2 l kochendem Wasser übergießen. Lassen Sie das Ganze zehn Minuten ziehen. Diesen Sud benützen Sie für die Umschläge.

Bei Bluthochdruck und Arteriosklerose: Verwenden Sie in der Küche möglichst häufig frischen Knoblauch, und zwar sowohl in roher als auch in gekochter Form. Nehmen Sie zusätzlich dreimal täglich 4 Tropfen homöopathisches Knoblauch-Gewürzheilmittel ein.

Bei Bronchitis: Pressen Sie eine halbe Zitrone aus, gießen Sie heißes Wasser dazu, fügen Sie 1 TL Honig sowie eine ausgepreßte Knoblauchzehe bei. Trinken Sie das Getränk nach dem Umrühren möglichst heiß.

Zur Steigerung der Abwehrkräfte und zur unterstützenden Krebsbehandlung: Trinken Sie jeden Tag eine große Tasse des oben beschriebenen Knoblauchgetränks mit Zitrone und Honig. Würzen Sie außerdem regelmäßig mit frischem Knoblauch, und nehmen Sie dreimal täglich jeweils 3 Tropfen Knoblauch-Gewürzheilmittel ein.

Zur Reinigung von Seele und Geist und zur Erhöhung der geistigen Flexibilität: Nehmen Sie zweimal täglich jeweils 3 Tropfen Knoblauch-Gewürzheilmittel.

Koriander

Beschreibung, Geschichte und anderes Wissenswertes

Koriander, *Coriandrum sativum*, ist ein einjähriges Kraut, dessen Samen ein sehr heilkräftiges Gewürz liefert. Die Herkunft der Pflanze ist nicht genau bekannt, es heißt, sie sei im Vorderen Orient beheimatet. Diese alte Kulturpflanze wird in Rußland, auf dem Balkan, vor allem aber in den Mittelmeerländern, in Indien und China, sowie bei uns angebaut.

Die Pflanze wird etwa 50 bis 80 Zentimeter hoch und wächst auf eher trockenen, sonnigen Plätzen. Im Hochsommer entstehen kleine, rosafarbene Blütendolden, aus denen sich runde, pfeffer-

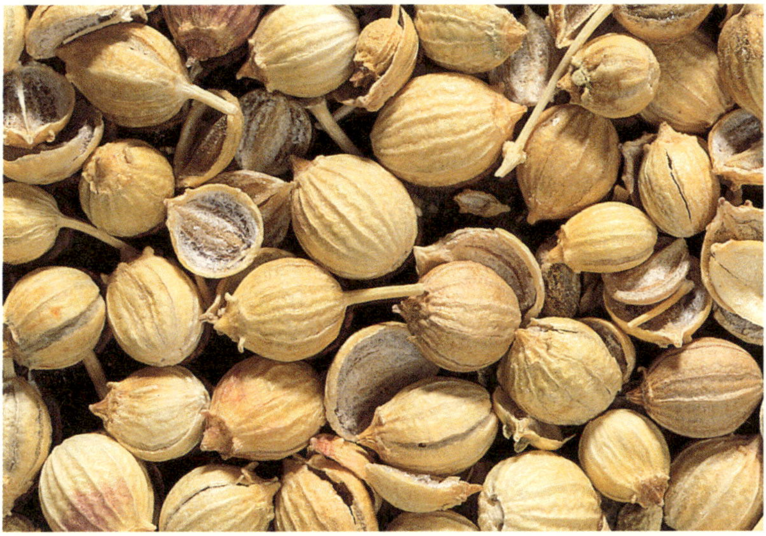

korngroße Früchte entwickeln. Pflanze und Früchte haben frisch einen recht üblen, wanzenartigen Geruch, weshalb das Kraut auch oft als »Wanzendill« bezeichnet wird. Die Früchte werden im Spätsommer allmählich hellbraun und werden zusammen mit den Stengeln abgeschnitten und getrocknet. Ihr Geruch ist nun süß und würzig.

Koriander ist nicht nur ein gutes Küchengewürz, sondern auch ein ausgezeichnetes Heilgewürz. Die beste Qualität kommt aus Indien, ist aber schwerer erhältlich. Kaufen Sie in jedem Fall immer nur ganzen Koriander und nicht gemahlenen. Das ätherische Öl hat sich dann schon meist verflüchtigt.

Koriander wird schon seit vielen tausend Jahren kultiviert. Schon 1550 Jahre vor der Zeitenwende wird das Gewürz in einem ägyptischen Papyrus erwähnt. In der Bibel lesen wir folgendes: Die Israeliten waren ihrer ägyptischen Knechtschaft entronnen, am 15. Tag murrten sie ob ihres Hungers, hatten sie doch immerhin in Ägypten zu essen gehabt. Da läßt Gott Manna vom Himmel fallen. »Und es war wie weißer Koriandersamen und schmeckte nach Weißbrot und Honig.« Ebenfalls wird Koriander als Heilmittel im weit entfernten Indien in den vedischen Schriften erwähnt.

Der Grieche Hippokrates (460–375 v. Chr.), der als Begründer der wissenschaftlichen Heilkunde bezeichnet wird und etwa 300 Heilmittel kannte, verordnete Koriander als Medikament. Von den Römern wurde dieses Gewürz dann in Europa verbreitet. Heute wird Koriander in der ganzen Welt angebaut.

Die Stellung im Energiekreis und allgemeine Wirkungen

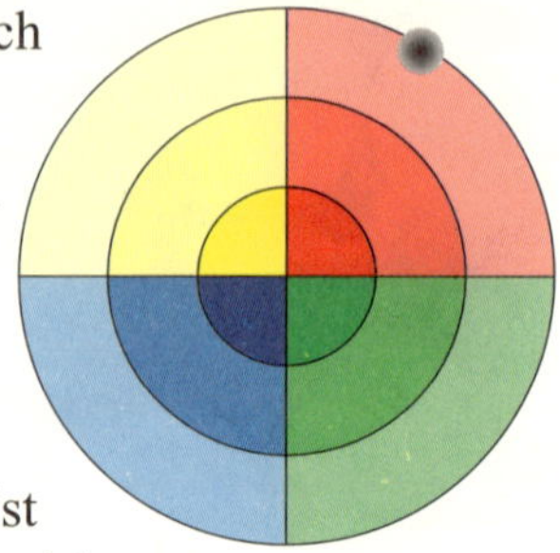

Im Energiekreis befindet sich Koriander im 1. Quadranten. Von den beiden Aspekten, die der 1. Quadrant beschreibt, ist beim Koriander die energiegebende Wirkung stärker ausgeprägt, während sich die anregende Wirkung in Grenzen hält. Dennoch ist Koriander ganz klar ein Heilgewürz. Er wirkt vor allem bei Problemen, bei denen in einem Bereich – das kann innerhalb des Körperlichen, des Geistigen oder des Seelischen sein – ein deutlicher Energiemangel besteht.
Kurkuma und Pfeffer haben vergleichbare Wirkungen; bei Kurkuma ist der energiegebende Aspekt ein wenig stärker, und bei Pfeffer kommt eine starke anregende Wirkung hinzu. Aber natürlich ist jedes Gewürz, also auch Koriander, einmalig.

Wirkungen auf den körperlichen Bereich

Die chinesische und indische Medizin, in der die Gewürzheilkunde eine lange Tradition besitzt, kennt Koriander als Heilmittel gegen viele Krankheiten, insbesondere solche, die mit Schwächezuständen einhergehen. In der Rekonvaleszenz empfiehlt sich Koriander deshalb ebenfalls besonders.
Auch die Verdauung wird durch Koriander gefördert; bei Darmträgheit und Verstopfung hilft er meist schnell und ohne Nebenwirkungen, die die modernen Abführmittel haben. Außerdem regt er auch den Appetit an.
Erstaunlicherweise ist die positive Wirkung von Koriander bei

Migräne bekannt, während die energiegebende Wirkung bei »normalen« Kopfschmerzen nicht sehr greift.

Wirkungen auf den geistig-seelischen Bereich

Koriander ist besonders geeignet, Künstler bei ihrem Auftritt zu unterstützen, und dies aufgrund seiner zweifachen energetischen Wirkung: Erstens baut er Schüchternheit ab und stärkt das Selbstbewußtsein, und zweitens erhöht er die Kreativität.
Sowohl der Musiker, der vielleicht vor vielen Menschen als Solist auftreten muß wie der Konzertpianist, als auch der Orchestermusiker befinden sich vor Auftritten oft in extremen Streßzuständen. Ebenso ergeht es auch Schauspielern.
Für diese Menschen ist Koriander ein ausgezeichnetes Gewürz, da es die Ängste abbaut, die mit dem Sich-zur-Schau-Stellen zusammenhängen, mit dem ja in gewisser Weise auch ein Sichausliefern an die Bewertung durch die Mitmenschen stattfindet.
Koriander schützt den Menschen, indem er dessen Ichgrenze stärkt, er öffnet ihn aber gleichzeitig so weit, daß er den Zuhörern oder Zuschauern etwas von sich geben kann, ohne sich selbst aufzugeben.
Insofern eignet sich Koriander aber natürlich auch für Geschäftsleute, die ein Seminar abhalten oder eine Rede halten müssen. Die Aussicht, vor eine Menge zu treten und sich darzustellen, weckt in vielen Menschen große Ängste. Lampenfieber entwickeln aber nicht nur Musiker und Schauspieler, sondern auch Redner oder Fernsehmoderatoren; selbst Menschen, die im Familien- oder Bekanntenkreis eine kleine Rede halten oder etwa auf dem Klavier vorspielen sollen, bekommen oft ein mulmiges Gefühl.
Koriander gibt besonders in diesen Fällen Sicherheit, vertreibt Schüchternheit und Angst und verstärkt die Ausdruckskraft. Abgesehen davon wirkt sich dieses dem Element Feuer zugeordnete Gewürz auch bei depressiven Verstimmungen positiv aus, und es behebt Konzentrationsschwäche.

Einsatz und Rezepturen

Als »Liebestrank«: Vermischen Sie 2 bis 3 TL Korianderfrüchte, die Sie zuvor in einem Mörser zerstampft haben, mit 1 l Rotwein. Lassen Sie das Ganze verschlossen etwa eine Woche lang im Kühlschrank ziehen, seihen Sie den Wein dann ab. Trinken bzw. servieren Sie diesen Trunk bei Zimmertemperatur.

Bei Appetitlosigkeit und Verdauungsschwäche: Zerkauen Sie zweimal täglich je 1/2 TL Korianderfrüchte mindestens eine Minute lang, und spucken Sie sie dann aus. Nehmen Sie des weiteren dreimal täglich 4 Tropfen homöopathisches Koriander-Gewürzheilmittel ein.

Bei Migräne: Zerstampfen Sie 1 EL Koriander im Mörser, und gießen Sie mit 1/2 l Wasser auf. Bringen Sie das Ganze zum Kochen, reduzieren Sie die Hitze. Lassen Sie es bei kleiner Hitze noch 15 Minuten lang köcheln. Filtern Sie die Flüssigkeit. Trinken Sie zweimal täglich eine Tasse mit etwas Honig gesüßt.

Für die Rekonvaleszenz und bei Schwächegefühl: Würzen Sie Ihre Speisen zunächst täglich, später mindestens dreimal in der Woche mit Koriander. Nehmen Sie außerdem einmal am Tag jeweils 4 Tropfen Koriander-Gewürzheilmittel ein.

Bei Lampenfieber und zur Steigerung der Kreativität: Geben Sie dreimal täglich jeweils 4 Tropfen Koriander-Gewürzheilmittel auf die Zunge. Vor Auftritten nehmen Sie zusätzlich noch einmal 8 bis 10 Tropfen dieses Mittels ein.

Kreuzkümmel

Beschreibung, Geschichte und anderes Wissenswertes

Kreuzkümmel, *Cuminum cuminum*, darf nicht mit Kümmel, *Carum carvi*, verwechselt werden; Kreuz-, Mutter- oder Römischer Kümmel ist eine unserem Kümmel ähnliche Pflanze, deren Spaltfrüchte als Gewürze dienen und einen anderen Geschmack und vor allem auch eine völlig andere Heilwirkung haben. Die Namensähnlichkeit beruht wohl auf dem Aussehen der Früchte, die einander tatsächlich ähneln. Die einjährige Kreuzkümmelpflanze stammt

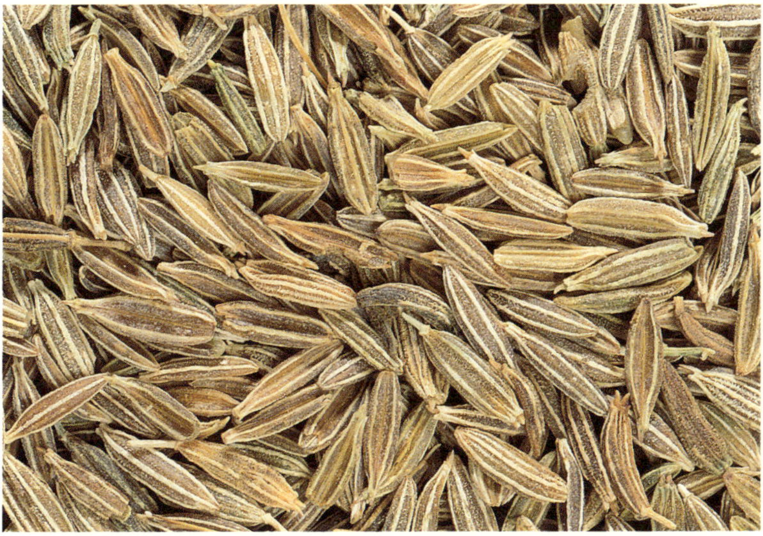

aus Turkestan und wird in Ägypten, Marokko und Syrien, aber auch in Indien angebaut. Die ältesten Zeugnisse über den Einsatz dieses Gewürzes stammen aus Ägypten, wo man es in altägyptischen Gräbern als Beigabe fand; in altindischen Schriften über die Heilkunst ist es ebenso erwähnt.

In Indien wie in den anderen Anbauländern wird Kreuzkümmel häufig verwendet, er ist einer der wichtigsten Bestandteile der meisten Currypulver. In vielen Ländern wird Kreuzkümmel häufiger gebraucht als Kümmel; man kann diese beiden Gewürze aber nicht einfach austauschen.

Kaufen Sie stets nur ganzen Kreuzkümmel, niemals gemahlenen. Wie auch bei allen anderen gemahlenen Gewürzen verflüchtigt sich mit den ätherischen Ölen auch ein Großteil der Heilwirkung und des Geschmacks.

Als Heilgewürz war Kreuzkümmel den alten Ägyptern bereits zur Zeit des Baues der Pyramiden bekannt, und auch in Indien wurde dieses Gewürz schon damals in der Heilkunde verwendet. Auch in der Bibel wird Kreuzkümmel erwähnt. Natürlich taucht Kreuzkümmel auch in der *Naturalis historia* des Plinius d. Ä. auf, der geboren wurde, als Christus ca. 25 Jahre alt war. Diese 37 Bücher umfassende Geschichte der Natur enthält einen Band über pflanzliche Heilmittel, unter denen auch viele Gewürze zu finden sind. Kreuzkümmel wurde nicht, wie so viele andere Gewürze, von den Römern in Europa verbreitet, sondern hatte schon lange vorher seinen Weg gefunden. In unserer Küche wird er allerdings kaum verwendet.

Die Stellung im Energiekreis und allgemeine Wirkungen

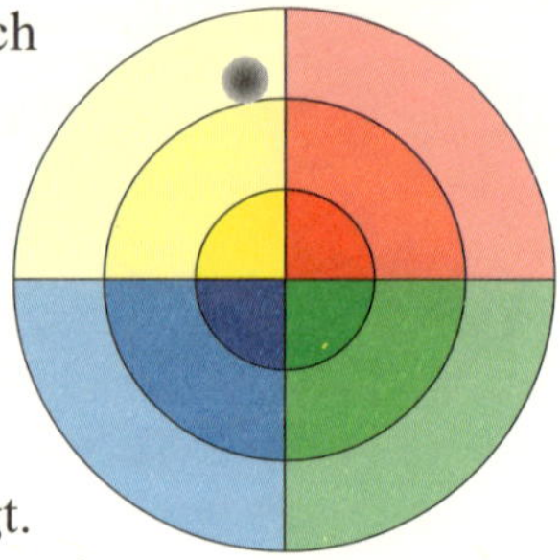

Im Energiekreis befindet sich Kreuzkümmel im 2. Quadranten. Sowohl der energiegebende als auch der beruhigende Aspekt sind deutlich ausgeprägt. Das Gewürz ist ein ausgesprochenes Heilgewürz, was auch seine Position im Energiekreis zeigt. Probleme, die durch einen Mangel an Energie bei gleichzeitiger überstarker Erregung gekennzeichnet sind, können von der Heilkraft des Kreuzkümmels profitieren.
Der Kreuzkümmel ist in seiner Wirkung ziemlich einzigartig; er ist das stärkste energiegebende Gewürz, das gleichzeitig auch eine starke beruhigende Wirkung hat. Nur Kurkuma und Chillies geben mehr Energie, regen jedoch gleichzeitig an.

Wirkungen auf den körperlichen Bereich

Kreuzkümmel hilft bei einem breiten Spektrum von körperlichen Beschwerden. Wie die meisten Gewürze wirkt sich auch der Kreuzkümmel positiv auf die Verdauung aus; besonders bei Durchfall und Appetitlosigkeit ist die Kombination aus beruhigender und energiegebender Wirkung eine große Hilfe.
Im alten Ägypten verwendete man Kreuzkümmel vor allem bei Lungenkrankheiten, die oft dadurch gekennzeichnet sind, daß dem Körper durch die erschwerte Sauerstoffaufnahme Energie entzogen wird und sich das Problem durch die Angst und Erregung des Kranken noch steigert.

Von mehreren Autoren, beispielsweise oben erwähntem Plinius, wird Kreuzkümmel auch bei Anämie empfohlen. Die Haut soll bei Einnahme von Kreuzkümmel ein gesünderes Aussehen bekommen, da die Durchblutung gefördert und die Spannung vermindert wird.

Wirkungen auf den geistig-seelischen Bereich

Wie wir bereits erwähnten, ist Kreuzkümmel ein Gewürz, das gleichzeitig Energie gibt und beruhigt. Aufgrund seiner Wirkungen auf die geistig-seelische Ebene ist Kreuzkümmel das ideale Gewürz gegen Unzufriedenheit jeder Art.

Der Unzufriedene leidet einerseits unter einem Mangel an Energie, wodurch er nicht in der Lage ist, seine Lebenssituation so zu verändern, daß er wieder zufrieden ist, andererseits ist er in einem übererregten Zustand, da die Unzufriedenheit ihn aggressiv und innerlich wütend macht.

Es gibt viele Formen von Unzufriedenheit. Vielleicht gefällt uns unser Job nicht, und wir würden gerne eine andere Tätigkeit suchen, doch fehlt uns dazu der Mut. Oder wir sind mit unserem Partner unzufrieden und wünschen uns insgeheim, jemand anderen kennenzulernen, der aufregender und interessanter ist.

Vielleicht sind wir auch mit unserer Wohnung unzufrieden oder mit dem Land, in dem wir leben. Viele Menschen leiden aber auch an dem Zustand, in dem sich unsere Welt mittlerweile befindet, an der Zerstörung unserer Umwelt und der Bedrohung unseres Globus.

Zunächst sollten wir bei jeder Form von Unzufriedenheit, die wir bei uns selbst bemerken, einmal hinterfragen, ob das, mit dem wir unzufrieden sind, denn überhaupt verändert werden kann. Wenn wir gerne ein Auto hätten, das rot statt blau ist und vielleicht zusätzlich noch etwas weniger Benzin verbraucht als das alte, liegt die Sache noch einigermaßen im Bereich des Lösbaren.

Wenn wir uns aber gegen das Ozonloch oder gegen die beginnende Glatze auflehnen, so kämpfen wir möglicherweise einen

Kampf, den wir nie gewinnen können, und in diesem Fall ist die Unzufriedenheit höchst destruktiv.
Es gibt viele Dinge, die geändert werden sollten, und insofern ist ein gewisses Maß an Unzufriedenheit durchaus sinnvoll. Vergessen wir aber nicht, daß Unzufriedenheit nicht zuletzt auch ein Seelenzustand ist und daß die Veränderungen, die wir in der Welt bewirken können, meistens nicht zu wirklicher Zufriedenheit führen werden.
Kreuzkümmel wird das Ozonloch nicht stopfen, und er wird aus Ihrem blauen kein rotes Auto machen. Dafür wird dieses Gewürz aber in hohem Maße dazu beitragen, daß Sie auch inmitten unbefriedigender Umstände vollkommen zufrieden – also im Frieden mit sich und Ihrer Umwelt – leben können.
Auch wird Kreuzkümmel dazu beitragen, daß Sie erkennen, in welchen Fällen es sich lohnt, gegen etwas anzukämpfen und Veränderungen zu »erzwingen«, und in welchen Fällen es besser ist, sein Schicksal anzunehmen und zu lernen, in Harmonie mit ihm zu leben.
Die Unzufriedenheit ist eine der Hauptwurzeln aller Probleme des Menschen. Daher werden Sie bemerken, daß Sie in dem Moment, in dem Sie zu Ihrem inneren Frieden gefunden haben, nur noch sehr wenige Probleme haben werden – sei es in Ihrem Beruf, in Ihrer Partnerschaft oder auch mit sich selbst.

Einsatz und Rezepturen

Bei Durchfall und Appetitlosigkeit: Erhitzen Sie 1 TL Kreuzkümmel kurz in einer Pfanne, und zerstoßen Sie die Früchte anschließend in einem Mörser. Geben Sie diese mit einem Schuß Zitronensaft und einer Prise Salz in ein Glas mit heißem Wasser. Rühren Sie gut um. Trinken Sie zweimal täglich ein Glas dieses Kreuzkümmelgetränks.
Bei Anämie: Würzen Sie Ihre Speisen regelmäßig mit Kreuzkümmel, und nehmen Sie viermal täglich jeweils 6 Tropfen homöopathisches Kreuzkümmel-Gewürzheilmittel ein.
Bei Lungenerkrankungen: Nehmen Sie täglich dreimal 4 Tropfen Kreuzkümmel-Gewürzheilmittel ein. Darüber hinaus sollten Sie

einmal am Tag 1 Messerspitze voll Kreuzkümmel zerkauen und gründlich einspeicheln. Nach ein bis zwei Minuten spucken Sie die Früchte dann wieder aus.
Bei Unzufriedenheit: Geben Sie zweimal täglich jeweils 6 Tropfen Kreuzkümmel-Gewürzheilmittel direkt auf die Zunge. Führen Sie diese Behandlung über einen Zeitraum von mindestens zwei Monaten durch. Benützen Sie Kreuzkümmel ferner regelmäßig dazu, Ihre Speisen zu würzen.

Kümmel

Beschreibung, Geschichte und anderes Wissenswertes

Kümmel, *Carum carvi*, ist ein Doldenblütler und wie so viele Gewürzpflanzen in Asien heimisch, aber auch in Nord- und Zentraleuropa. Diese zweijährige Pflanze wächst besonders auf trockenem Grasland. Im zweiten Jahr zeigen sich weiße oder rosafarbene kleine Blüten, die in Doppeldolden stehen und bei der Reife zu zwei braunen Teilfrüchten auseinanderrücken. Sind die Früchte reif, werden die oberen Teile der Pflanze abgeschnitten und umgekehrt zum Trocknen aufgehängt; die Früchte fallen nach einer Weile ab und werden gesammelt.
Die Früchte sind dunkel, länglich-elliptisch und schwach sichelförmig gekrümmt; charakteristisch sind die fünf Längsrippen. Der Geschmack von Kümmel ist ziemlich durchdringend, was man bemerkt, wenn man auf eine Frucht beißt. Die Spaltfrüchte der Kümmelpflanze enthalten ätherisches Kümmelöl mit Kümmelgeruch und -geschmack. Diejenigen, die diesen scharfen Kümmelgeschmack nicht lieben, sollten unbedingt einmal gemahlenen Kümmel probieren. Besonders in der Gewürzheilkunde ist es jedoch wichtig, die Früchte erst kurz vor dem Gebrauch zu mahlen, damit sich die Inhaltsstoffe nicht verflüchtigen.
Kümmel ist ein wirklich uraltes Gewürz – auch in unserer Kultur. In Südeuropa hat man an prähistorischen Wohnstätten Reste von Kümmel gefunden, die belegen, daß bereits vor über 10 000 Jahren mit Kümmel gewürzt wurde.

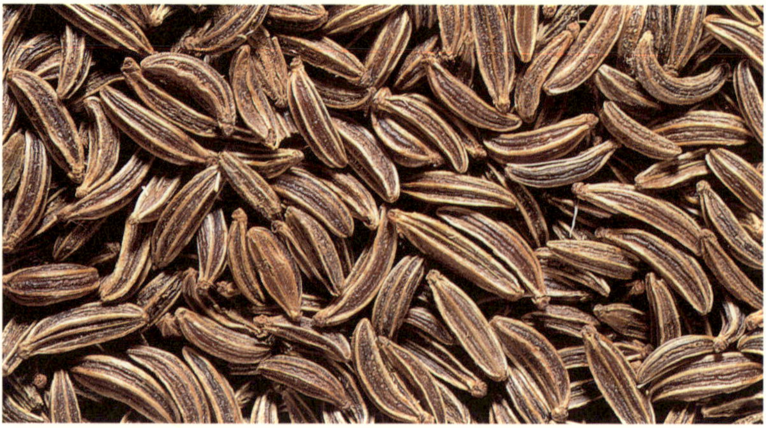

Daher verwundert es auch nicht, daß der Kümmel an allen möglichen Orten und Zeiten auftaucht. Der Römer und Feinschmecker Apicius, der um Christi Geburt lebte, gibt mehrere Rezepte an, die reichlich Kümmel enthalten. Im Mittelalter war dieses Gewürz in ganz Europa beliebt; nicht zuletzt wegen der magischen Kräfte, die man ihm zu dieser Zeit zuschrieb. Im 16. Jahrhundert taucht er sogar bei William Shakespeare in einem Drama auf; der lebenslustige Sir John Falstaff wird »zu einem Gericht mit Kümmel« eingeladen.
Aber nicht nur der Geschmack – über den sich ja bekanntlich nicht streiten läßt –, sondern auch die gesundheitsfördernde und sogar heilkräftige Wirkung machte Kümmel zu einem »Dauerbrenner«. Aus der zentraleuropäischen Küche ist der Kümmel nicht mehr wegzudenken; wenn bei asiatischen Rezepten »Kümmel« erwähnt wird, sollte man jedoch vorsichtig sein: meist ist Kreuzkümmel gemeint.

Die Stellung im Energiekreis und allgemeine Wirkungen

Im Energiekreis steht der Kümmel im 3. Quadranten an der Grenze zwischen Harmonisierung und Heilwirkung. Die hauptsächliche Wirkung des Kümmels besteht in seiner energiereduzierenden Kraft. Daneben wirkt er, wenn auch in nur geringem Maße, beruhigend. Kümmel

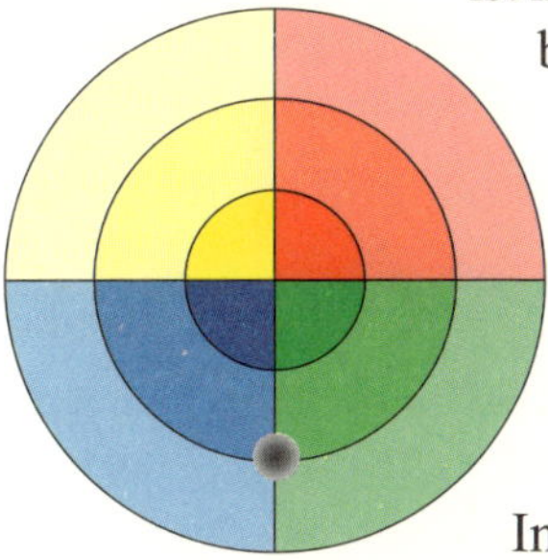

ist in erster Linie bei Problemen angezeigt, bei denen es besonders wichtig ist, stark harmonisierend in den Energiehaushalt einzugreifen, und zwar derart, daß dem Körper negative Energie entzogen wird, die bei weiterer Einwirkung zum Ausbruch einer Krankheit führen würde.
Im Energiekreis steht Kümmel ziemlich isoliert da und ist in seiner besonderen Wirkung durch kaum ein anderes Gewürz zu ersetzen.

Wirkungen auf den körperlichen Bereich

Kümmel ist *das* Gewürz bei den meisten Magenleiden; es hilft meist bei Magenkrämpfen, Blähungen und sogar Koliken bzw. beugt ihnen vor.
Häufig erwähnt wird auch die positive Wirkung bei leichteren Lungenbeschwerden, aber auch bei chronischer Bronchitis, wo sich die Reduktion von negativer Energie in Blockaden äußert, die das Atmen erschweren.
Schließlich eignet sich Kümmel auch für eine ganz praktische Anwendung: er verbessert den Atem; ja sogar »Knoblauchatem« kann er deutlich reduzieren. Deshalb wird Kümmelessenz auch gerne Mundspülungen und Gurgelwässern, ja sogar Parfüms zugesetzt. Einfacher ist es allerdings – wenn man den Geschmack mag –, die Kümmelfrüchte gleich zu kauen.

Wirkungen auf den geistig-seelischen Bereich

Kümmel beruhigt und harmonisiert triebhafte Gedanken und Gefühle. Obwohl der Mensch ein vernunftbegabtes Wesen ist, das viele Möglichkeiten besitzt, seinen Geist und seine Seelenkräfte zu entwickeln, ist er doch auch ein an einen Körper gebundenes Wesen, und so hat er es in der einen oder anderen Weise auch immer mit seinen Trieben zu tun.
Der animalische Aspekt, der in jedem Menschen nicht zuletzt

auch das Programm der Selbst- und Arterhaltung beinhaltet, ist nicht von der Hand zu weisen. Als Menschen sind wir nun einmal dazu gezwungen, zu essen und zu trinken, für unser Überleben zu sorgen und unseren Körper vor Kälte und Angriffen von außen zu schützen.
Obwohl jeder Mensch ein hohes Maß an Selbstbestimmung besitzt und seine Entwicklung in unterschiedlichste Richtungen zu lenken vermag, kann er sich doch nicht einfach dazu entschließen, von heute an nicht mehr zu essen, sofern er nicht selbstmörderische Gedanken hegt. Selbst der Verzicht auf Sexualität, die für das Individuum theoretisch immerhin entbehrlich wäre, fällt wohl den meisten von uns, abgesehen von einigen Asketen, recht schwer.
Die menschlichen Triebe sind ja nun auch in keiner Weise abzulehnen, denn was spricht schon dagegen, zu essen, zu trinken, sich den Temperaturen entsprechend zu kleiden, Sex zu haben usw.?
Das Ganze wird eigentlich erst dann zum Problem, wenn unsere Triebe und unsere Lust mit uns durchgehen und gewissermaßen die Kontrolle über uns übernehmen. Dies kann den Menschen vollkommen unfrei machen. Sicherlich kennen Sie den einen oder anderen Bekannten, der so gerne und so viel ißt, daß er recht unglücklich dreinschaut, wenn er einmal einige Stunden nichts zu essen bekommt, weil zum Beispiel das Lokal, in das Sie beide heute gehen wollten, Ruhetag hat. Das Leben dieser Menschen dreht sich dann irgendwann nur noch um den Kühlschrank; und nicht wenige stehen sogar in der Nacht auf, um sich noch ein »Häppchen« zu machen, weil sie es vor Heißhunger nicht mehr aushalten.
Aber es gibt auch andere entgleiste Triebe wie beispielsweise die übersteigerte Lust auf Süßigkeiten oder einen übermäßigen Sexualtrieb, der das ganze Denken des Betroffenen nahezu ausschließlich auf Sex lenkt.
Immer dann, wenn unsere Triebe sich selbständig machen und uns letztlich mehr Leid als Freude bereiten, weil wir nur noch damit beschäftigt sind, Möglichkeiten zu finden, wie wir sie befriedigen

können – was übrigens manchmal auch recht teuer werden kann –, ist Kümmel sicherlich das beste Gewürz.
Am günstigsten ist es, Kümmel immer dann einzunehmen, wenn wir einen leichten Hang zur Triebhaftigkeit verspüren, da es immer einfacher ist, eine Entwicklung in ihrer Anfangsphase zu unterbrechen als dann, wenn sie sich schon weit ausgebreitet hat. Als unterstützendes Mittel eignet sich Kümmel jedoch auch in Fällen, in denen der Mensch bereits zum Sklaven seiner Triebe geworden ist, wobei die Hilfe eines erfahrenen Psychologen dann natürlich unbedingt erforderlich ist.

Einsatz und Rezepturen

Bei Blähungen, Koliken und Krämpfen: Würzen Sie eine Tasse milden Schwarztee mit 1 Messerspitze möglichst frisch gemahlenem Kümmel. Süßen Sie den Tee mit etwas Honig. Trinken Sie täglich drei Tassen Kümmeltee vor den Mahlzeiten.
Bei schlechtem Atem: Kauen Sie einige Kümmelfrüchte, speicheln Sie sie gründlich ein, und spucken Sie sie anschließend wieder aus.
Bei Bronchitis: Trinken Sie täglich drei Tassen Kümmeltee (siehe oben), und inhalieren Sie Kümmeldämpfe. Zerstampfen Sie dazu 1 EL Kümmelfrüchte, übergießen Sie sie in einer Schüssel mit kochendem Wasser, beugen Sie sich über die Schüssel, inhalieren Sie die Dämpfe mindestens zehn Minuten lang.
Bei Triebhaftigkeit und Verlust der Kontrolle: Würzen Sie Ihre Speisen regelmäßig mit frisch gemahlenem Kümmel. Nehmen Sie außerdem zweimal täglich jeweils 6 Tropfen Kümmel-Gewürzheilmittel ein.

Kurkuma

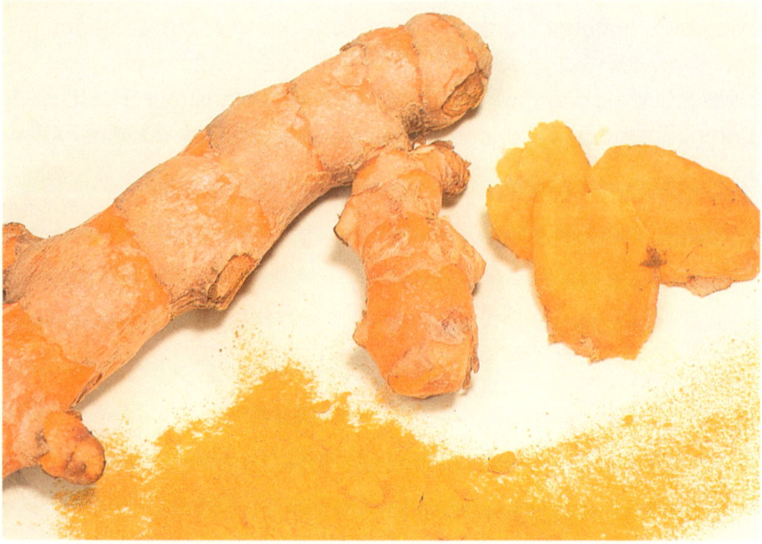

Beschreibung, Geschichte und anderes Wissenswertes

Kurkuma, *Curcuma longa*, auch Gelbwurzel genannt, ist eine Pflanze aus der Familie der Ingwergewächse, und das Gewürz Kurkuma ist, wie Ingwer, das getrocknete Rhizom. Kurkuma ist in Südasien heimisch und wird in China, Indien und Indonesien seit langem angebaut; heute aber auch in der Karibik und in Südamerika.

Wenn der Wurzelstock reif ist, wird er ausgegraben und gereinigt, dann gekocht, die Rinde abgerieben und der verbleibende Teil gemahlen. Beim Kochen entwickelt sich der gelbe Farbstoff, der für den deutschen Namen Gelbwurzel verantwortlich ist.

Kurkuma ist eines der ganz wenigen Gewürze, die man für Heilzwecke bereits in gemahlener Form kaufen kann – und sogar sollte, da die Wurzel nicht leicht zu zermahlen ist.

Kurkuma ist in vielen asiatischen Gerichten zu finden; in manchen Kochbüchern ist das Wort leider mit Safran übersetzt, was zu kulinarisch ziemlich verheerenden Resultaten führen kann.

Wegen ihrer gelben Farbe wird Kurkuma auch oft als Färbemittel

verwendet, das allerdings nicht sehr wasserfest ist. Die gelborangen Gewänder buddhistischer Mönche sind jedoch meist mit Kurkuma gefärbt.
In Asien ist Kurkuma auch als traditionelles Heilmittel bekannt und wird auch heute noch viel verwendet.
Ganz besonders in Indien, aber überall im asiatischen Raum, ist Kurkuma wegen ihrer drei Eigenschaften, nämlich als Gewürz, als Farbstoff und als Heilmittel, schon seit langer Zeit bekannt. Im Volksglauben galt Kurkuma auch als magisches Mittel, das man, um sich vor bösen Geistern zu schützen, bei sich trug.
Kurkuma kam erst ziemlich spät nach Europa. Eine frühe Erwähnung findet das Gewürz bei dem Venezianer Marco Polo, dem berühmtesten Asienreisenden des Mittelalters, der um das Jahr 1272 China erreichte. Er schreibt, daß die Gelbwurzel eine Frucht sei, die dem Safran gleiche. Daß dem nicht so ist, kann man leicht feststellen, wenn man z. B. eine Bouillabaisse mit Kurkuma würzt.

Die Stellung im Energiekreis und allgemeine Wirkungen

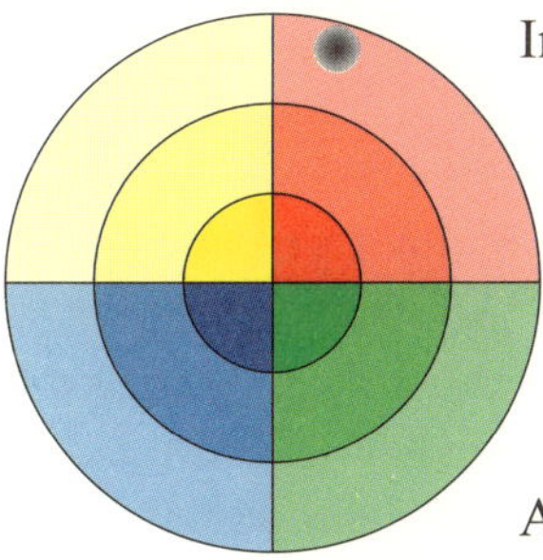

Im Energiekreis befindet sich Kurkuma im 1. Quadranten, und zwar nahe der Grenze zum 2. Quadranten und ziemlich weit oben. Die Wirkung von Kurkuma ist also vor allem auf den energiegebenden Aspekt zurückzuführen; die anregende Wirkung ist so gering, daß sie praktisch vernachlässigt werden kann. Kurkuma ist, obwohl sie praktisch nur auf einer Dimension wirksam ist, ein gutes Heilgewürz. Es ist vor allem bei Problemen angezeigt, bei denen ein Mangel an Energie im Vordergrund steht.
Chillies und Koriander haben, was den energiegebenden Aspekt angeht, eine ähnliche Wirkung, doch regen sie gleichzeitig deutlich an. Wenn dies nicht erwünscht ist, aber auch keine beruhigende Wirkung erzielt werden soll, ist Kurkuma geradezu ideal.

Wirkungen auf den körperlichen Bereich

Natürlich ist Kurkuma ein gutes Tonikum, da sie Energie zuführt. Dafür wird sie besonders in China gern verwendet.
Aber auch die spezielle Wirkung von Kurkuma auf Leber und Galle ist in Asien bekannt: sie gibt der Leber die Energie, die sie benötigt, um sich von Giften zu befreien. Bei Leberproblemen sollte man es unbedingt einmal mit Kurkuma versuchen.
Im Verdauungstrakt tötet Kurkuma schädliche Bakterien ab, ohne der natürlichen Darmflora zu schaden.
Nicht zuletzt ist die Wirkung von Kurkuma auf die Haut charakteristisch; das Gewürz wirkt hautreinigend und wird in Indien sogar als Brei für Schönheitsmasken verwendet.

Wirkungen auf den geistig-seelischen Bereich

Kurkuma hat nicht nur viele positive Wirkungen auf die physische Gesundheit, sondern auch eine ganz besondere Wirkung auf unseren mentalen und psychischen Bereich. Kurkuma ist das Gewürz, das am besten gegen Tagträumerei hilft. Vielleicht geht es Ihnen ja manchmal so, daß Sie sich in Tagträume verlieren, daß Sie in Phantasiewelten abgleiten und das Gefühl haben, den Bezug zur Realität zu verlieren.
Während Kinder sehr stark dazu neigen, sich Tagträumen hinzugeben, verliert der erwachsene Mensch diese Fähigkeit immer mehr, was daran liegt, daß er sich zunehmend der Realität stellen muß. Dies ist schade, denn Tagträume können durchaus etwas Positives haben, da sie für alle schöpferischen Tätigkeiten sowie für Inspirationen und Visionen wichtig sind. Tatsächlich gibt es einige Entspannungstechniken, die das Medium Tagtraum einsetzen, um die Entwicklung der Persönlichkeit voranzutreiben, und mit inneren Bildern arbeiten.
Im Gegensatz zum bewußten Tagträumen ist die Tagträumerei bei den meisten Menschen hauptsächlich eine Flucht vor der »bösen Wirklichkeit«, in der sie sich nicht mehr zurechtfinden. Solche Menschen neigen dann auch dazu, Drogen zu konsumieren, um der Realität zu entfliehen.

Kurkuma kann Ihnen nun dabei helfen, die nötige Kraft zu entwickeln, um sich der Realität zu stellen und sie bewußt zu gestalten. Dabei brauchen Sie nun nicht zu befürchten, daß Ihre Fähigkeit zum bewußt eingesetzten Tagträumen verlorengehen könnte, denn dies ist durchaus nicht der Fall.

Vielmehr geht es darum, zu entdecken, daß die sogenannte Wirklichkeit es durchaus verdient, beachtet zu werden. Die Gegenwart hat ihren ganz besonderen Zauber, was man erfahren wird, wenn man lernt, den Zustand absoluter Gegenwärtigkeit zu erreichen. Wer sich aus vollem Herzen auf das Hier und Jetzt einläßt, wird dabei ebenso schöne Erfahrungen machen wie derjenige, der sich bewußt in das Reich seiner Phantasie begibt und diese Welt für die Entwicklung seiner Kreativität nützt. Wir sollten jedoch nie einseitig werden. Kurkuma wird uns helfen, die Welt der Realität zu entdecken und unser Bewußtsein zu erweitern, damit es nicht auf unsere Traum- und Phantasiewelt beschränkt bleibt und sich beliebig bewegen und frei entfalten kann.

Einsatz und Rezepturen

Bei Galle- und Leberproblemen sowie bei chronischen Darmstörungen: Erhitzen Sie eine halbe Tasse Milch und eine halbe Tasse Wasser in einem Topf, aber nehmen Sie die Mischung vom Herd, bevor sie kocht. Fügen Sie 1 TL Honig sowie 1 Messerspitze Kurkuma hinzu, rühren Sie das Ganze gut um. Trinken Sie das Getränk einmal täglich, am besten vor dem Essen, und zwar möglichst warm.

Bei unreiner Haut: Vermischen Sie in einer kleinen Schüssel 1 EL kaltgepreßtes Mandelöl mit 1 TL Kurkuma. Feuchten Sie Ihre Haut mit warmem Wasser an, und ölen Sie Ihre Haut mit dem Kurkuma-Mandelöl ein. Lassen Sie das Öl 15 Minuten einwirken. Waschen Sie sich anschließend mit warmem Wasser ab.

Bei Tagträumerei und mangelndem Gegenwartsbezug: Nehmen Sie dreimal täglich jeweils 7 Tropfen Kurkuma-Gewürzheilmittel ein. Verwenden Sie Kurkuma außerdem möglichst häufig als Gewürz in der Küche.

Liebstöckel

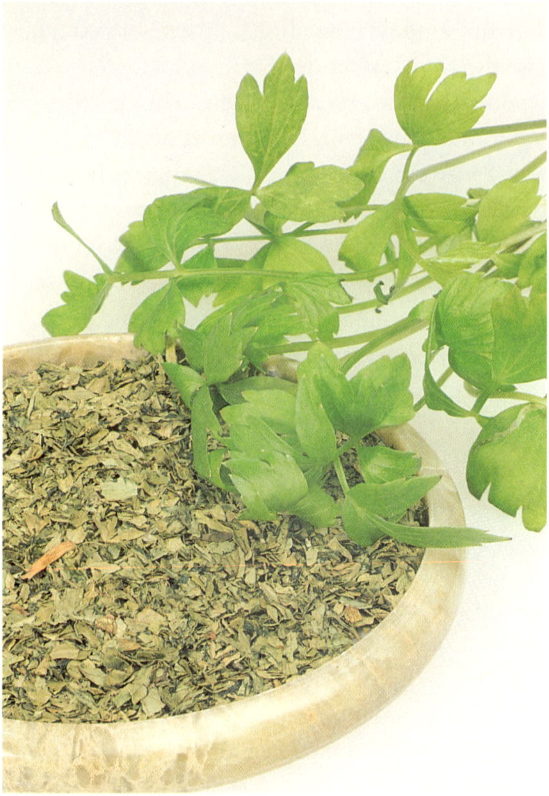

Beschreibung, Geschichte und anderes Wissenswertes

Liebstöckel, *Levisticum officinale*, auch Maggikraut genannt, ist eine im Mittelmeerraum heimische Pflanze, die jedoch schon seit langer Zeit auch bei uns bekannt ist. Die Pflanze gehört zur Familie der Doldenblütler, wird bis zu zwei Meter hoch und hat dicke, hohle Stengel, von denen mehrfach fiederschnittige große Blätter abstehen, die sich wiederum in kleinere gefiederte Blätter teilen. Erst im Hochsommer blüht der Liebstöckel; er bringt große Doppeldolden mit blaßgelben Blüten hervor, denen flache, braune Früchte folgen. Allen Teilen der Pflanze entströmt ein kräftiger Duft, der einem ätherischen Öl entstammt. Bienen, Hummeln und andere Nektarsammler suchen die Blüten, die viel Nektar enthalten, gerne auf.

Als Gewürz verwendet man Blätter, Früchte und die Wurzel. In der Küche eignen sich die frischen Fiederblätter am besten. Im Winter sind die Wurzeln vorzuziehen. Als Gewürzheilmittel sind in jedem Fall die Wurzeln am wertvollsten, aus denen auch das ätherische Öl destilliert wird (nie aus den Früchten).

Der (oder das) Liebstöckel wurde in der Antike bereits von den Römern verwendet, sowohl in der Küche als auch in der Heilkunde. Eine sonderlich große Rolle spielte er jedoch damals wohl nicht. Als die Römer in den Norden kamen, wurde der Liebstöckel auch dort bekannt.

Anscheinend traf das Kraut den Geschmack der mittelalterlichen Nordeuropäer besser als den der alten Römer; jedenfalls verbreitete sich die Pflanze ziemlich schnell. Sie wurde in der Küche viel verwendet, aber seinen guten Ruf verdankte der Liebstöckel seiner Heilkraft. Besonders in den Klostergärten, in denen die Mönche zahlreiche Heilpflanzen zogen, fand sich Liebstöckel immer öfter.

Über viele Jahrhunderte hielt sich der Liebstöckel als Gewürz und Heilmittel, doch allmählich verlor er hierzulande wieder an Bedeutung. Interessanterweise kam dieses Gewürz wieder in Südeuropa mehr zur Anwendung.

Heute wird Liebstöckel bei uns kaum noch als Küchenkraut verwendet – und der Gebrauch von natürlichen Heilmitteln erlebt ja auch erst seit wenigen Jahren wieder eine Renaissance. Die Wirkungen von Liebstöckel sind jedoch so vorteilhaft, daß man dieses alte Gewürz auf jeden Fall einmal ausprobieren sollte.

Die Stellung im Energiekreis und allgemeine Wirkungen

Im Energiekreis befindet sich Liebstöckel im 2. Quadranten, in der Nähe der Grenze zwischen harmonisierender und heilender Sphäre. Dabei sind energiegebende und beruhigende Wirkung gleichermaßen ausgeprägt, was ein untrügliches Zeichen für ein gutes Heilgewürz ist. Liebstöckel hilft bei Problemen, die durch zu starke

Erregung und gleichzeitigen Energiemangel charakterisiert sind.

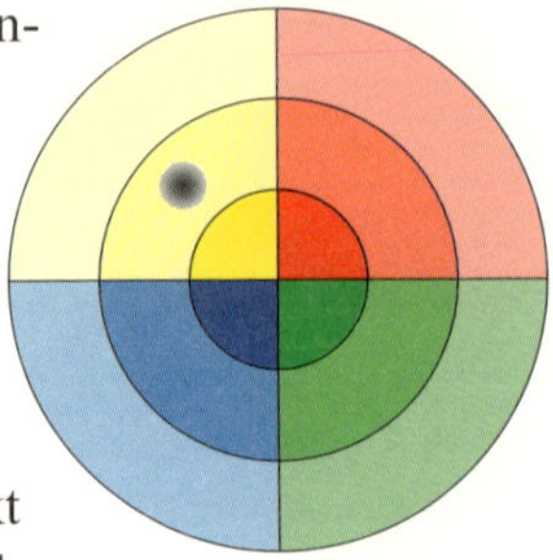

Ähnlich wie Liebstöckel wirken Selleriesamen und Gewürznelke, die in beiden Dimensionen etwas stärker wirksam werden – aber denken Sie daran: stärker heißt nicht immer besser! –, und Dill, bei dem der beruhigende Aspekt deutlich stärker und dafür der energiegebende Aspekt etwas schwächer ausgeprägt ist.

Wirkungen auf den körperlichen Bereich

Durch seine beruhigende Wirkung fördert Liebstöckel die Entspannung; zusammen mit der energiegebenden Wirkung führt er also zur Erwärmung. In diesem Zusammenhang sind auch einige andere Wirkungen zu sehen: er lindert Schmerzen und hilft bei Erkältungen; bei Halsschmerzen, die oft bei Erkältungen auftreten, ist Liebstöckel eine wahre Wohltat.

Paradoxerweise ist Liebstöckel auch bei Fieber von Vorteil. Zwar kann das Fieber zunächst kurzfristig noch ein wenig ansteigen, dann aber wird es zuverlässig gesenkt.

Die reinigende Wirkung von Liebstöckel ist eines der charakteristischen Merkmale dieses Gewürzes. Auf körperlicher Ebene bedeutet es die Reinigung des Körpers von Giften, Schlacken und energetischen Blockaden. Und was das Reinigen noch angeht: Auch die Haut profitiert sehr von dieser reinigenden Wirkung.

Wirkungen auf den geistig-seelischen Bereich

Liebstöckel wirkt nicht nur auf den Körper, sondern auch auf die Psyche und den Geist sehr beruhigend ein. Dieses Gewürz ist ein sehr gutes Mittel, wenn es darum geht, sich tiefgehend zu entspannen und richtig abzuschalten.

Viele streßgeplagte Menschen haben damit begonnen,

Entspannungstechniken wie beispielsweise autogenes Training zu erlernen, um auf diese Weise ein Gegengewicht zu den Belastungen des Arbeitsalltags zu schaffen.
Sollten Sie selbst eine von diesen Techniken anwenden, so sollten Sie unbedingt einmal probieren, Liebstöckel über einen Zeitraum von etwa vier Wochen begleitend einzusetzen. Sie werden sehr wahrscheinlich erstaunt darüber sein, wieviel leichter es Ihnen fällt, in die Entspannung hineinzukommen, Muskelverkrampfungen zu lösen und belastende Gedanken loszulassen.
Ebenso empfiehlt es sich, dieses Gewürz im Urlaub zu verwenden, und zwar vor allem dann, wenn Sie merken, daß sich keine rechte Entspannung einstellen will, was daran liegen mag, daß der Urlaub seine eigenen Streßfaktoren wie beispielsweise eine lange Autofahrt, die Suche nach einem Hotel usw. aufweist.
Die Vertiefung der Entspannung ist wahrscheinlich auch der Grund dafür, daß Liebstöckel einen harmonisierenden Einfluß auf die Träume hat. Durch Einnahme dieses Gewürzes werden die Träume innerhalb kürzester Zeit dahingehend verändert, daß die Trauminhalte sich positiver gestalten und Alpträume verschwinden.
Liebstöckel ist auch ein gutes Schlafmittel, das aber – im Gegensatz zu pharmazeutischen Produkten – nicht in einen bleiernen, traumlosen Schlaf, sondern in einen entspannten, tiefen Schlaf mit angenehmen Träumen führt.
Es hat durchaus seinen Sinn, daß unsere Träume vertieft und intensiviert werden und daß die Bilder vielseitiger und interessanter werden, denn durch Träumen können wir vieles von dem verarbeiten, was wir aufgrund mangelnder Bewußtheit ins Unterbewußtsein verlagert haben, was aber natürlich nicht bedeutet, daß es uns nicht weiter beeinflussen würde. Liebstöckel hilft uns, uns wieder mehr auf unsere Träume zu freuen, sie bewußter zu erleben und sie dabei auch wieder ernst zu nehmen.

Einsatz und Rezepturen

Bei Fieber und Erkältungen: Kochen Sie 2 TL Liebstöckelwurzel in 1/4 l Wasser auf. Lassen Sie das Ganze noch zehn Minuten weiterköcheln. Seihen Sie ab, süßen

Sie mit etwas Honig. Trinken Sie das Getränk möglichst warm. Trinken Sie zwei bis drei Tassen am Tag.

Zur Hautreinigung: Verwenden Sie Liebstöckelwurzeln, um sich einen Badezusatz anzufertigen. Für ein Vollbad kochen Sie 1 EL davon in 1/4 l Wasser auf, lassen Sie das Ganze dann noch zehn Minuten weiterköcheln und abkühlen. Fügen Sie einen Schuß süße Sahne hinzu, und verrühren Sie alles gut miteinander, bevor Sie es ins Badewasser gießen.

Bei Halsschmerzen: Benützen Sie den Liebstöckeltee, der unter »Fieber und Erkältungen« beschrieben wurde, lassen Sie ihn jedoch abkühlen. Gurgeln Sie zweimal täglich damit.

Bei Schmerzen: Nehmen Sie dreimal täglich je 5 Tropfen des Liebstöckel-Gewürzheilmittels ein. Sie können sich auch Umschläge machen, die Sie mit abgekochtem Liebstöckelsud tränken.

Für die geistig-seelische Entspannung und die Anregung der Träume: Geben Sie dreimal täglich jeweils 3 Tropfen des Liebstöckel-Gewürzheilmittels auf die Zunge. Würzen Sie regelmäßig mit diesem Gewürz.

Lorbeer

Beschreibung, Geschichte und anderes Wissenswertes

Lorbeer, *Laurus nobilis*, ist nicht nur dafür bekannt, daß Dichter und Feldherren damit bekränzt wurden, sondern findet auch seinen Weg in unsere Kochtöpfe. Der Lorbeerbaum, ein Hartlaubgewächs, stammt aus Kleinasien und ist seit langem auch im ganzen Mittelmeerraum zu Hause; er wird nicht besonders hoch, nur selten über acht Meter, oft bleibt er aber auch so klein wie ein Busch. Die aromatisch duftenden Lorbeerblätter sind länglich, bis zu zehn Zentimeter lang, schwach gezähnt und ziemlich hart. Da der Lorbeerbaum das ganze Jahr über Blätter trägt, kann man sie auch jederzeit ernten. Die Blätter bergen das ätherische Öl, das sie als Gewürz und Heilmittel brauchbar macht. Die Beerenfrüchte enthalten ähnliche ätherische Öle.

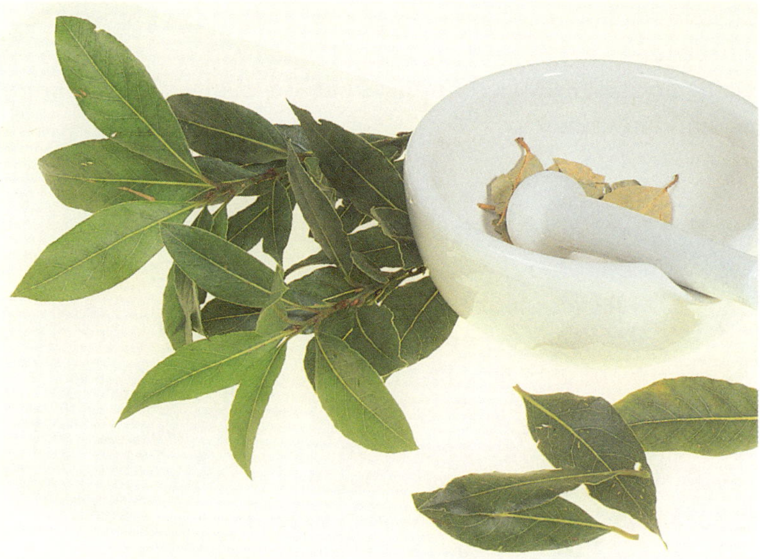

Die Blätter werden nach der Ernte in einem dunklen, trockenen Raum getrocknet: so sollte man sie auch zu Hause aufbewahren. Sinnvoll ist es auch, sie in einem luftdicht abgeschlossenen Gefäß zu lagern, damit sich das Öl nicht allmählich verflüchtigt. Beim Trocknen verflüchtigen sich die Bitterstoffe, und das Aroma bleibt erhalten; lagert man sie jedoch zu lange falsch, verfliegt auch das Aroma und somit die Würz- und Heilkraft.
In der Küche kann man vieles mit Lorbeer würzen, aber man sollte mit der Menge vorsichtig sein, da der Geschmack recht kräftig ist. Lorbeerblätter sind auch ein gutes, natürliches Konservierungsmittel und vertreiben Insekten.
Lorbeer war in der Antike heilig. Im alten Griechenland war er Apoll, dem Gott der Heil- und Orakelkunst, geweiht. Diese Tatsache weist schon darauf hin, daß bereits den Griechen auch die seelischen Kräfte des Lorbeers bekannt waren. Das Orakel von Delphi sprach mit einem Lorbeerblatt im Mund seine Weissagungen – über den Lorbeer fand es Zugang zur Welt der Götter.
Bei den Griechen entstand auch die Sitte, Sieger und Helden mit Lorbeer zu bekränzen. Diese Sitte wurde später von den Römern

übernommen, die ihren siegreichen Feldherren den Lorbeerkranz aufsetzten.
Heute noch zeugen Titel für diese alte Bedeutung: *Poeta laureatus* und *Bakkalaureus.*

Die Stellung im Energiekreis und allgemeine Wirkungen

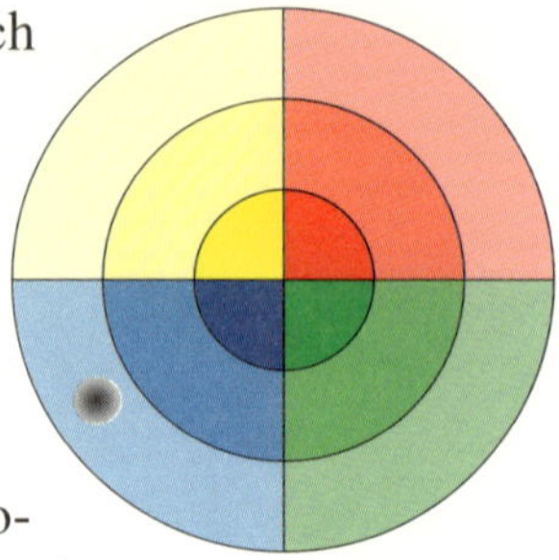

Im Energiekreis befindet sich Lorbeer im 3. Quadranten. Sowohl der energiereduzierende als auch der beruhigende Aspekt sind sehr deutlich ausgeprägt. Lorbeer befindet sich demnach ganz klar im Heilbereich des Energiekreises. Lorbeer ist bei Problemen angezeigt, die einer starken Energiereduktion und einer gleichzeitigen Beruhigung bedürfen.
Lorbeer ist einzigartig in seiner Wirkung – das zeigt auch seine Stellung im Energiekreis im Verhältnis zu den anderen Gewürzen. Es gibt kein Gewürz, das der besonderen Kraft des Lorbeers gleichkommt.

Wirkungen auf den körperlichen Bereich

Erstaunlicherweise wird in der Medizingeschichte kaum die Heilkraft des Lorbeers erwähnt – das heißt die Heilkraft im körperlichen Bereich; die Wirkungen auf Geist und Seele waren bekannter. Das mag daran liegen, daß Lorbeer zwar stark, aber nicht so offensichtlich wirkt. Es ist nicht so, daß man an einer Krankheit leidet, Lorbeer anwendet und sofort Linderung verspürt. Lorbeer wirkt langsam, aber tiefgreifend; er entzieht über längere Zeit hinweg negative Energien. Bei allen chronischen Krankheiten ist also Lorbeer auf jeden Fall zu empfehlen; auch als unterstützendes Mittel in der Krebstherapie.
Lorbeer kann auch Ansteckungen verhindern, wenn man ihn regelmäßig einsetzt. In Pestzeiten war diese Wirkung durchaus bekannt.

Wirkungen auf den geistig-seelischen Bereich

Lorbeer ist eines der Gewürze, die sich nicht nur auf ein spezifisches Problem, sondern auf eine Vielzahl von disharmonischen Zuständen im geistigen und seelischen Bereich auswirken.
Eine hauptsächliche Wirkung von Lorbeer ist, daß er verdrängte Wünsche wieder an die Oberfläche des Bewußtseins zurückholt. Jeder Mensch wünscht sich für sein Leben und seine Zukunft Glück, Zufriedenheit und Erfolg, und er würde seine Wünsche, wenn man ihn darauf anspräche, auch sogleich nennen können.
Es gibt aber auch Wünsche, die tief im Inneren schlummern und die gewissermaßen zu gefährlich sind, als daß man sie so ohne weiteres äußern dürfte, ja, die nicht einmal dem Wünschenden selbst so klar sind.
Denken wir beispielsweise an eine Ehefrau, die ihrem Mann und ihren Kindern ein trautes Heim schafft und die sich irgendwie doch unglücklich fühlt, ohne recht zu wissen, woran dies eigentlich liegt, da es weder Streit noch größere Probleme innerhalb der Familie gibt.
Vielleicht wäre es für die Entwicklung und Selbstverwirklichung dieser Frau ganz wichtig, in die Welt hinauszuziehen, ihre Kreativität zu entwickeln und vielseitige Erfahrungen zu sammeln. Vielleicht wünscht sie sich ganz im geheimen eine Fluchtmöglichkeit, etwa in Form eines Prinzen, der sie mitnimmt und sie von ihrem eintönigen Alltag befreit.
Natürlich ist dies ein recht gefährlicher Wunsch, denn seine Erfüllung würde bewirken, daß die ganze Familie auseinanderfiele und viel Leid erzeugt würde. So wird der Wunsch verdrängt, was aber leider nicht heißt, daß er aufgelöst wird. Um sich von seiner Unzufriedenheit zu befreien, aber auch um mehr Einsicht in sich selbst zu gewinnen, ist es dringend erforderlich, daß wir unsere Wünsche auch dann kennen, wenn sie im Unterbewußtsein schlummern. Lorbeer kann auf diesem Weg der Erkenntnis eine wertvolle Hilfe leisten.
Darüber hinaus fördert Lorbeer aber auch die Intuition und hilft uns, Dinge zu erspüren, die wir durch unser gewöhnliches Den-

ken nicht erfassen können. Durch Lorbeer werden unsere Entscheidungen zuverlässiger, und unser Gespür für das, was wir brauchen, wird entwickelt.
Last, not least sei noch erwähnt, daß Lorbeer als unterstützende Maßnahme auch bei schweren seelischen Problemen eingesetzt werden kann.
Es gibt Momente, in denen ein Mensch so sehr aus dem Gleichgewicht geraten ist, daß er Angst hat, er könnte nun wahnsinnig werden. Die Wahngedanken verfolgen ihn Tag und Nacht, er kann kaum noch Schlaf oder Ruhe finden, er bildet sich Dinge ein, die in Wirklichkeit nicht stattfinden, usw.
Natürlich genügt es in solchen Fällen nicht, Lorbeer einzunehmen, denn die Hilfe eines Therapeuten ist hier unbedingt erforderlich; doch das sollte sich eigentlich von selbst verstehen. Wie bei allen schwerwiegenden Erkrankungen, seien sie nun psychischer oder physischer Natur, sorgt eine Kombination unterschiedlicher Therapien aus Schul- und alternativer Medizin für die besten Heilungschancen.

Einsatz und Rezepturen

Zur Stärkung der Abwehrkräfte bei chronischen Erkrankungen, als unterstützende Maßnahme in der Krebstherapie sowie in Zeiten erhöhter Ansteckungsgefahr: Geben Sie 1/2 l frische Vollmilch zusammen mit einem Lorbeerblatt in einen Topf. Bringen Sie das Ganze möglichst langsam zum Kochen – es sollte etwa fünf Minuten dauern, bis die Milch kocht. Kochen Sie sie nur ganz kurz, schalten Sie den Herd dann sofort aus. Lassen Sie die Milch im Topf abkühlen. Schließen Sie den Deckel. Lassen Sie alles noch 20 Minuten lang ziehen. Entfernen Sie dann das Lorbeerblatt. Trinken Sie morgens und abends jeweils ein Glas dieser Lorbeermilch.
Bei Lymphknotenschwellungen: Trinken Sie dreimal täglich ein Glas Lorbeermilch (siehe oben). Würzen Sie Gemüse- und Getreidespeisen mit Lorbeerblättern, die Sie jedoch vorsichtig dosieren sollten.
Zur Stärkung der Intuition und für das Bewußtmachen verdräng-

ter Wünsche: Nehmen Sie zweimal täglich je 4 Tropfen homöopathisches Lorbeer-Gewürzheilmittel ein.
Bei starken seelischen Problemen und bei Angst davor, wahnsinnig zu werden: Nehmen Sie als unterstützende Maßnahme dreimal täglich jeweils 8 Tropfen Lorbeer-Gewürzheilmittel ein. Verwenden Sie das Gewürz außerdem regelmäßig in der Küche.

Mazis

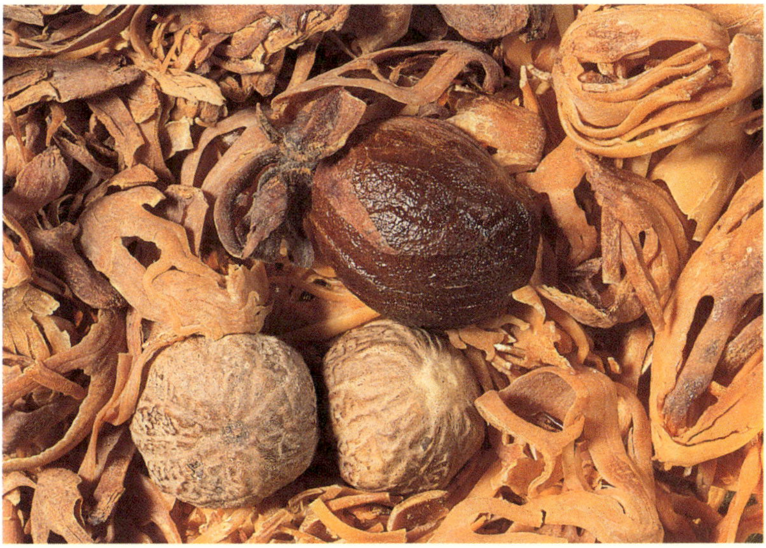

Beschreibung, Geschichte und anderes Wissenswertes

Mazis ist die Bezeichnung für den getrockneten Samenmantel des Samens der Muskatnußbaumfrüchte. Diese Samenhülle wird auch Mazisblüte oder Muskatblüte genannt. Der immergrüne Muskatnußbaum, *Myristica fragrans*, ist auf den Molukken, besagten Gewürzinseln, wie auf den Banda-Inseln heimisch. Er kann bis zu 20 Meter hoch werden, in der Kultur wird er meist niedrig gehalten, und trägt manchmal 70 Jahre lang Früchte.
Nach der Blüte des Baumes dauert es über ein halbes Jahr, bis die

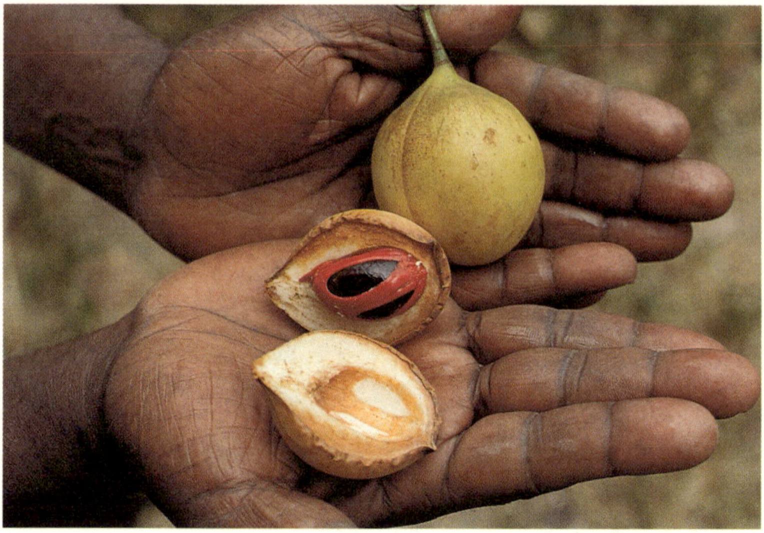

Früchte des Mußkatnußbaumes. Ein leuchtend roter zerschlitzter Samenmantel umhüllt den Samen, die »Nuß«.

Früchte reif sind – und Früchte liefern nur die weiblichen Blüten. Erstere sehen ungefähr wie Aprikosen aus und enthalten einen großen Kern. Dieser Kern , der ein Same ist, ist von einer leuchtendroten zerschlitzten Haut umgeben, durch die man den Samen sehen kann. Diese Haut ist der Samenmantel, der in Stücken oder gemahlen als sogenannte Muskatblüte oder Mazis in den Handel kommt.

Die Früchte werden nicht vom Baum gepflückt, man muß warten, bis sie so reif sind, daß sie herunterfallen. Diesen »geernteten« Früchten werden die Samen mitsamt den Samenmänteln entnommen – das Fruchtfleisch findet keine weitere Verwendung –, letztere vorsichtig abgestreift und einige Stunden lang auf Matten getrocknet, wobei die Mäntel langsam eine gelborange Farbe annehmen.

Nun hat man das Gewürz Mazis. Der Mazis wird in Stücken oder gemahlen verkauft. Ausnahmsweise darf man das Pulver kaufen, da der Mazis seine Würz- und Heilkraft länger behält als die meisten anderen Gewürze. Dabei besteht allerdings – da Mazis ein teures Gewürz ist – die Gefahr der Verfälschung. Deshalb ist es

besonders in der Gewürzheilkunde angebracht, Mazis im Mörser selbst grob zu zermahlen – das ist allerdings recht anstrengend. Die Qualität des Mazis können Sie dadurch feststellen, daß Sie mit einem Fingernagel darauf drücken; es sollte dann ein wenig Öl zum Vorschein kommen.
In der Küche ist der Mazis der Muskatnuß meist vorzuziehen, da er feiner ist. In der Gewürzheilkunde hat der Mazis allerdings eine ganz andere Wirkung als die Muskatnuß – das eine kann also auf keinen Fall durch das andere ersetzt werden. Die »Nüsse« sind die Kerne der Samen, die in Trocken- oder Räucherhäusern getrocknet werden, bis erstere in ihren Schalen rappeln. Dann werden die Samen geknackt.

Die Stellung im Energiekreis und allgemeine Wirkungen

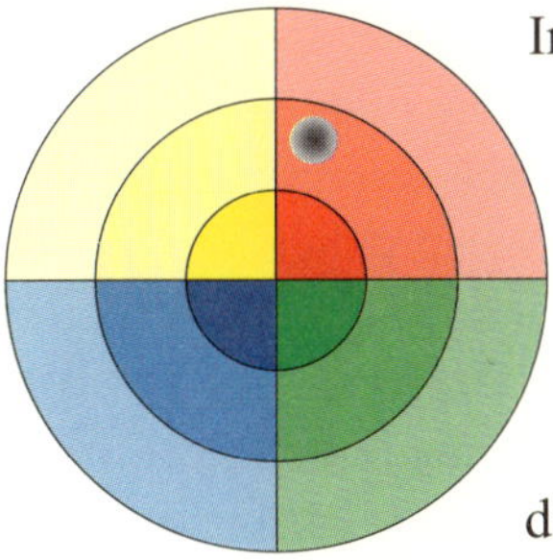

Im Energiekreis befindet sich der Mazis im 1. Quadranten, allerdings so nahe an der Grenze zum 2. Quadranten, daß die anregende Wirkung, die eine der Dimensionen des 1. Quadranten ist, wegfällt. In bezug auf die Dimension anregend/beruhigend ist der Mazis also neutral. Das kann durchaus ein Vorteil sein, wenn es nur darum geht, Energie zuzuführen, ohne dabei am Aktivierungszustand etwas zu verändern.
Mazis steht im Energiekreis in der harmonischen Sphäre. Das Gewürz eignet sich daher besonders gut bei Problemen, die ausschließlich harmonisierender Energie bedürfen, um ein Ungleichgewicht auszugleichen, das bei längerem Bestehen möglicherweise zu einer ernsteren Krankheit führen könnte.

Wirkungen auf den körperlichen Bereich

Mazis ist sehr gut bei Hautproblemen, die darauf beruhen, daß der Haut die Energie zur Selbstreinigung fehlt. Das Gewürz wirkt auf den Teint erfrischend, denn es fördert die Hautdurchblutung.

Auch bei Durchblutungsstörungen in anderen Bereichen ist Mazis oft genau das Mittel, das gesucht wird: Er regt die Durchblutung auf sanfte Weise an und kann bedenkenlos eingesetzt werden, um den Blutfluß wieder in einen harmonischen Zustand zu bringen.

Wirkungen auf den geistig-seelischen Bereich

Der Mazis ist ein sehr harmonisierendes Gewürz, das seine Hauptwirkung dann entfaltet, wenn es darum geht, die verschiedenen Ebenen der Persönlichkeit miteinander in Harmonie zu bringen. Mazis führt zu einer Synthese von Körper, Seele und Geist und gleicht eine Überbetonung des einen zuungunsten eines anderen Bereiches aus. Manche Menschen stecken sehr stark in ihrem Körper, haben guten Kontakt zu ihm und pflegen ihn sorgfältig. Oft entwickeln diese Menschen ihre Körperkräfte, vernachlässigen dabei aber die Beschäftigung mit geistigen Dingen und mit ihrer Seele.

Andere haben das Problem, daß sie ausgesprochene Kopfmenschen sind, die alles genau analysieren und großes Wissen besitzen. Es sind oft gelehrte Menschen, die aber ihren Körper vollkommen vernachlässigt haben und wenig Lebensenergie besitzen. Dann gibt es wiederum sehr gefühlsbetonte Menschen, die oft eine große künstlerische Begabung besitzen und die keinerlei Probleme damit haben, ihre Gefühle auszuleben und auszudrücken. Doch auch hierbei kann es zu einer Überbetonung kommen, wenn diese Menschen nämlich ihren Körper oder ihren Geist vernachlässigen und sich einseitig entwickeln.

Mazis ist das Gewürz der Wahl, wenn es darum geht, solche einseitigen Entwicklungen zu vermeiden. Es regt den Menschen dazu an, in den Bereichen tätig zu werden, in denen er bisher wenig für sich getan hat. Dies kann dann dazu führen, daß derjenige, der sich diesem Gewürz zuwendet, anfängt, Sport zu treiben, ein Instrument spielen zu lernen oder sein Wissen zu erweitern.

Ebenso, wie Mazis die Durchblutung im körperlichen Bereich wieder in Schwung bringt, bringt er im psychisch-mentalen Bereich jene Aspekte wieder in Schwung, die einer Stärkung bedürfen. Mazis steigert die Lebendigkeit und die Lebensfreude, die sich immer dann einstellt, wenn wir damit beginnen, uns in alle Richtungen, die uns zur Verfügung stehen, zu entwickeln und auf allen Ebenen zu wachsen.

Einsatz und Rezepturen

Bei Hautproblemen: Würzen Sie Ihre Speisen regelmäßig mit Mazis. Lösen Sie 1 Messerspitze Mazispulver in heißem Wasser auf, und waschen Sie sich damit. Reichern Sie Ihre Hautcreme oder Bodylotion mit einer kleinen Prise dieses Gewürzes an.
Bei Durchblutungsstörungen: Fertigen Sie sich ein Mazistonikum an. Lösen Sie dazu 1 bis 2 TL Mazispulver in 100 ml mindestens 40prozentigem Alkohol wie Whiskey auf, füllen Sie es in ein Fläschchen, lassen Sie das Ganze ein bis zwei Wochen ziehen. Nehmen Sie dann dreimal täglich 1 EL davon ein, wobei Sie zuvor jedesmal gut schütteln sollten.
Zur Harmonisierung von Körper, Seele und Geist und zur Verhinderung einseitiger Tendenzen: Nehmen Sie viermal täglich je 5 Tropfen Mazis-Gewürzheilmittel ein, und zwar mindestens über einen Zeitraum von vier bis sechs Wochen. Verwenden Sie außerdem regelmäßig Mazis, um Ihr Essen damit zu würzen.

Mohn

Beschreibung, Geschichte und anderes Wissenswertes

Mohn, *Papaver somniferum*, ist eine uralte, aus Kleinasien stammende Kulturpflanze, die eine doppelte Nutzung erlaubt. Die krautige einjährige Pflanze ist sehr dekorativ durch ihre großen, roten Blüten; und manche Mohnsorten werden deshalb auch als Zierblumen gezogen. Der Fruchtknoten der Schlafmohnblüte reift zu einer walnußgroßen Samenkapsel heran, die im Zentrum der Blüte steht und deutlich sichtbar wird, wenn sie reif ist und die Blütenblätter abfallen. Diese reife Kapsel enthält viele hundert blau-

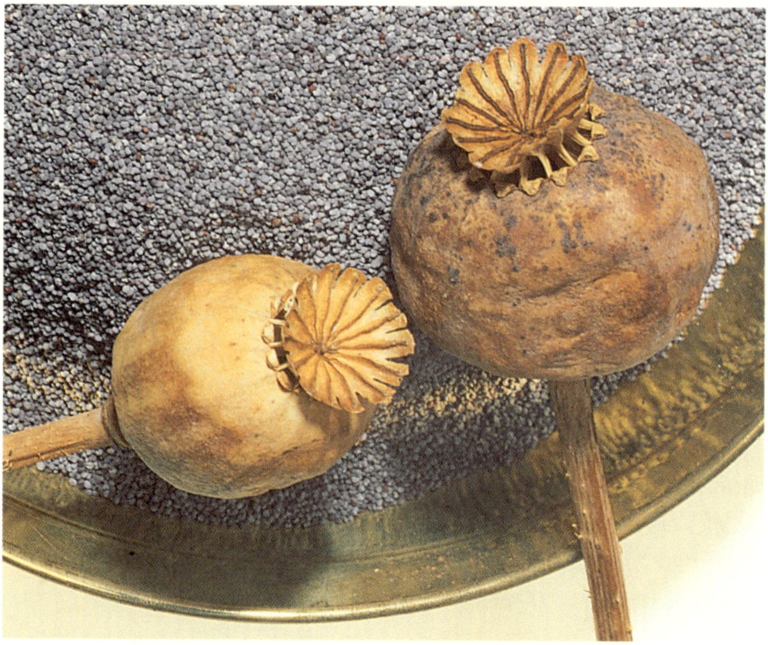

graue, nierenförmige Samen mit 40 bis 51 Prozent Ölgehalt, die ein wertvolles Speiseöl liefern.
Mohnsamen gibt es in so vielen unterschiedlichen Farben, wie es Sorten gibt. Wir kennen meist den blaugrauen Mohn, aber es gibt auch braune und sogar nahezu weiße Samen. Geschmacklich und heilkundlich unterscheiden sie sich jedoch nicht.
Sowohl in der Pharmazie als auch in der Küche ist Mohn ein äußerst interessantes Gewürz. Aus den unreifen, grünen Samenkapseln des Schlafmohns gewinnt man den Opium genannten Milchsaft, der mehrere Alkaloide enthält und in Asien als Medizin und als Rauschdroge verwendet wird. Das Opium ist Lieferant für Heroin, Morphium und Codeinpräparate – starke, aber suchterzeugende Schmerzmittel. Rohopium gewinnt man, indem man die Kapseln mit kleinen Messern anritzt, worauf der Milchsaft austritt und zäh wird. Dann wird er abgeschabt. Die ölhaltigen Samen bergen keine Alkaloide, sondern vor allem wertvolle Linolsäure. Die Samen dienen als Gewürz.

Der Mohn stammt aus dem Vorderen Orient und gelangte von dort aus schon vor fast 3000 Jahren nach Indien und China. Zur selben Zeit war er auch schon in Europa bekannt. Auf Kreta fand man eine über 3200 Jahre alte Statue einer Göttin, die Samenkapseln einer Mohnpflanze anschneidet. Die medizinischen Wirkungen des Mohns waren also schon zu Urzeiten bekannt und machen den Mohn damit zu einer der ältesten Heilpflanzen. Natürlich war auch die Rauschwirkung von großer Bedeutung bei Kulthandlungen.
Im antiken Rom trat der kulinarische Aspekt des Mohns stärker hervor; ein Mus aus Honig und Mohnsamen war ein beliebter Nachtisch.
Mohn ist auch heute noch als Gewürz, Genuß- und Heilmittel im Gebrauch. Mohn wird auch in Europa, vor allem in Dänemark angebaut. Die das Opium liefernde Mohnart *Papaver somniterum* wird in Kleinasien, Iran und Indien angebaut.

Die Stellung im Energiekreis und allgemeine Wirkungen

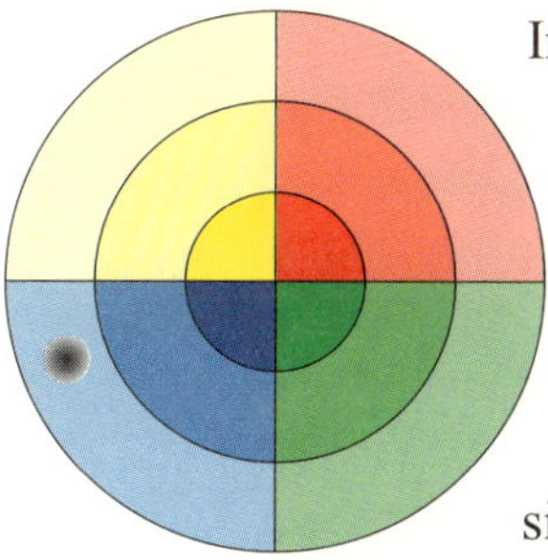

Im Energiekreis befindet sich Mohn im 3. Quadranten. Seine energiereduzierende Wirkung ist mittelmäßig ausgeprägt, seine beruhigende Wirkung jedoch außergewöhnlich stark. Mohn ist in dieser Hinsicht das stärkste Gewürz. Deshalb steht Mohn auch in der Heilsphäre des Energiekreises, eignet sich also bei Problemen, die sich bereits durch deutliche Symptome bemerkbar machen. Bei Erregungszuständen von Körper, Seele oder Geist ist Mohn zu empfehlen, wenn gleichzeitig eine Verminderung negativer, schädlicher Energien notwendig scheint. Letzteres unterscheidet Mohn von Ajowan, der beinahe ebenso stark beruhigend wirkt, jedoch eher energiegebend ist.

Wirkungen auf den körperlichen Bereich

Mohn ist besonders bei chronischen Schmerzzuständen angezeigt. Anders als die starken Schmerzmittel, die aus der Mohnpflanze und ihrer unreifen Samenkapsel gewonnen werden, führt das Gewürz Mohn, also die Samen, selbstverständlich in keinem Fall zur Abhängigkeit.

Mohn wirkt langsam, aber stetig. Die Schmerzen werden allmählich reduziert, und ihre Ursache wird durch die Ableitung negativer Energien aufgelöst. Auch bei Gastritis und Magengeschwüren, die ebenfalls mit stärkeren Schmerzen einhergehen können, wirkt Mohn oft besser als so manches chemische Mittel.

Wirkungen auf den geistig-seelischen Bereich

Mohn ist ein ausgezeichnetes Gewürzmittel, um jene Menschen, die zu stark auf das Weltliche konzentriert sind, in seelische Ebenen zu heben. Diese Menschen sind immerzu um organisatorische Dinge bemüht, ihre Gedanken kreisen um Themen wie: wann die Kfz-Steuer überwiesen werden muß, ob man nicht doch einmal eine Hausratversicherung abschließen sollte, ob das Geld für diesen Monat reichen wird, ob dies oder jenes am Haus zu machen ist usw.

Natürlich ist es wichtig, all diese Dinge zu bedenken; wenn unser Denken aber ausschließlich um Termine kreist, wenn wir nur mehr an das denken, was noch zu erledigen ist, dann kann es leicht passieren, daß wir den Bezug zu unserer Seele verlieren.

Mohn ist ein Gewürz, das den Menschen in gewisser Weise verzaubern kann, indem es nämlich den Kontakt zu unsichtbaren Realitäten wie der Phantasie und dem Mystischen herstellt. Dabei werden auch außergewöhnliche Gefühle erzeugt, Gefühle, die wir vielleicht nur noch aus unserer Kindheit kennen, aus Zeiten, als uns die ganze Welt noch ein großes Mysterium war und die Zeit keine Bedeutung hatte, zumindest nicht die chronologische Zeit. Mohn weckt in unserer Seele jene Sehnsucht, die die Mystiker aller Zeiten so genau kennen. Es ist die Sehnsucht nach Überwindung dieser Welt, die Sehnsucht nach absoluter Freiheit und tieferer Erkenntnis. Mohn ist von daher auch ein gutes Mittel,

um die Meditation zu unterstützen, vor allem ist Mohn aber für all jene Menschen wertvoll, die noch nie versucht haben, zu meditieren oder zu beten oder in irgendeiner anderen Weise Kontakt zu etwas Größerem, vor allen weltlichen Zugriffen Erhabenem herzustellen.
Diese Menschen fürchten jegliche Einsicht in Dinge, die ihren jetzigen Horizont überschreiten und die vermeintliche Sicherheit der Zwecke und Termine gefährden. Sie lehnen es ab, die Kontrolle zu verlieren, und vergessen dabei, daß sie die Kontrolle eigentlich überhaupt nicht besitzen, sondern daß sie lediglich auf der Flucht vor sich selbst sind.
Mohn ist ein Gewürz mit weiblicher Energie, es weckt unsere Emotionen und Sehnsüchte, doch je rationaler ein Mensch ist, desto größeren Mut erfordert es von ihm, sich auf dieses Mittel einzulassen.
Falls Sie das Gefühl haben, daß Ihr Leben alles in allem etwas zu nüchtern geworden ist, sollten Sie es unbedingt mit diesem wunderbaren Gewürz versuchen.

Einsatz und Rezepturen

Bei chronischen Schmerzzuständen: Würzen Sie ein Glas heiße Milch mit etwas Honig und 1 TL gemahlenem Mohn. Trinken Sie einmal täglich ein Glas vor dem Schlafengehen. Nehmen Sie außerdem zweimal täglich je 5 Tropfen homöopathisches Mohn-Gewürzheilmittel ein.
Bei Gastritis und Magenschmerzen: Kauen Sie zweimal täglich 1/2 TL Mohnsamen. Speicheln Sie sie gut ein, behalten Sie sie etwa zwei Minuten im Mund, spucken Sie sie dann wieder aus. Würzen Sie Ihr Essen regelmäßig mit Mohnsamen, greifen Sie auch zu Mohnsemmeln und anderen Mohnprodukten.
Bei Überbetonung der Weltlichkeit: Geben Sie dreimal täglich jeweils 6 Tropfen Mohn-Gewürzheilmittel direkt auf die Zunge. Würzen Sie außerdem möglichst häufig mit Mohnsamen.

Muskatnuß

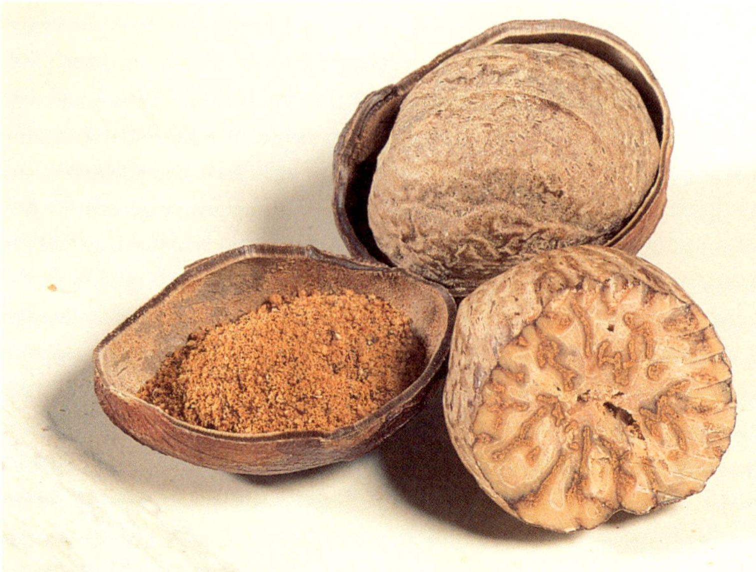

Beschreibung, Geschichte und anderes Wissenswertes

Die Muskatnuß ist eines der beiden Gewürze, die der Muskatnußbaum, *Myristica fragrans*, liefert. Das andere, den Mazis oder »Muskatblüte«, haben wir bereits im Abschnitt Mazis behandelt. Muskatnuß ist ein völlig anderes Gewürz als Mazis.

Die Muskatnuß ist der Samenkern der kleinen, aprikosenähnlichen Frucht des Muskatnußbaumes. Man wartet ab, bis die reifen Früchte von selbst vom Baum fallen, löst dann das Fruchtfleisch ab, das ohne Verwendung bleibt, streift vorsichtig die Samenmäntel ab und trocknet anschließend die Samen in Trocken- oder Räucherhäusern ein bis zwei Monate lang, bis die Kerne in ihren harten, schwarzen, holzigen Samenschalen rappeln. Dann werden diese Außenschalen geknackt, und heraus kommt die »Muskatnuß«. Die Kerne werden in Kalkmilch getaucht; früher diente diese Maßnahme gegen Insektenfraß, heute wird sie als Gütezeichen beibehalten.

Muskatnuß sollte man immer selbst reiben; das Pulver, das man kaufen kann, schmeckt schal und vermittelt nicht den wahren Geschmack; in der Gewürzheilkunde ist unbedingt der ganze Kern einzusetzen.
In alten chinesischen Arzneimittelbüchern wird Muskatnuß erwähnt. Das Gewürz ist in Asien schon sehr lange bekannt. Seine Heimat sind die Banda-Inseln und die Molukken, doch von der heimischen Küche wird es recht wenig beachtet. Die Araber, die von der Antike bis ins hohe Mittelalter den Handel mit dem Fernen Osten betrieben, würzen dagegen viel und gerne mit Muskatnuß.
Nach Europa kam die Muskatnuß durch arabische Händler. Aber die Menge, die Europa erreichte, war wohl nicht sehr groß. Immerhin erwähnt jedoch der englische Dichter Geoffrey Chaucer (1340–1400) das Gewürz in einem seiner Gedichte. Seit der Entdeckung des Seeweges nach Indien und der Gewürzinseln durch die Portugiesen wurde die Muskatnuß zu einem wichtigen Handelsprodukt und politischen Objekt, um das sich auch kriegerische Auseinandersetzungen drehten.
Muskatnuß kann auch als Rauschmittel verwendet werden; allerdings ist davon abzuraten, da es auch zu starker Übelkeit führt. In großen Mengen (über fünf Nüsse) genossen, kann Muskatnuß sogar tödlich sein.

Die Stellung im Energiekreis und allgemeine Wirkungen

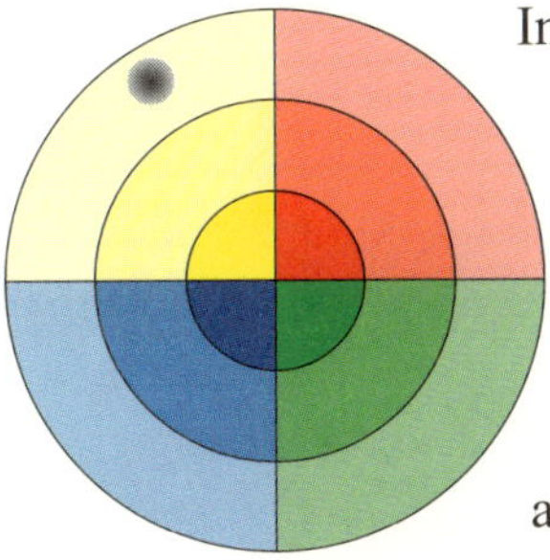

Im Energiekreis steht Muskatnuß im 2. Quadranten und zeichnet sich sowohl durch eine starke beruhigende Wirkung als auch durch eine deutliche Wirkung im energiegebenden Aspekt aus. Muskat steht an der äußeren Grenze der Heilsphäre, was darauf hinweist, daß es in übermäßiger Menge auch eine Giftwirkung entfalten kann.
Muskatnuß ist bei Problemen angezeigt, die davon profitieren,

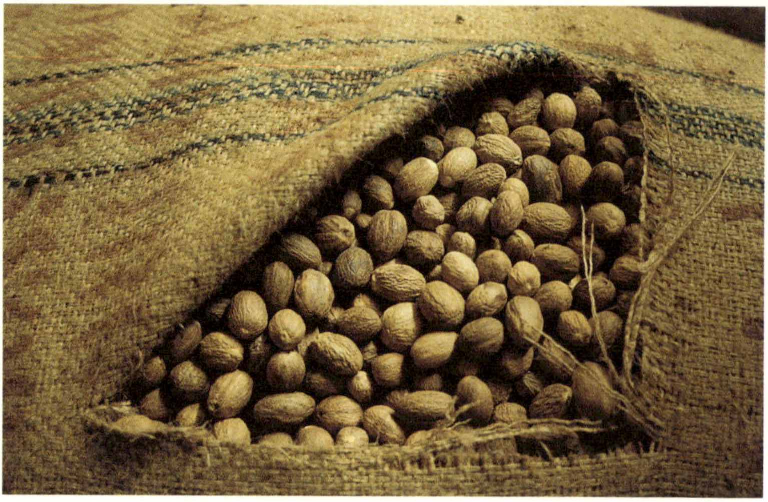

Muskat-»nüsse« von Sansibar auf dem Weg vom Trocken- oder Räucherhaus in den Handel.

daß alle positiven Energien deutlich verstärkt werden, jedoch gleichzeitig eine Verminderung eines bestehenden Erregungszustandes vorgenommen wird.

Die Wirkungen von Muskatnuß lassen sich kaum mit einem anderen Gewürz erreichen; lediglich die Gewürznelke steht in der Nähe der Muskatnuß. Wenn die energiegebende Wirkung wichtiger ist, empfiehlt sich möglicherweise Kreuzkümmel; wenn die energiegebende Wirkung geradezu vermieden werden soll und es vor allem auf den beruhigenden Aspekt ankommt, ist Mohn das Gewürz der Wahl.

Wirkungen auf den körperlichen Bereich

Die Heilwirkungen der Muskatnuß sind beträchtlich. Das zeigt sich besonders deutlich bei chronischen Bronchialkrankheiten.

Aber auch bei Rheuma und Gicht kann regelmäßiger Gebrauch von Muskatnuß einiges bewirken. Durch die Zufuhr positiver Energie werden Giftstoffe schneller abgebaut und gleichzeitig durch die beruhigende Wirkung Schmerzen reduziert. Der Abbau von Giftstoffen wirkt sich auch positiv auf die Leber

aus. Muskatnuß wird auch von Leberkranken sehr gut vertragen; allerdings gilt es dabei zwei Punkte zu beachten: Zum einen sollten die Mengen an Muskatnuß nicht zu hoch sein, und zum zweiten sollte kein Alkohol genossen werden. Alkohol ist für Leberkranke ohnehin Gift, aber Muskatnuß verstärkt die Wirkung von Alkohol noch beträchtlich!
Interessant ist vielleicht auch die Wirkung von Muskatnuß auf Potenzstörungen. Durch die beruhigende Wirkung wird nämlich keineswegs die »Manneskraft« gemindert, sondern eher verstärkt (siehe nächster Abschnitt); außerdem führt Muskatnuß positive Energie zu – bei Schwierigkeiten im sexuellen Bereich kann Muskatnuß manchmal wahre Wunder bewirken!

Wirkungen auf den geistig-seelischen Bereich

Die Muskatnuß ist ein Gewürz mit starken männlichen Aspekten. Dies hat einerseits eine deutliche Wirkung auf die Potenz, wovon oben schon die Rede war. Meist sind Potenzprobleme psychisch bedingt, sei es, daß es an Selbstsicherheit fehlt, oder sei es, daß es an Lockerheit mangelt.
Die Muskatnuß verhindert durch ihre beruhigende Wirkung, daß der Mann sich verkrampft, außerdem gibt sie ihm Sicherheit. Gerade bei einer Partnerin, die er noch nicht kennt, kann es leicht einmal zu Problemen mit der Potenz kommen, vor allem dann, wenn der Mann zuviel mit seinem Willen arbeitet, wodurch eine Erektion auch bei besten organischen Voraussetzungen so gut wie unmöglich wird.
Doch es wäre schade, würde man die Muskatnuß nur bei Potenzstörungen verwenden, da ihre wesentlichen Wirkungen noch viel weiter gehen. Die männlichen Energien dieses Gewürzes fördern nämlich auch das logische Denken, geben ein Gefühl der Stärke und entwickeln das Durchsetzungsvermögen.
Natürlich sind Eigenschaften wie logisches Denken und Durchsetzungsvermögen sowohl bei Männern als auch bei Frauen anzutreffen, doch gelten sie im allgemeinen immer noch eher als männliche Charakterzüge.

Es ist vollkommen gleichgültig, ob Sie nun ein weiblicher oder ein männlicher Leser sind, denn Muskatnuß kann Ihnen auf jeden Fall helfen, mehr männliche Energie, man könnte auch sagen: mehr »Yang-Energie«, aufzunehmen.
Gerade wenn Sie das Gefühl haben sollten, daß es Ihnen an innerer Sicherheit und Durchsetzungsvermögen fehlt, daß Sie für diese Welt zu »weich« sind und sich von anderen vieles gefallen lassen, obwohl Sie sich eigentlich gerne dagegen wehren würden, sollten Sie es mit diesem Gewürz versuchen, das jedoch vorsichtig dosiert werden sollte.

Einsatz und Rezepturen

Bei Rheuma und Gicht: Würzen Sie Ihre Speisen regelmäßig mit einer kleinen Prise Muskatnußpulver. Nehmen Sie außerdem einmal am Tag 6 Tropfen homöopathisches Muskatnuß-Gewürzheilmittel ein.
Zur Entgiftung und bei Leberproblemen: Kochen Sie sich einen Kräutertee Ihrer Wahl, und fügen Sie 1 TL Honig sowie 1 kleine Messerspitze frisch geriebene Muskatnuß hinzu. Trinken Sie täglich eine Tasse davon, jedoch nicht länger als zwei Wochen lang. Danach pausieren Sie wiederum zwei Wochen, dann können Sie die Kur wiederholen.
Bei Potenzstörungen: Nehmen Sie dreimal täglich je 4 Tropfen Muskatnuß-Gewürzheilmittel.
Bei Bronchitis: Trinken Sie täglich einen mit Muskatnuß gewürzten Tee, wie oben beschrieben (siehe Entgiftung).
Bei Mangel an innerer Sicherheit, Durchsetzungsvermögen und zur Aktivierung des logischen Denkens: Nehmen Sie dreimal täglich je 6 Tropfen Muskatnuß-Gewürzheilmittel ein.

Oregano

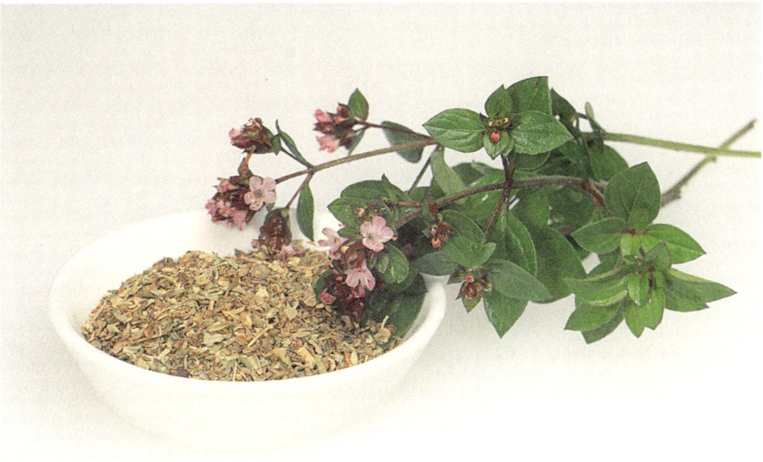

Beschreibung, Geschichte und anderes Wissenswertes

Oregano, *Origanum vulgare*, oder Dost ist eine wilde Form des Majorans. Während Majoran in der Küche meist bevorzugt wird, da er ein besonders feines Aroma besitzt, eignet sich Oregano als Heilgewürz weitaus besser. Oregano ist in den warmen Mittelmeerländern zu Hause; von dort kommt auch die beste Qualität. Die Pflanzen haben einen ausgeprägteren Geschmack und Duft als die Pflanzen, die in nördlicheren Regionen – auch bei uns – wachsen. In Italien ist Oregano ein unverzichtbarer Bestandteil einer echten neapolitanischen Pizza.

Die Pflanze, die wild auf kalkhaltigen und eher trockenen Böden, meist auf Abhängen wächst, wird am besten erst im Herbst geerntet. Dann trocknet man sie in Büscheln und zerreibt sie. Glücklicherweise behält getrockneter Oregano sein Aroma ziemlich lange, so daß er nicht nur frisch als Kraut, sondern auch im Winter als Trockengewürz verwendet werden kann. Dennoch sollten Sie Oregano wie alle anderen Gewürze gut verschlossen aufbewahren, damit das Aroma und insbesondere auch die Heilkraft möglichst lange bewahrt werden.

Schon in der Antike war Oregano bekannt, allerdings weniger als Gewürz denn als Heilmittel. Im alten Griechenland wurde Oregano gegen Vergiftungen mit pflanzlichen oder tierischen Giften eingesetzt, beispielsweise bei Vergiftung durch Schierling – die die Todesursache des Philosophen Sokrates (470–399 v. Chr.) gewesen sein soll – und Schlangenbissen. Die Heilkraft des Oregano war auch den Römern bekannt, die Würzkraft dieser Pflanze ebenso. Wahrscheinlich waren es auch die Römer, die die wildwachsende Pflanze zu kultivieren und die kulinarisch wertvolleren Arten zu züchten begannen.
Als sich der Gebrauch von Oregano in Mittel- und Nordeuropa verbreitete, entdeckte man auch die medizinischen Eigenschaften dieses interessanten Gewürzes neu. In der Neuen Welt, in Amerika, fand das Gewürz, als die Europäer dort einwanderten, ebenfalls viele Anhänger. Besonders in Mexiko wird es oft zusammen mit Chillies verwendet.

Die Stellung im Energiekreis und allgemeine Wirkungen

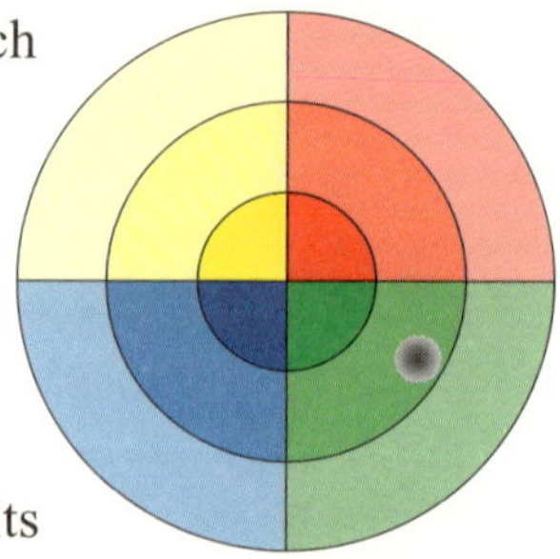

Im Energiekreis befindet sich Oregano in der harmonisierenden Sphäre des 4. Quadranten. Der anregende und der energiereduzierende Aspekt sind dabei etwa gleich stark ausgeprägt. Das Gewürz eignet sich demnach bei Beschwerden, die einerseits einer Anregung in einem bestimmten Bereich bedürfen, bei denen andererseits jedoch negativ wirkende Energien abgeführt werden müssen. Die Wirkung von Oregano kommt am besten zum Tragen, wenn sich ein Problem noch nicht in deutlichen Symptomen manifestiert hat und dem harmonisierenden Einfluß zugänglich ist.
In der Wirkung ähnlich ist Piment, bei dem jedoch der anregende Aspekt ein wenig stärker ausgeprägt ist, aber nicht in demselben Maße negative Energien reduziert werden.

Wirkungen auf den körperlichen Bereich

Bereits in der Antike war die Eigenschaft des Oregano, negative Energien zu reduzieren, bekannt – deshalb verabreichte man ihn bei Vergiftungen. Wenn auch die Wirksamkeit bei schweren Vergiftungen – wie durch Schierling und Schlangenbisse – eher fraglich ist (Sie sollten also von einem Schierlingstrank absehen, auch wenn Sie reichlich Oregano im Hause haben), zeigt sich die harmonische entgiftende Wirkung besonders bei chronischen, schleichenden Vergiftungen in geringen Mengen wie durch das berüchtigte Amalgam in unseren Zahnplomben.

Ein ganz anderer Aspekt des Oregano zeigt sich darin, daß durch ihn Menstruationsbeschwerden oft gemildert werden können. Auch bei morgendlicher Übelkeit – besonders in der Schwangerschaft – ist Oregano zu empfehlen.

Schließlich ist Oregano auch ein bemerkenswertes Hilfsmittel bei Schmerzen. Im Gegensatz zu manchen anderen Mitteln macht er dabei jedoch nicht schläfrig, sondern regt sogar die Lebensgeister etwas an; doch die negativen Energien, die den Schmerz hervorrufen, werden vermindert. Das gilt auch für viele Formen schmerzhafter Beschwerden wie Kopfschmerzen, Zahnschmerzen oder Gelenkschmerzen.

Wirkungen auf den geistig-seelischen Bereich

Oregano ist eines der besten Gewürze gegen Ungeduld und Hektik. Jeder Mensch hat sich natürlich schon des öfteren dabei ertappt, daß er hektisch und ungeduldig reagiert und gestreßt ist. Während dieser Zustand jedoch normalerweise zur Ausnahme gehören sollte, gibt es auch Menschen, die sehr häufig auf der ganzen Linie gestreßt zu sein scheinen.

Dies ist freilich eine recht nervenaufreibende und ineffektive Haltung, und man sollte sich fragen, wie es eigentlich zu dieser Ungeduld kommt.

Immer dann, wenn man sich nicht wirklich in die Situationen und Aufgaben vertieft, mit denen man es zu tun hat, neigt man dazu, ungeduldig zu werden. So wird man beispielsweise kaum jeman-

den antreffen, der ungeduldig meditiert, ungeduldig singt oder ungeduldig mit seiner Eisenbahn spielt.
Ungeduld zeigt sich immer dann, wenn man mit seinen Gedanken bereits woanders ist als in der gegenwärtigen Situation.
Oregano hilft uns dabei, wieder zu uns selbst und in unsere gegenwärtigen Handlungen zu finden, statt mit den Gedanken bereits in der Zukunft zu sein, wo wir ja ohnehin nichts ausrichten können.
Oregano ist auch ein sehr gutes Gewürz für Menschen, die mit sich selbst ungeduldig sind, die dadurch sehr hart zu sich selbst werden können, wobei sie letztlich nichts gewinnen, sondern vielmehr die eigene seelische Entwicklung behindern.
Dem ungeduldigen Menschen fehlt es an Liebe, er hat kein Verständnis für den anderen und nicht einmal für sich selbst. Er ist der Gefangene seines kleinen Ichs, das mit Willenskraft und zusammengebissenen Zähnen alles mögliche zu erreichen versucht und doch nie wirklich an ein Ziel gelangt, an dem es einmal zur Ruhe käme und ausspannen könnte.
Obwohl Oregano erheblich dazu beitragen kann, einen aufgewühlten, streßgeplagten Geist zu beruhigen, ist es doch kein einschläferndes oder betäubendes Gewürz, denn es besitzt ja durchaus auch eine anregende Wirkung. Oregano reduziert lediglich negative Energien in Form von hektischen Gedanken, macht den Menschen zugleich aber hellwach, so daß er erfahren kann, wie es sich anfühlt, Entspannung bewußt und wach zu erleben, was mit Schlafen nicht das geringste zu tun hat.

Einsatz und Rezepturen

Bei chronischen Vergiftungen: Kochen Sie 1 gehäuften EL Oregano in 1/2 l Wasser fünf Minuten lang bei mittlerer Hitze. Gießen Sie das Wasser dann durch ein Sieb. Trinken Sie zweimal täglich ein kleines Glas dieses Getränkes über einen Zeitraum von mindestens drei bis vier Wochen.
Bei Übelkeit und Menstruationsbeschwerden: Mischen Sie 1 TL Kräutertee (am besten Pfefferminztee) mit 1/2 TL Oregano. Über-

brühen Sie das Ganze mit einer Tasse kochendem Wasser, lassen Sie es fünf bis zehn Minuten ziehen, seihen Sie dann ab. Trinken Sie den Tee, nachdem Sie ihn ein wenig abkühlen ließen.
Bei Gelenkschmerzen: Kaufen Sie kaltgepreßtes Sesamöl. Mischen Sie 100 ml davon mit 1 bis 2 TL Oregano. Verschließen Sie das angereicherte Öl, lassen Sie es mindestens einen Tag lang ziehen. Reiben Sie sich die schmerzenden Gelenke zweimal täglich damit ein.
Bei Kopfschmerzen: Reiben Sie sich die Stirn und den Nacken sanft mit dem oben beschriebenen Öl ein. Nehmen Sie bei akuten Kopfschmerzen außerdem 10 Tropfen homöopathisches Oregano-Gewürzheilmittel ein.
Bei Schlaflosigkeit: Füllen Sie ein kleines Baumwollbeutelchen mit Oregano und legen es in Ihr Kopfkissen.
Bei Ungeduld, Hektik und Streß: Würzen Sie möglichst häufig mit Oregano. Nehmen Sie außerdem zweimal täglich jeweils 5 Tropfen Oregano-Gewürzheilmittel ein.

Paprika

Beschreibung, Geschichte und anderes Wissenswertes

Paprika, *Capsicum annuum*, stammt aus den Tropen Mittel- und Südamerikas. Die Pflanze ist eng verwandt mit den Chillies, *Capsicum frutescens*, die wir bereits besprochen haben. Ihr Geschmack – er ist unvergleichlich milder als der der Chillies – und ihre heiltherapeutischen Eigenschaften sind ebenfalls ganz andere. Der mitunter scharfe Paprika wird auch manchmal spanischer Pfeffer genannt, weil die Spanier ihn bis zum Ende des 16. Jahrhunderts allein anbauten; mit dem eigentlichen echten Pfeffer Asiens hat er jedoch überhaupt nichts zu tun.
Paprika gibt es in vielen Varietäten und in drei Hauptfarben: grün, rot und gelb. Geschmacklich besteht wenig Unterschied zwischen diesen Formen. Paprika ist vor allem als Gemüse bekannt und beliebt; man kann Paprika roh, als Salat, aber auch im Eintopf, gefüllt, gebacken und sogar auf Pizza essen. Paprika als Gewürz –

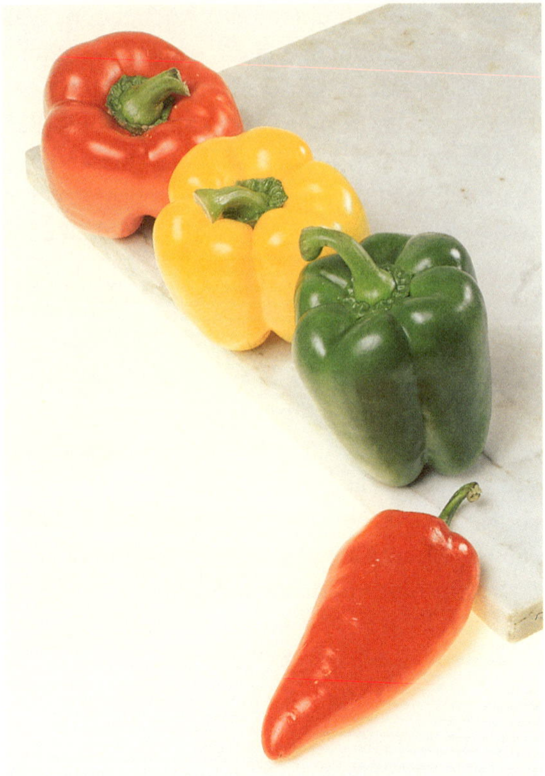

auch unter den Namen Rosenpaprika (mild) oder spanischer Pfeffer im Handel – wird aus den getrockneten und gemahlenen Früchten gewonnen. Besonders in Spanien und Ungarn wird dieses Gewürz viel verwendet.
Schon die rohen Früchte sind sehr gesund, da sie besonders viel Vitamin C und wertvolle Mineralstoffe enthalten. Das Gewürz enthält zwar praktisch kein Vitamin C mehr, doch seine gesundheitlichen Wirkungen stehen denen der Frucht in nichts nach.
Kaufen Sie nicht zu große Mengen, und lagern Sie das Gewürz trocken und unter Verschluß, da es leicht seine Würz- und Heilkraft verliert.
Über die Geschichte des Paprikas gibt es nicht viel zu sagen, da wir Paprika erst seit wenigen Jahrhunderten kennen und die

Ureinwohner Amerikas keine Aufzeichnungen über seinen Gebrauch machten. Die ursprüngliche Form des Paprikas kommt nämlich, wie auch die verwandten Chillies, aus dem tropischen Amerika, wo er bereits Jahrhunderte vor Ankunft der Europäer in Gebrauch war. Die spanischen Konquistadoren brachten Paprika mit nach Hause. In Europa wurde Paprika dann kultiviert, natürlich zuerst in Spanien und seit Ende des 16. Jahrhunderts besonders in Ungarn, so daß wir heute über größere und gehaltvollere Früchte und ein wirksameres Gewürz verfügen als die Indianer.

Die Stellung im Energiekreis und allgemeine Wirkungen

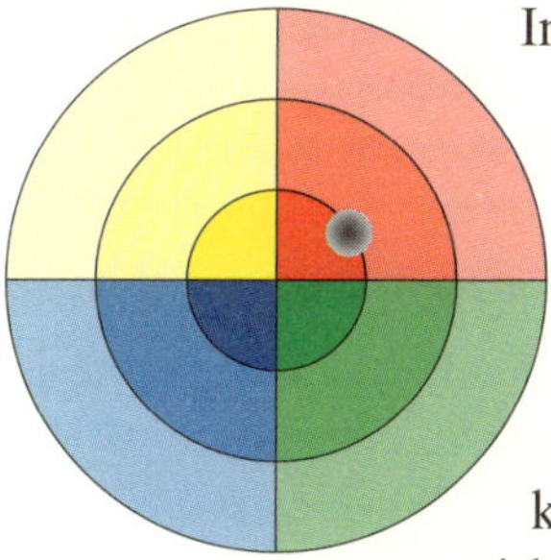

Im Energiekreis befindet sich Paprika in der stabilisierenden Sphäre des 1. Quadranten. Die Aspekte energiegebend und anregend sind nur angedeutet, da es ja bei der stabilisierenden Wirkung gerade darauf ankommt, in keiner Richtung zu stark zu wirken, sondern darauf, die Harmonie im Körper aufrechtzuerhalten. Mit Paprika kann man also nicht im eigentlichen Sinne heilen, sondern hauptsächlich vorbeugen und die Gesundheit festigen.

Wirkungen auf den körperlichen Bereich

Mit Paprika kann man, da er über eine angenehme Würze und einen milden Geschmack verfügt, vielen Gerichten eine interessante Note geben und gleichzeitig etwas für seine Gesundheit tun. Besonders bei zwei Dingen ist Paprika angezeigt: wenn Ihre Verdauung nicht ganz unproblematisch ist und wenn Sie zu Erkältungen neigen. Wichtig dabei ist jedoch, daß Sie Paprika einsetzen, bevor Symptome wie Schmerzen, Verstopfung oder im anderen Fall Schnupfen, Husten oder Halsschmerzen auftreten.
Auch zur allgemeinen Kräftigung des Herzens ist Paprika zu empfehlen.

Wirkungen auf den geistig-seelischen Bereich

Paprika ist ein Gewürz, das ganz allgemein die Lust am Leben und vor allem die Lust an den Reizen weckt. Dieses männliche, anregende Gewürz hilft besonders jenen Menschen, die Angst davor haben, sich den Reizen, die das Leben bietet, auszusetzen.

Oft sind dies Menschen, die sich zeit ihres Lebens in sicheren Bahnen bewegen und die das Risiko ebenso meiden wie alle neuen Erfahrungen.

Als sinnliche Wesen bedürfen wir der Reize. Wir nehmen unsere Umwelt wahr, indem wir sie schmecken, riechen, sehen, hören und tasten, was ohne Reize nicht möglich wäre. Während manche Menschen nun aber geradezu »reizbesessen« sind und sich nach immer stärkeren Reizen sehnen, wollen andere sich von jeglichen Reizen fernhalten und sich am liebsten in sich selbst zurückziehen.

Beide Entwicklungen sind aber einseitig und verursachen ein Ungleichgewicht zwischen außen und innen. In der Tat hat der Mensch, der sich den Reizen verschließt, nicht ganz unrecht, denn er hat erkannt, wie leicht es durch Reizüberflutung zu einer Abstumpfung der Sinne kommen kann. Oft sind Menschen, die einen geistigen Weg gehen, meditieren, beten und sich von der Welt zurückgezogen haben, den weltlichen Reizen gegenüber ablehnend eingestellt.

Sie suchen nach tieferen Erfahrungen, nach erhabenen Bewußtseinszuständen und vergessen dabei, daß es sich hierbei nur um eine subtilere Form des Reizes handelt. Außerdem erkennen sie nicht, daß die Entwicklung eines reifen Bewußtseins des »Umweges« über die Reize und über die Welt bedarf und daß man auf dem Weg zur Weisheit nichts überspringen kann, das man nicht zutiefst erlebt und ausgelebt hat.

Paprika ist ein Gewürz, das Lust auf Reize, Lust auf Farben, Gerüche, Geschmäcke und Lust auf Sinnlichkeit weckt. Dennoch führt Paprika nicht zu einer »Überreizung«, denn es handelt sich dabei ja nicht um eine Droge, sondern um ein harmonisierendes und stabilisierendes Heilmittel.

Wenn Sie das Gefühl haben, ein reizloses, isoliertes Leben zu

führen, so sollten Sie es unbedingt einmal mit diesem Gewürz versuchen. Wer sich gegenüber den Reizen verschließt, die das Leben uns zu bieten hat, verliert dabei auch leicht den Kontakt zur Außenwelt. Die Angst vor Reizen ist das Werk einer prüden, puritanischen Gesellschaft, die den Körper und die Sinne »getötet« hat und die für den Verlust der Lebendigkeit, die der moderne, zivilisierte Mensch zu bedauern hat, mitverantwortlich ist.
Angst vor Reiz beinhaltet oftmals auch Angst vor der Sexualität und Angst vor neuen Begegnungen sowie vor dem Abenteuer. Auf diese Weise führt die Angst vor Reizen letztlich auch zu allen möglichen Formen von Hemmungen und Neurosen.
Paprika hilft uns, einem reiz- und freudlosen Leben wieder neuen Schwung zu geben und unsere Hemmungen zu überwinden. Nicht zuletzt ist dieses Gewürz auch ein sexuell stimulierendes Mittel, das einem beispielsweise hilft, den sexuellen Reiz wiederzuentdecken, der vor allem in langjährigen Beziehungen leicht verlorengeht.

Einsatz und Rezepturen

Bei Verdauungsschwäche: Würzen Sie möglichst regelmäßig mit Paprika. Bereiten Sie sich einen mageren Frischkäse oder Quark mit 1 bis 2 TL Paprikapulver pro 200 Gramm zu, und essen Sie täglich eine kleine Menge davon pur oder auf Vollkornbrot.
Bei Erkältungen: Kochen Sie sich eine Tasse Schwarztee, und fügen Sie dem Tee 1 Messerspitze Paprikapulver bei. Süßen Sie den Tee nach Bedarf. Trinken Sie zweimal täglich eine Tasse davon.
Zur Herzkräftigung: Setzen Sie Paprika möglichst häufig in der Küche ein. Nehmen Sie täglich einmal 6 Tropfen Paprika-Gewürzheilmittel ein.
Bei Angst vor Reizen, Hemmungen, mangelndem sexuellen Interesse: Geben Sie dreimal täglich jeweils 4 Tropfen Paprika-Gewürzheilmittel auf die Zunge. Verwenden Sie das Gewürz außerdem regelmäßig beim Kochen.

Paradieskörner

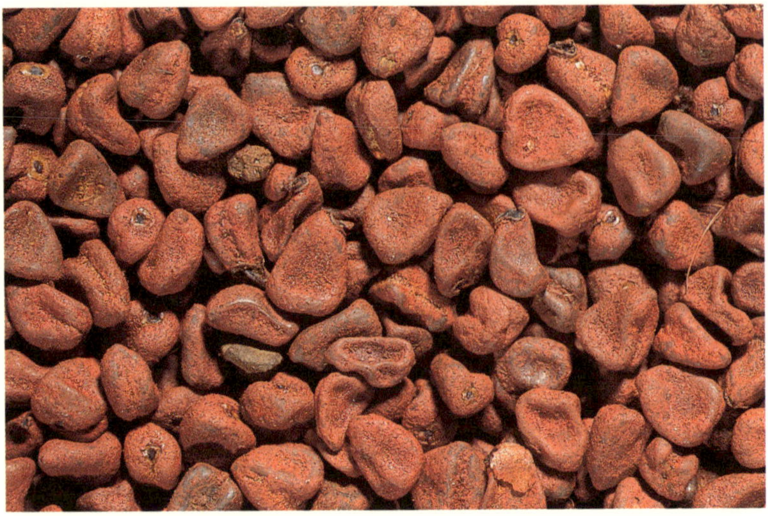

Beschreibung, Geschichte und anderes Wissenswertes

Paradieskörner – die auch unter den Namen Gran Paradisi und Malagetta- oder Guineapfeffer bekannt sind, obgleich sie mit Pfeffer überhaupt nichts zu tun haben – sind die als Gewürze dienenden Samen des Ingwergewächses *Aframomum melegueta*.

Die Pflanze stammt ausnahmsweise einmal nicht aus dem Fernen Osten, sondern aus Afrika, genauer von der tropischen Westküste und den vorgelagerten Inseln. Daher kommen auch die Namen Malagetta- bzw. Guineapfeffer.

Die Pflanze, von der die Paradieskörner stammen, ist ziemlich auffällig: sie wird über zwei Meter hoch, hat lange Blätter und trägt gelbe oder rosafarbene Blüten, die eine charakteristische Trompetenform haben und ein wenig an Orchideen erinnern. Nach der Blüte bilden sich kleine, gelbe bis orange birnenförmige Früchte. Im Fruchtfleisch liegen die Samen, die Paradieskörner. Die Früchte selbst werden kaum gegessen, da sie recht bitter schmecken.

In Westafrika, wo die Paradieskörnerpflanze beheimatet ist,

wurden die Samen schon lange Zeit von Schamanen wegen ihrer heilsamen Wirkung verwendet. Wie lange genau, läßt sich heute nicht feststellen.
Sicher ist dagegen, daß bereits im 11. Jahrhundert die Normannen bei der Invasion Englands Paradieskörner dabeihatten. Die Paradieskörner waren im 14. Jahrhundert so beliebt, daß man einen Teil der afrikanischen Westküste »Malagettaküste« nannte; auch heute heißt die Küste vor Liberia »Pfefferküste« nach dem Malagetta-»pfeffer«. Bis zum 15. Jahrhundert wurden die Paradieskörner von Karawanen in den Norden durch die Sahara bis nach Tripolis gebracht, von wo aus sie dann nach Europa verschifft wurden. Später transportierten sie die Portugiesen auf dem Seeweg.
Ihre einstige Beliebtheit haben die Paradieskörner heute verloren – man kennt sie kaum noch.

Die Stellung im Energiekreis und allgemeine Wirkungen

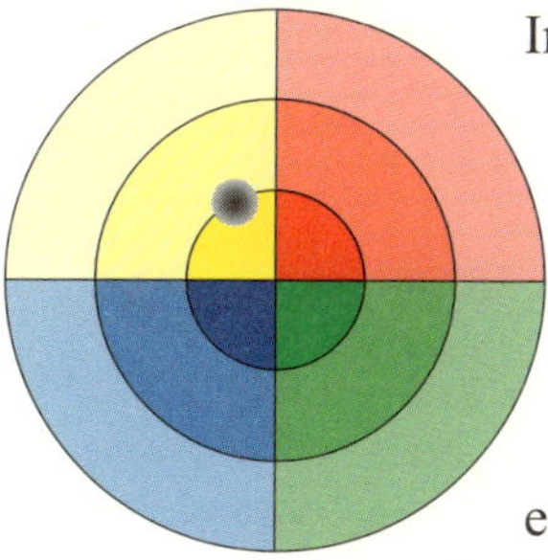

Im Energiekreis befinden sich die Paradieskörner im 2. Quadranten und stehen dort an der Grenze zwischen stabilisierender und harmonisierender Sphäre. Ihre Wirkung ist also bereits so deutlich, daß sie ein entstehendes Ungleichgewicht in Körper, Seele oder Geist wieder harmonisieren und so den Ausbruch einer ernsthafteren Erkrankung verhindern können. Die beiden Aspekte des 2. Quadranten, die energiegebende und die beruhigende Wirkung, sind in etwa gleich stark ausgeprägt.
Die Paradieskörner eignen sich also bei Problemen, die noch keine schweren Symptome hervorgerufen haben, die von einer Beruhigung profitieren und bei denen es sinnvoll erscheint, ein wenig positive Energie zuzuführen.
Galanga hat insgesamt eine recht ähnliche Wirkung wie Paradieskörner, allerdings ist der beruhigende Aspekt ein wenig

schwächer, dafür jedoch der energiegebende Aspekt etwas stärker ausgeprägt.

Wirkungen auf den körperlichen Bereich

Die westafrikanischen Medizinmänner verabreichten Paradieskörner vor allem, um die Ausscheidungsvorgänge zu aktivieren. Das Gewürz wirkt auf eine sehr sanfte Art und Weise: es führt den Ausscheidungsorganen ein wenig Energie zu und beruhigt gleichzeitig etwas, was die Entspannung fördert. Aufgrund dieser Eigenschaften sind Paradieskörner ein gutes Mittel gegen leichte Blähungen, sie wirken auch leicht harntreibend.
Die Europäer entdeckten, daß Paradieskörner in Alkohol ein ausgezeichnetes Tonikum sind, das einerseits beruhigt, andererseits aber Energie spendet. Im 17. Jahrhundert war es geradezu Mode, heißem Wein Paradieskörner beizugeben. Auch dem Glühwein verleihen Paradieskörner nicht nur einen interessanten Geschmack, sie fördern auch die Gesundheit. Allerdings sollte man bedenken, daß zwar das Gewürz die Gesundheit fördert, der Alkohol jedoch nicht.

Wirkungen auf den geistig-seelischen Bereich

Paradieskörner sind ein gutes Mittel, um die gesamte seelische und geistige Energie auf sanfte Weise zu erhöhen. Insbesondere ist dieses Gewürz für Menschen geeignet, die träge und antriebslos sind. Solchen Menschen stehen für ihre Freizeitaktivitäten manchmal erstaunliche Energien zur Verfügung; sich innerhalb ihrer Arbeit zu motivieren fällt ihnen dagegen schwer.
Paradieskörnersamen eignen sich gut, wenn es darum geht, nicht nur bei den Aktivitäten, die Lust bereiten und Spaß machen, Energie zu haben, sondern auch bei Tätigkeiten, die einem zunächst als lästige Pflicht erscheinen und vor denen man sich am liebsten drücken würde.
Viele Menschen unterteilen ihr Leben in Freizeit und Arbeit, wodurch sie eine Spaltung erzeugen, die zu zahlreichen Konflikten

führt. Im Grunde sollten wir in jedem Moment unseres Lebens auf die jeweiligen Erfordernisse und Herausforderungen reagieren.
Was spricht dagegen, auch im Büro, beim Autofahren, beim Rasenmähen oder Bügeln bewußt und aufmerksam zu sein und Freude zu empfinden? Es würde viel weniger Anstrengung kosten, und die Zeit würde uns sehr viel schneller vergehen, wenn wir unsere Aufgaben mit dem Gefühl innerer Leichtigkeit und mit Wachheit erledigen würden.
Dies ist durchaus nicht unmöglich, denn es gibt schließlich Menschen, die auch in Anbetracht anstrengender und unerfreulicher Arbeiten noch fröhlich und guter Dinge sind und die ein Liedchen pfeifen, wo andere nur noch innerlich fluchen können.
Die energetische Wirkung der Paradieskörner sorgt dafür, daß unser Denken und unsere Gefühle in einem aktiven, wachen Zustand bleiben, einem Zustand, der diese Art von Heiterkeit ermöglicht – und zwar vor allem in jenen Augenblicken, in denen wir sonst jegliche Energie verlieren, wie beispielsweise am Montagmorgen, zu Beginn einer Arbeitswoche.
Natürlich kommt es schon einmal vor, daß wir müde und lustlos in den Tag starten, und das ist auch nicht weiter schlimm, obwohl es ein bißchen schade ist, da wir diesem Tag dann wohl kaum noch etwas Positives abgewinnen werden.
Wenn aber Trägheit und mangelnde Motivation zu einem Dauerzustand werden, wird die Sache schon wesentlich bedenklicher. Der träge, lustlose Mensch wird allmählich immer unzufriedener werden. Sofern er seinen Arbeitsplatz nicht wechselt oder aufgibt, was meistens sehr schwierig sein dürfte, hilft ihm seine träge Verfassung in keiner Weise, da er schließlich doch aufstehen, zur Arbeit gehen und den Tag überstehen muß, ob er nun will oder nicht. Durch sein mangelndes Interesse wird er sich leicht ablenken lassen, langsam und ineffektiv arbeiten, und vor allem wird er durch seine Abwehrhaltung viel Energie verlieren, so daß ihm irgendwann dann auch die Energie fehlt, seine Freizeit abwechslungsreich und befriedigend zu gestalten.
Paradieskörner erhöhen die geistige Energie, sie wecken den

Menschen auf und helfen ihm, zu erkennen, daß jede Minute seines Lebens genützt und gelebt werden sollte und daß es unsinnig ist, sein Leben in sinnvolle und sinnlose Zeit zu spalten. Auch hilft dieses Gewürz bei leichteren Formen depressiver Verstimmungen, die ja auch stets mit einem Gefühl der Lust- und Sinnlosigkeit einhergehen.

Einsatz und Rezepturen

Bei Bauchschmerzen, Verdauungsproblemen und Verstopfung: Kochen Sie 2 TL Paradieskörner in 1/4 l Wasser 15 Minuten lang bei mittlerer Hitze. Schalten Sie dann den Herd aus, lassen Sie das Ganze noch einige Minuten ziehen. Seihen Sie dann ab. Nehmen Sie dreimal täglich je 1 EL davon ein. Verwenden Sie Paradieskörner auch als Gewürz für die Küche, wobei Sie die Dosierung niedrig halten sollten.

Bei Trägheit, Antriebslosigkeit und mangelnder Motivation: Geben Sie viermal täglich jeweils 4 Tropfen Paradieskörner-Gewürzheilmittel auf die Zunge.

Pfeffer

Beschreibung, Geschichte und anderes Wissenswertes

Die Pfefferpflanze *Piper nigrum*, die den Pfeffer liefert und für Gewürzzwecke angebaut wird, gehört zu der Gattung der Pfeffergewächse (*Piperaceae*), einer Familie mit etwa 700 Arten. Als Gewürze werden Samen, Früchte oder Fruchtstände verwendet. Bei allen Arten finden sich im Fleisch der Früchte Ölzellen, die aromatische und scharf schmeckende Stoffe enthalten: Die würzenden Inhaltsstoffe sind ätherisches Öl und Alkaloide, von denen das Piperin den brennenden Geschmack bewirkt.

Die Pfefferpflanze stammt wahrscheinlich aus den südindischen Wäldern und wird heute in den Tropen der gesamten Welt angebaut. Sie kann bis 15 Meter emporwachsen, in der Kultur achtet man jedoch darauf, sie nicht höher als vier bis fünf Meter werden

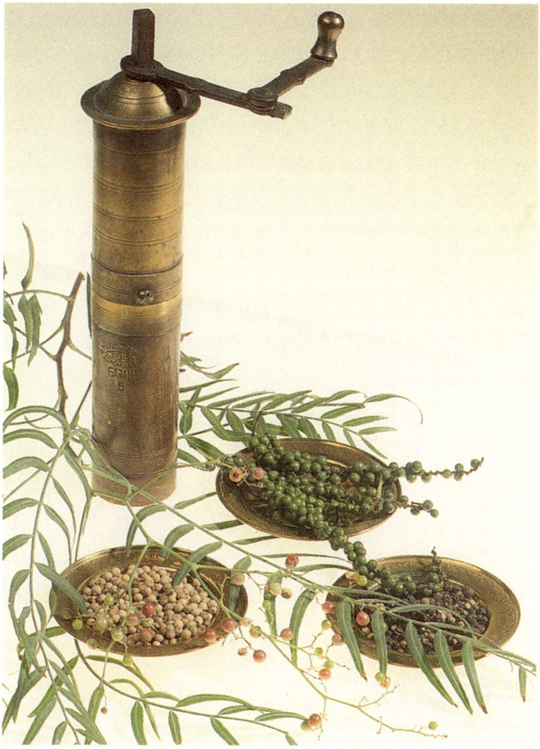

zu lassen. Sie wird an Stangen gezogen, an denen sie mit Hilfe ihrer Haftwurzeln wie Efeu emporklettert.
Werden die Früchte vor der Vollreife geerntet und an der Sonne oder am Feuer getrocknet, erhält man den schwarzen Pfeffer mit dünner runzliger Haut, die den Kern umgibt. Schwarzer Pfeffer enthält besonders viel von dem Alkaloid Piperin und schmeckt deshalb besonders scharf. Weißen Pfeffer gewinnt man aus den vollreifen roten Früchten, die man gären läßt. Nach etwa drei Tagen kann man das Fruchtfleisch abreiben; die Kerne liegen frei. Die gräulichweißen Steinkerne schmecken milder. Grüner Pfeffer sind die in Salzlake konservierten unreifen Früchte von *Piper nigrum.*
In den Handel kommt Pfeffer gemahlen oder ganz als Kerne bzw. getrocknete Früchte. Für Heilzwecke, aber auch für die Küche ist

es unbedingt notwendig, die Körner selbst zu mahlen, da sich das ätherische Öl, auf dem einige der Heilwirkungen beruhen, im gemahlenen Zustand schnell verflüchtigt. Pfefferpulver im Streuer ist geschmacklich wie auch gesundheitlich nicht viel wert.

Pfeffer ist wohl eines der ältesten und auch wirtschaftlich bedeutsamsten Gewürze. Seit Menschengedenken wurde Pfeffer als Kult- und Heilmittel verwendet. In altindischen Schriften wird er erwähnt, Alexander der Große (356–323 v. Chr.) brachte ihn nach Griechenland, die Römer schätzten ihn sehr und verwendeten ihn in unglaublichen Mengen, und im Mittelalter wurde er noch häufiger gebraucht als heute.

Pfeffer war ein wichtiges Handelsgut und so kostbar wie Gold. Kaufleute, abwertend »Pfeffersäcke« genannt, und Städte – allen voran Venedig und Genua – häuften im späten Mittelalter riesige Reichtümer durch den Handel mit Pfeffer an. Noch heute sprechen wir von einem »gepfefferten Preis«, wenn etwas sehr teuer ist. Wegen des Pfeffers ging nicht nur Kolumbus auf Fahrt.

Die Stellung imEnergiekreis und allgemeine Wirkungen

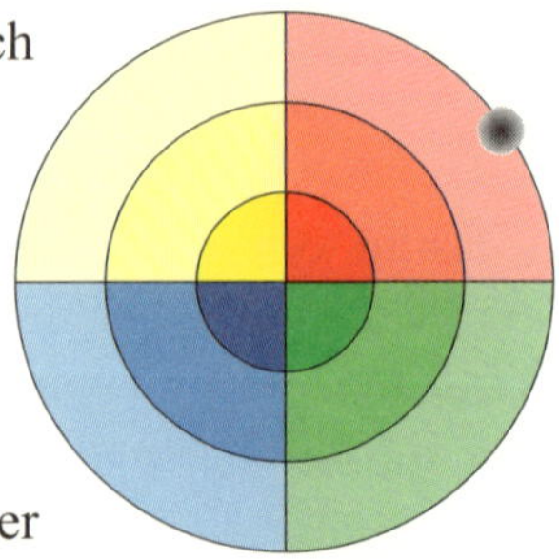

Im Energiekreis befindet sich Pfeffer im 1. Quadranten, wirkt also anregend und führt Energie zu. Sowohl die anregende Wirkung als auch die Energiezufuhr sind ziemlich stark ausgeprägt. Die Position zeigt überdies, daß Pfeffer im Heilbereich liegt und daher in besonderem Maße zur Behandlung von bereits aufgetretenen Symptomen dienen kann, also überall dort angezeigt ist, wo das Gleichgewicht bereits stark gestört ist.

Sämtliche Pfeffersorten, also schwarzer, weißer und grüner Pfeffer, haben eine Verwandtschaft zum Element Feuer, wodurch sich auch die wärmende, »helle« Wirkung erklärt. Pfeffer ist daher auch bei einer großen Anzahl von Problemen angezeigt, die vor allem mit zuwenig Aktivität zu tun haben und bei denen eine Zufuhr von Energie beziehungsweise Wärme notwendig erscheint.

Wirkungen auf den körperlichen Bereich

In der Naturheilkunde kennt man seit langer Zeit die zahlreichen Wirkungen des Pfeffers im körperlichen Bereich, während man die geistig-seelischen Aspekte bisher leider stark vernachlässigt hat. Pfeffer gilt in der Naturheilkunde als schmerzlindernd, tonisierend, antiseptisch, krampflösend, aphrodisisch, abführend, hautrötend, antitoxisch und verdauungsfördernd.
Pfeffer ist eines der stärksten Gewürzheilmittel, die im körperlichen Bereich wirken. Er findet Anwendung bei Verstopfung, Sodbrennen, Halsentzündung, Schnupfen, Husten und Erkältung.
Die schon im Altertum bekannte Wirkung auf die Verdauung beruht auf zwei unterschiedlichen Prinzipien: Einmal wird die Sekretion der Verdauungssäfte angeregt, und zum zweiten erhöht Pfeffer die Beweglichkeit der Darmzotten. Die Verwertung der Nahrung wird dadurch verbessert und der Kreislauf entlastet.
Die heilsamen Wirkungen bei Erkältungssymptomen werden durch die ätherischen Öle des Pfeffers hervorgerufen. Sie erweitern die Blutgefäße und wirken antibakteriell. Ferner wirkt Pfeffer schleimlösend und hat einen stark reinigenden Aspekt, wodurch im Körper einiges wieder in den Fluß gebracht werden kann, was aufgrund mangelnder Achtsamkeit im Lauf der Zeit festgefahren ist.
Als homöopathisches Gewürzmittel dient Pfeffer der Linderung von Schmerzen aller Art, vor allem aber von Zahnschmerzen, Kopfschmerzen und schmerzhaftem Husten.

Wirkungen auf den geistig-seelischen Bereich

Da Pfeffer anregend und energiegebend wirkt, eignet er sich besonders bei chronischer und situationsbedingter Müdigkeit und bei Konzentrationsschwäche, die auf mangelnde Energie zurückzuführen sind. Pfeffer gibt viel Energie, die als stark aktivierend empfunden werden kann. Wenn Sie hauptsächlich im geistigen Bereich arbeiten und Sie für Ihre Arbeit ein hohes Maß an Konzentration und Wachheit benötigen, sich aber müde und unkonzentriert fühlen, so ist Pfeffer sehr wahrscheinlich das beste Gewürz für Sie.

Da die Gedankenaktivität durch Einnahme von Pfeffer aktiviert wird, sollten Sie nach 19 Uhr keinen Pfeffer mehr zu sich nehmen. Bedenken Sie auch, daß Sie einen Mangel an Schlaf und Erholung auf Dauer selbstverständlich nicht durch Pfeffer ausgleichen können. Sollte Ihr Energie- und Konzentrationsmangel also aus einem Schlafmangel resultieren, so müssen Sie hier einen Ausgleich schaffen. Wenn Sie aber ausreichend schlafen und dennoch unter Müdigkeit und Konzentrationsschwäche leiden, so wird Pfeffer Ihnen eine wertvolle Hilfe sein.
Vorsicht: Wenn Sie zu aufgeregt und zu gestreßt sind, um sich richtig konzentrieren zu können, sollten Sie ganz auf Pfeffer verzichten.
Ein Mangel an positiver Energie führt auf der seelischen Ebene oft zu düsteren Gefühlen und zu Stimmungen der Niedergeschlagenheit, die zuweilen von Angst begleitet sind.
Pfeffer ist das Heilmittel für den Menschen, der in düsteren, dunklen Gedanken und Gefühlen gefangen ist. Wo es an Licht und an Wärme fehlt, bekommt die Seele zuwenig Kraft aus der Außenwelt, wodurch sie an Ausstrahlung verliert. So ist auch die Ausstrahlung des niedergeschlagenen, ängstlichen Menschen schwach und kaum wahrnehmbar.
Pfeffer ist nun ein Gewürz, das nicht nur Wärme und Energie gibt, sondern auch einen starken Reiz vermittelt. Die Schärfe des Pfeffers macht seinen Reiz aus. Das Gefühlsleben des Menschen, der ein reizloses Leben führt, verkümmert allmählich.
Reiz und Schärfe sind Qualitäten, die eng mit der Sexualität zusammenhängen. Nicht umsonst spricht man in unserer modernen Welt manchmal von einer »scharfen« Frau oder einem »heißen Typen«. Pfeffer hilft dem Menschen, der eine – oft unbewußte – Ablehnung gegen seine eigene Sexualität aufgebaut hat. So ist es auch kein Zufall, daß Pfeffer auch bei Impotenz, die ja meist leiblicher Ausdruck dieser Ablehnung ist, angezeigt ist. Dasselbe gilt auch für Frigidität.
Die Lustlosigkeit an der Sexualität, die früher oder später eine Unfähigkeit zum sexuellen Akt bewirken wird, liegt oft ganz einfach an einer gewissen Reizlosigkeit, die in der sexuellen Routi-

ne empfunden wird. Bringen Sie etwas mehr Reize in Ihre Sexualität und in Ihr übriges Leben, und diese Probleme werden sofort verschwinden.
In der Gewürztherapie ist Pfeffer nicht nur das beste Mittel, die Lebensenergie und Lebensfreude wieder zu mobilisieren, sondern er kann Sie dazu ermuntern, sich den Reizen des Lebens zu stellen und diese Reize auch wieder zu genießen. Je stärker jedoch düstere Stimmungen Ihr Leben bestimmen, desto notwendiger wird es natürlich, an den tieferen Ursachen des Problems zu arbeiten. Hier ist fachkundige Hilfe zumeist notwendig.

Einsatz und Rezepturen

Bei Verstopfung: Besonders angebracht ist die Verwendung von – frisch gemahlenem – schwarzen Pfeffer in der Küche. Bei stärkeren Formen der Verstopfung empfiehlt sich ein Gewürztee mit 1 TL Pfeffer. Als Teegrundlage eignet sich Pfefferminz- oder Zitronenblättertee.
Bei Durchfall: Ein mild gepfefferter Gewürztee (mit höchstens 1/2 TL Pfeffer) bringt meist rasche Linderung der Beschwerden und führt dem Körper außerdem Mineralstoffe und Spurenelemente zu, die er beim Durchfall verloren hat.
Bei Appetitlosigkeit und Übelkeit: Nehmen Sie zunächst nur wenig Nahrung zu sich, aber würzen Sie kräftig mit – möglichst weißem oder grünem – Pfeffer. Bei akuter Übelkeit zerkauen Sie ein Pfefferkorn; das schmeckt zwar ziemlich scharf, vertreibt aber in den meisten Fällen die Übelkeit sofort.
Bei Erkältungssymptomen: Zerkauen Sie zwei bis drei grüne Pfefferkörner (die kaum scharf schmecken!) alle vier Stunden. Machen Sie zusätzlich warme Umschläge. Geben Sie dem Wasser 4 Tropfen ätherisches Pfefferöl pro Liter bei.
Bei Schmerzen: Jeweils 5 Tropfen homöopathisches Gewürzheilmittel nach Bedarf direkt auf die Zunge geben und einige Sekunden im Mund behalten.
Bei Müdigkeit und Konzentrationsmangel: Ätherisches Pfefferöl in der Duftlampe verdampfen oder im Riechfläschchen verwenden.

Bei Energiemangel, düsteren Stimmungen, Niedergeschlagenheit, sexueller Lustlosigkeit und Impotenz: Dreimal täglich 7 Tropfen homöopathisches Pfeffer-Gewürzheilmittel einnehmen. Zusätzlich ätherisches Öl im Riechfläschchen sowie kalte Waschungen der Arme mit 5 Tropfen ätherischem Pfefferöl in 1 l Wasser.
Bei Impotenz und Frigidität: Außerdem ätherisches Pfefferöl im Raum verdunsten lassen und mindestens einmal täglich eine mit frisch geriebenem Pfeffer gewürzte Mahlzeit verzehren.

Piment

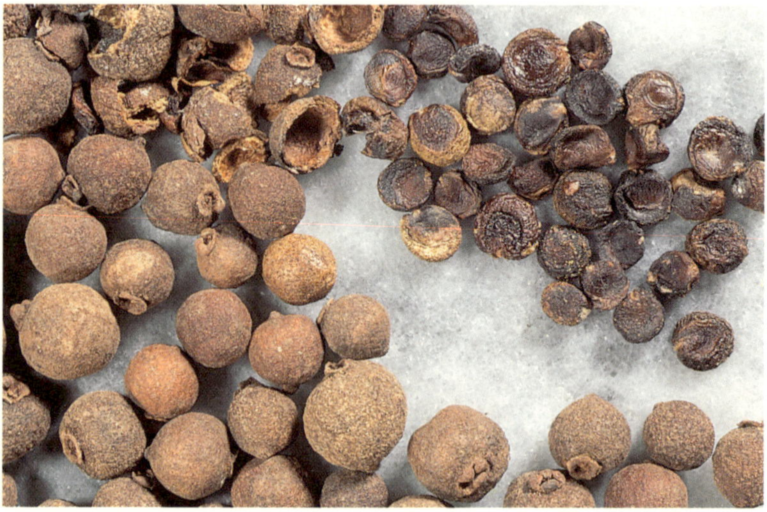

Beschreibung, Geschichte und anderes Wissenswertes

Der Pimentbaum, *Pimenta dioica*, ist ein Myrtengewächs, das in der Neuen Welt, auf den Westindischen Inseln, beheimatet ist. Dieser mit dem Gewürznelkenbaum verwandte Baum liefert das Gewürz Piment, das unter vielen Namen bekannt ist: Nelkenpfeffer, Neugewürz, Allerleigewürz, Gewürzkörner, Jamaikapfeffer u. a. Charakteristisch ist der Geruch: Piment duftet nach Gewürznelken, Muskatnuß, Pfeffer und Zimt – daher wohl auch der Name

»Allerleigewürz«; der Name »Neugewürz« bezieht sich auf die Neue Welt.
Der immergrüne, bis zu neun Meter hohe Baum trägt im Sommer Büschel aus kleinen, weißen Blüten, deren Fruchtknoten zu Beeren heranwachsen, die zunächst grün sind und sich dann braunrot färben. Die Beeren müssen geerntet werden, kurz bevor sie die Farbe wechseln, d. h. kurz vor der Reife, denn dann verlieren sie ihre Würzkraft. Man trocknet sie bis zu zwei Wochen, bis das Fruchtfleisch zu einer dünnen Schale schrumpft. Piment sollte man unbedingt ganz und nicht gemahlen kaufen. Die getrockneten Beeren lassen sich gut in der Pfeffermühle mahlen.
Als Kolumbus von seiner zweiten Fahrt gen Westen zurückkehrte, auf der er 1494 Jamaika entdeckte, eine der Westindischen Inseln, brachte er das Gewürz mit nach Spanien. Die Spanier meinten zunächst, es handele sich um den gesuchten Pfeffer, und nannten das Gewürz *Pimienta* – daher auch heute der Name »Piment«. Jedenfalls wurde das Gewürz schnell beliebt, und Spanien und später Portugal importierten es in großen Mengen.
Als Jamaika im Jahre 1655 von den Engländern erobert wurde, fanden sie dort einen wohlorganisierten Handel und riesige Plantagen vor, die wie die Insel selbst wenigen reichen Familien gehörten. Piment war lange Zeit eines der beliebtesten Gewürze in Europa, und die Exporte wuchsen auf ein gewaltiges Ausmaß an. Oft wurde versucht, den Pimentbaum auch in anderen tropischen Regionen anzubauen, doch aus unerfindlichen Gründen wächst der Baum nur in den mittel- und südamerikanischen Tropen – bis auf Indien. Deshalb kommt Piment auch heute noch überwiegend aus Mittel- und Südamerika; und die beste Qualität kommt immer noch von Jamaika.

Die Stellung im Energiekreis und allgemeine Wirkungen

Im Energiekreis befindet sich Piment im 4. Quadranten, und zwar in der harmonisierenden Sphäre. Die beiden Aspekte des 4. Quadranten sind bei Piment gleich stark ausgeprägt. Piment wirkt also sowohl deutlich anregend als auch spürbar energiereduzierend. Das Gewürz ist demnach bei Problemen angezeigt, die einer Aktivierung in einem Bereich – sei es nun im körperlichen, geistigen oder seelischen – bedürfen, bei denen gleichzeitig einem krankhaften Prozeß Energie entzogen werden soll. Am besten wirkt Piment als harmonisierendes Gewürz bei Problemen, die noch nicht so stark sind, daß sie einer Harmonisierung widerstehen.

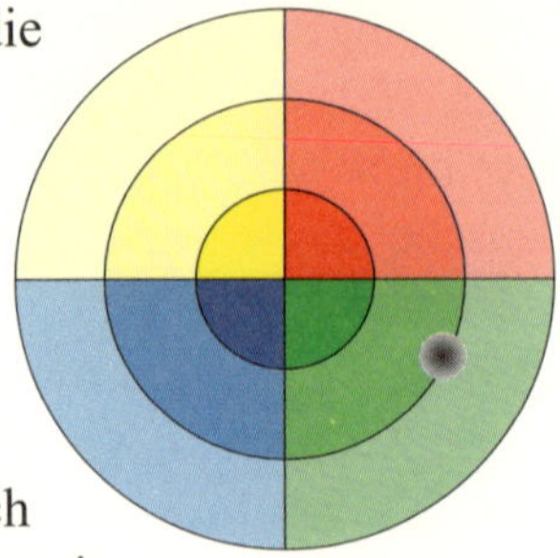

Im Energiekreis finden sich Kardamom und Oregano in der Nähe von Piment. Bei Oregano ist vor allem die energiereduzierende Kraft stärker ausgeprägt, während Kardamom bereits im Heilbereich liegt und auf beiden Dimensionen stärker wirkt.

Wirkungen auf den körperlichen Bereich

Piment hat seine Stärken in zwei Bereichen. Einer davon ist die Verdauung. Das Gewürz wirkt sich auf viele Beschwerden im Bereich der Verdauung äußerst positiv aus: es harmonisiert den gesamten Verdauungsvorgang, die Nahrungsverwertung und auch die Ausscheidung. Bei Blähungen, Bauchschmerzen, Durchfall oder Verstopfung kann Piment helfen, wenn die Beschwerden noch nicht zu stark und somit noch der harmonisierenden Wirkung zugänglich sind.

Der andere Bereich sind Kopfhaut und Haare. Piment wird auch heute noch auf Jamaika gegen Schuppen und Haarausfall eingesetzt.

Wirkungen auf den geistig-seelischen Bereich

Die Heilwirkungen von Piment kommen besonders bei allen Formen von Nervosität, Streß und dem Gefühl von Überforderung zum Tragen. Negative Energien werden durch dieses Gewürz reduziert, und obwohl es sich um ein anregendes Gewürz handelt, bezieht sich diese Anregung eher auf eine Stimulierung der geistig-seelischen

Kräfte, so daß es bei regelmäßiger Einnahme zu einem ruhigeren und ausgeglicheneren Gesamtzustand kommt.
Piment ist besonders jenen Menschen zu empfehlen, die sich selbst Streß bereiten. Häufig liegt die Ursache dafür in einem Perfektionszwang begründet. Wenn man immer alles hundertprozentig genau machen will und sich keinerlei Fehler zugesteht, wird man natürlich leicht nervös werden und schon bald die einen oder anderen Streßsymptome an sich bemerken.
Piment ist das ideale Gewürz für Menschen, die sehr selbstlos sind und anderen alle möglichen Aufgaben abnehmen. Vielleicht gehören auch Sie zu jenen Menschen, die das Gefühl haben, daß sie überfordert sind und daß sie mit den vielen Aufgaben, die noch zu erledigen sind, einfach nicht mehr zurechtkommen.
Bei genauerer Betrachtung fällt Ihnen dann vielleicht auf, daß die anderen eigentlich gar nicht so viel von Ihnen erwarten, wie Sie immer denken. Auch kann es sein, daß Sie sich unter Zeitdruck stellen, obwohl eigentlich genug Zeit für die Aufgabe wäre, die Sie erfüllen möchten.
Piment hilft Ihnen dabei, die hohen Anforderungen, die Sie an sich selbst stellen, und den Zwang zur Perfektion wieder auf ein vernünftiges Maß zu reduzieren. Solange Sie das Gefühl haben, daß Sie nur durch große Leistungen wertvoll sind und daß Sie nur dann von Ihren Mitmenschen geliebt werden, wenn Sie »viel zu bieten haben«, bewegen Sie sich auf gefährlichen Pfaden, denn Sie machen Ihr Selbstwertgefühl dann immer von der Wirkung abhängig, die Sie auf andere haben, anstatt die Konzentration auf sich selbst und Ihre eigentlichen Bedürfnisse zu lenken.
Indem es die Konzentration auf die wirklichen Bedürfnisse der Seele lenkt, hilft Piment auch jenen Menschen, die sich nur wohl fühlen, wenn sie »perfekt« aussehen, und die übertriebenen Wert auf Schönheit legen. Sie stehen stundenlang vor dem Spiegel und sind doch nie zufrieden mit sich, da sie befürchten, die anderen würden sie nicht akzeptieren, wenn ihr Aussehen zu wünschen übrigließe.
Im Grunde sind diese Menschen wenig selbstbewußt, und sie versuchen, einen Mangel an Selbstwertgefühl zu kompensieren,

indem sie Hervorragendes leisten, hervorragend aussehen wollen oder versuchen, durch das Anhäufen von Geld und Macht Ansehen zu erwerben.
Daß es bei dieser einseitigen Orientierung zu Nervosität, Unzufriedenheit, Streß und übrigens auch zu Angstgefühlen kommt, ist selbstverständlich. Piment wird uns dabei helfen, diese Formen der Unruhe, die durch zu hohe Anforderungen an sich selbst entstehen, zu beseitigen und zu erkennen, daß wir endlich damit beginnen müssen, uns selbst anzunehmen und zu lieben, ohne erst der perfekte Mensch zu werden, der man ohnehin nie sein wird.

Einsatz und Rezepturen

Bei Blähungen und Magenbeschwerden: Würzen Sie Ihre Speisen regelmäßig mit frisch gemahlenen Pimentbeeren. Geben Sie 1 Messerspitze frisch gemahlene Pimentbeeren in ein Glas heiße Milch, vermischen Sie alles gut, süßen Sie mit Honig. Trinken Sie zweimal täglich ein Glas.
Bei Haarausfall und Schuppen: Kochen Sie 2 EL ganze Pimentbeeren (getrocknet) in 1/2 l Wasser auf. Nach kurzem Aufkochen lassen Sie das Ganze noch 15 Minuten weiterköcheln und anschließend nochmals 15 Minuten ziehen. Seihen Sie das Wasser ab, fügen Sie einen Schuß Obstessig hinzu, und verwenden Sie das Wasser als »Haarwasser« nach der Haarwäsche. Außerdem können Sie sich ein mildes Shampoo kaufen und es vor der Haarwäsche mit 1 Messerspitze frisch gemahlenen Pimentbeeren vermischen.
Bei Nervosität und Streß aufgrund von Selbstüberforderung: Setzen Sie Piment regelmäßig als Gewürz ein. Nehmen Sie dreimal täglich jeweils 8 Tropfen Piment-Gewürzheilmittel ein.

Rosmarin

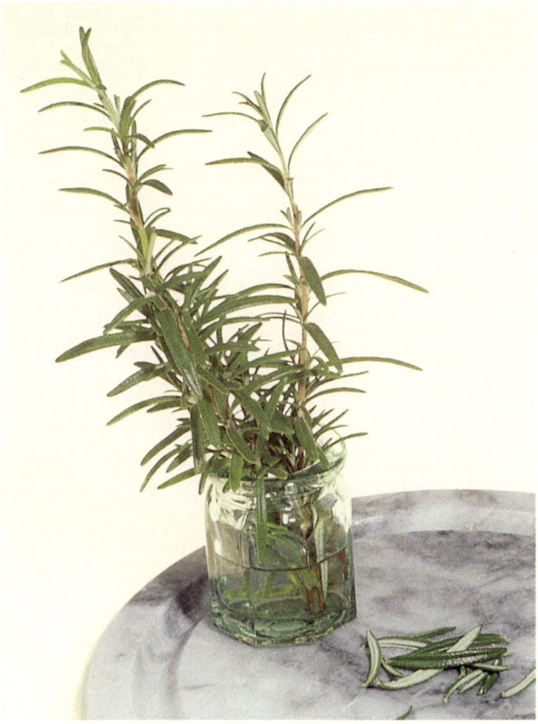

Beschreibung, Geschichte und anderes Wissenswertes

Rosmarin, *Rosmarinus officinalis*, ist in den Mittelmeerländern heimisch und wächst dort wild, aber auch in den nördlicheren Ländern gedeiht die Pflanze gut. Der Strauch kann freistehend bis zu zwei Meter hoch werden und, wenn man ihn an Mauern zieht, auch noch wesentlich höher wachsen.

Als Gewürz verwendet man die getrockneten Blätter. Noch mehr gilt für Rosmarin, was bei allen Gewürzen wichtig ist: die gute Aufbewahrung. Die Blätter sollten luftdicht und möglichst in einem verschlossenen Glasgefäß aufbewahrt werden; gerade bei Rosmarin verflüchtigt sich das ätherische Öl schnell, und außerdem nimmt Rosmarin auch sehr leicht fremde Düfte an.

Zum Gebrauch zerreibt man die Blätter in einem Mörser zu einem feinen Pulver. In der Küche ist es auch möglich, die Blätter ganz zu verwenden; sie müssen aber vor dem Essen wieder entfernt werden. Die Würzkraft des Rosmarins ist nicht zu unterschätzen, und wer zum erstenmal mit Rosmarin kocht, sollte sehr sparsam mit diesem gesunden Gewürz umgehen.
In der Heilkunde hat Rosmarin einen festen Platz, vor allem das Öl, das aus der Pflanze gewonnen wird. Der »Wasserdoktor« Sebastian Kneipp beschwor bei verschiedenen Beschwerden die Heilkraft des Rosmarins.
Rosmarin ist schon seit dem Altertum bekannt. Sein Name ist seit der damaligen Zeit nahezu unverändert überliefert: *ros marinus* ist lateinisch und bedeutet soviel wie »Meertau«. Man verwendete Rosmarin sicherlich schon seit Urzeiten zum Würzen, doch Rosmarin hatte auch schon immer einen hervorragenden Ruf als Heilmittel, fast muß man schon sagen: Allheilmittel. Schon der Rosmarinduft soll laut alten Kräuterbüchern die Jugend erhalten. Die Römer betrachteten Rosmarin auch als Pflanze der Treue und der unvergänglichen Freundschaft. Klosterbrüder brachten ihn in die deutschen Lande, wo er im Mittelalter vorwiegend medizinischen Zwecken und als geisterbannendes Kraut bei Taufe, Hochzeit und Tod diente.
Auch heute noch gilt Rosmarin als eine äußerst wirksame Heilpflanze und wird in vielen pharmazeutischen Mitteln verwendet.

Die Stellung im Energiekreis und allgemeine Wirkungen

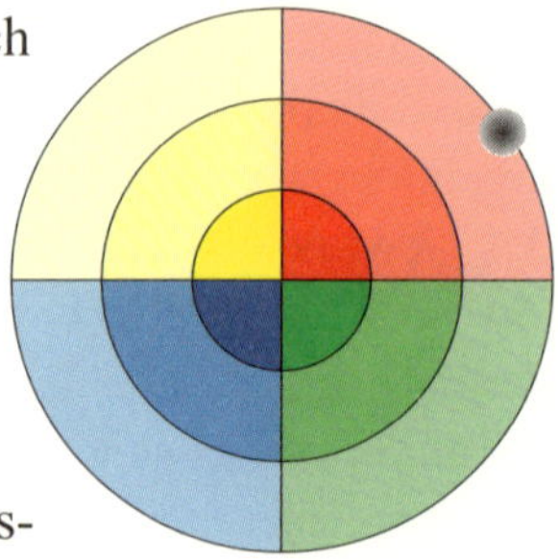

Im Energiekreis befindet sich Rosmarin in der heilenden Sphäre des 1. Quadranten. Sowohl der energiegebende als auch der anregende Aspekt sind deutlich ausgeprägt, wenn auch die anregende Wirkung überwiegt. Rosmarin ist ein ausgesprochenes Heilgewürz mit einer starken

Wirkung, die sich selbst bei Problemen zeigt, deren Symptomatik bereits deutlich ausgeprägt ist.
Immer dann, wenn eine ausgeglichene Wechselwirkung zwischen Anregung und Zuführen positiver Energie wichtig ist, ist Rosmarin das Gewürz der Wahl.
Rosmarin steht im Energiekreis im Dreieck, das Vanille, Pfeffer und Trüffel bilden. Rosmarin wirkt von den vier Gewürzen am ausgeglichensten und ist bei einer größeren Anzahl von Beschwerden einzusetzen. Es gibt nur wenige Gewürze, die eine ähnliche Heilkraft haben; höchstens Knoblauch, Kardamom und Gewürznelke können sich mit Rosmarin messen.

Wirkungen auf den körperlichen Bereich

Rosmarin wirkt als Gewürz natürlich unter anderem auch auf das Verdauungssystem. Die Speisen werden leichter verdaulich, und die Aufnahmefähigkeit für die Nahrung wird erhöht – all das ist ja bei einem guten Gewürz selbstverständlich.
Doch Rosmarin hat noch ganz andere Fähigkeiten. So vermag er beispielsweise den Blutdruck zu normalisieren; da Rosmarin anregend und energiegebend wirkt, eignet sich das Gewürz vor allem bei Hypotonie, also zu niedrigem Blutdruck. Auch auf die Blutgefäße hat Rosmarin eine heilsame Wirkung.
Rheuma- und Gichtkranke sollten es unbedingt einmal mit Rosmarin versuchen, das Gewürz kann mitunter erstaunliche Besserung bewirken.
Bei Kopfschmerzen, die durch Übermüdung und Abgespanntheit entstehen, schafft Rosmarin mitunter sofortige Abhilfe und gibt neue Energie.
Auch die Kopfhaut kann von der anregenden Wirkung des Rosmarins profitieren; insbesondere Schuppen kann man meist mit Rosmarin (zusammen mit Piment, siehe dort) in den Griff bekommen.
Angeblich soll Rosmarin sogar so belebend wirken, daß er leichte Lähmungserscheinungen beseitigen kann: zumindest wurde der Legende nach eine ungarische Königin geheilt.

Wirkungen auf den geistig-seelischen Bereich

Rosmarin ist eines der besten Gewürze, wenn es darum geht, Körper, Geist und Seele anzuregen und mit neuer Energie zu versorgen. Insbesondere für Menschen, die nach einer schweren Krankheit geschwächt sind, oder für ältere Menschen ist dieses Gewürz von großer Bedeutung und sollte sich daher in ihrer Hausapotheke befinden. Selbstverständlich ist es nicht zu vermeiden, daß wir älter werden. Jeder wird irgendwann einmal zu spüren bekommen, daß er nicht nur körperlich, sondern auch geistig älter wird. Obwohl es natürlich auch schöne Seiten hat, älter zu werden, zu reifen und auf viele schöne Erfahrungen zurückblicken zu können, ist es doch auch notwendig, sich körperlich und geistig jung zu erhalten und seine Lebensenergie bis in das hohe Alter zu bewahren, denn nichts spricht dagegen, daß wir auch noch mit neunzig Jahren vital, kraftgeladen und geistig rege sind, und es gibt immer wieder Beispiele, die dies bezeugen.

Rosmarin ist ein verjüngendes Gewürz. Er hält die Sinne offen und hält den älteren Menschen, aber auch den Kranken davon ab, sich gehenzulassen und zu resignieren.

Rosmarin weckt neue Energien, und dies wirkt sich nicht nur in einer Verbesserung der Körperfunktionen aus, sondern es führt auch dazu, daß die geistigen Funktionen angeregt werden. Davon profitiert beispielsweise auch das Gedächtnis. Falls Sie Probleme mit Ihrem Gedächtnis haben, so ist Rosmarin genau das richtige Gewürz für Sie, unabhängig davon, wie alt Sie sind.

Aber auch für die seelische Entwicklung ist es wichtig, offen und aufnahmefähig zu bleiben, denn auch auf der Ebene unserer Gefühle können wir altern, was dazu führt, daß die Gefühle an Intensität verlieren. Auch in diesem Bereich wirkt Rosmarin oft Wunder. Zudem soll er fröhlich stimmen, was die Gesundheit fördert. Zusammenfassend kann man sagen, daß unsere gesamte Persönlichkeit von der verjüngenden und energiespendenden Kraft dieses Gewürzes profitieren kann.

Bei Hypotonie: Geben Sie zu einem Teebeutel Kräutertee 1 Messerspitze Rosmarin. Überbrühen Sie das Ganze mit heißem Wasser, lassen Sie es mindestens fünf Minuten ziehen. Trinken Sie dreimal täglich eine Tasse. Würzen Sie Ihr Essen regelmäßig mit Rosmarin.

Zur Nervenstärkung: In Drogerien und Apotheken können Sie sich Kneipp-Badezusätze mit Rosmarin besorgen. Darüber hinaus können Sie sich aber auch selbst einen Badezusatz anfertigen. Verwenden Sie dazu 4 Tropfen ätherisches Rosmarinöl und vermischen Sie es mit einer halben Tasse süße Sahne. Geben Sie die angereicherte Sahne erst kurz vor dem Baden, also wenn die Wanne angemessen gefüllt ist, ins Wasser.

Bei Gicht, Rheuma und Muskelschmerzen: Verwenden Sie entweder rosmarinhaltige Salben und Öle, die Sie in Apotheken, Bioläden und Drogerien kaufen können, oder mischen Sie sich Ihr eigenes Rheumaöl: 100 ml Mandel- oder Haselnußöl mit 4 bis 6 Tropfen ätherischem Rosmarinöl, und reiben Sie sich mindestens einmal täglich, vorzugsweise morgens, damit ein.

Bei Kopfschmerzen und Menstruationsbeschwerden: Verdampfen Sie täglich einige Tropfen ätherisches Rosmarinöl in der Duftlampe. Trinken Sie zusätzlich täglich eine Tasse Rosmarintee.

Für die allgemeine Spannkraft und die Stärkung der Potenz: Nehmen Sie Vollbäder, die Sie mit Rosmarinöl anreichern. Würzen Sie Ihre Speisen regelmäßig mit Rosmarin.

Bei Energiemangel, geistigem Abbau, Altersdepressionen und Gedächtnisschwäche: Nehmen Sie dreimal täglich 6 Topfen Gewürzheilmittel ein. Unterstützend können Sie Rosmarin auch in Form von ätherischen Ölen für Bäder und Einreibungen anwenden (siehe oben) und das Gewürz häufig in der Küche verwenden.

Safran

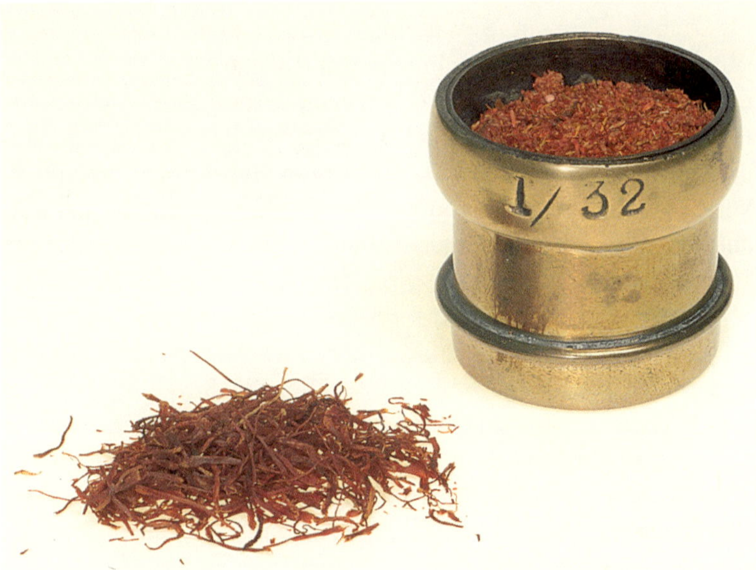

Beschreibung, Geschichte und anderes Wissenswertes

Der Safrankrokus, *Crocus sativus*, liefert das mit großem Abstand teuerste Gewürz der Welt: Safran. Aus Vorderasien stammend, wurde er schon sehr früh kultiviert. Der Name Safran leitet sich vom arabischen *zafaran*, »Gelbsein« ab.

Safran sieht der giftigen Herbstzeitlosen recht ähnlich. Im Herbst, wenn sich die Blüten des Krokus öffnen, wird geerntet. Die drei roten Narbenäste, die den in der Mitte der Blüte sitzenden Griffel bekrönen, sind getrocknet der genutzte Teil, der mühsam mit der Hand geerntet wird. 150 000 bis 200 000 Narben ergeben erst 1 Kilogramm Trockenmasse Safrangewürz. Mit seinen Inhaltsstoffen liefert Safran einen intensiven Farb- und Gewürzstoff.

Da Safran teuer ist, besteht die Gefahr, daß er verfälscht wird. Man sollte also nur die Narben kaufen und auf keinen Fall Pulver! Der Geruch sollte auffallend intensiv sein und die Farbe möglichst

orangerot. Fallen Sie nicht auf »Sonderangebote« herein: Es gibt keinen billigen Safran!
Schon in sehr früher Zeit wurde der Safrankrokus wegen seines Geschmacks, seiner Heilkraft und seiner Farbwirkung angebaut und in großen Mengen verbraucht. Eines der ältesten Zeugnisse ist ein etwa 3500 Jahre alter Papyrus aus Theben. Auch die alten Perser und Phönizier verwendeten Safran und trieben Handel mit dem Gewürz.
Die Griechen und Römer der Antike kannten Safran und verwendeten ihn bereits in Medikamenten.
Spätestens seit dem 7. Jahrhundert war Safran auch in China und Indien bekannt, wo er vor allem als wirksames Heilmittel angesehen wurde.
Nach Europa kam Safran mit den Arabern, als diese die Iberische Halbinsel (711) eroberten. Das Reich der Kalifen zerfiel 1031, der Safran blieb und wurde kultiviert. Hundert Jahre später war das Gewürz in ganz Mitteleuropa bekannt, und im 14. Jahrhundert eroberte es die Britischen Inseln.
Safran wird heute in den Randstaaten des Mittelmeeres und in Rußland angebaut.

Die Stellung im Energiekreis und allgemeine Wirkungen

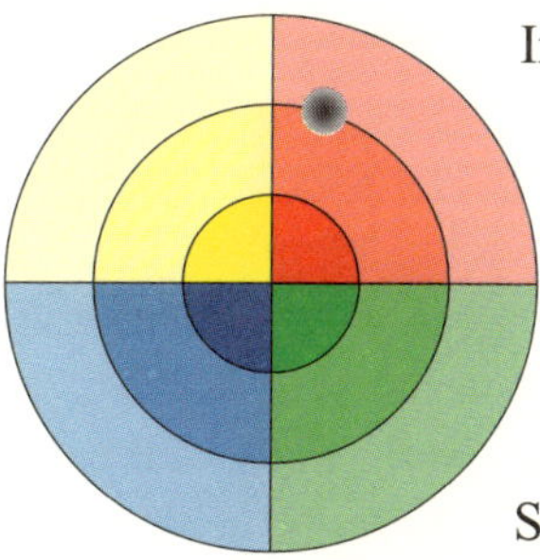

Im Energiekreis befindet sich Safran im 1. Quadranten. Die anregende Wirkung ist dabei nur mäßig ausgeprägt, der energiegebende Aspekt hingegen sehr deutlich. Safran liegt innerhalb der harmonisierenden Sphäre, allerdings sehr nahe an der Grenze zur Heilsphäre. Man könnte Safran also eigentlich bereits zu den Heilgewürzen zählen; tatsächlich sind seine medizinischen Anwendungen recht umfangreich.
Safran eignet sich vor allem bei Problemen, bei denen einem Mangel an Energie entgegengewirkt werden soll. Die leicht anregende Wirkung ist oft erwünscht; bei Problemen, die durch deutliche

Erregungszustände auffallen, kann dieser Aspekt jedoch nachteilig sein.
Energetisch gesehen hat Safran eine der Kurkuma vergleichbare Wirkung; Safran wirkt jedoch harmonisierender und milder und geringfügig stärker anregend.

Wirkungen auf den körperlichen Bereich

In China ist Safran vor allem als herzstärkendes Mittel bekannt. Es soll wärmen und das Herz »weiter« machen. Bei Menstruationsproblemen, insbesondere dann, wenn die Menstruation unregelmäßig oder schmerzhaft ist, kann Safran hilfreich sein.
Schließlich, und hier hat sich Safran sehr gut bewährt, hilft das Gewürz gegen Potenzstörungen und Unfruchtbarkeit. Auf allen Ebenen, vor allem im körperlichen und seelischen Bereich, wird Energie zugeführt. Mitunter liegt die Hauptursache von Potenzstörungen vor allem in Verspannungen, Verkrampfungen und Ängsten. In diesem Falle eignet sich Muskatnuß möglicherweise besser.

Wirkungen auf den geistig-seelischen Bereich

Safran ist ein Gewürz, das nicht nur im physischen, sondern auch im psychischen Herzen einiges zu bewirken vermag. Wer an organischen Herzbeschwerden leidet, wird sehr wahrscheinlich auch an Herzbeschwerden im übertragenen Sinne leiden. Bei vielen Menschen ist die Herzkraft gemindert. Sie können ihr Herz nicht aufmachen und tun sich schwer damit, sich für andere Menschen zu öffnen.
Safran ist das Gewürz der Liebe! Dies zeigt sich einerseits im erotisch-sexuellen Bereich, denn Safran steigert die Sinnlichkeit, die Lust, lindert Potenzschwierigkeiten und Menstruationsprobleme, andererseits im seelisch-spirituellen Bereich; denn die energetische Zusammensetzung dieses Gewürzes wirkt sich im Endeffekt viel weniger auf die erotisch-sexuelle Liebe als vielmehr auf die Liebe des Herzens aus.
Bedauerlicherweise hat die sexuelle Liebe in der heutigen Zeit ein

extremes Übergewicht bekommen. Während man immer mehr Menschen findet, die zu einem schnellen sexuellen Abenteuer bereit wären und die über Kontaktanzeigen usw. nach entsprechenden Möglichkeiten suchen, findet man immer weniger Menschen, die noch zu tieferer Liebe fähig wären und die, wie es so schön heißt, ein großes Herz haben.
Safran ist ein Gewürz, das das Herz öffnet, tiefere Empfindungen ermöglicht und uns hilft, in einer vollkommen neuen Art und Weise mit anderen Menschen in Kontakt zu treten. Jeder Form von Enge, Engherzigkeit, Angst und Sinnlosigkeit, die durch den Mangel an Wärme entsteht, wird durch Safran entgegengewirkt. Die Sinne werden durch dieses Gewürz geöffnet und aktiviert, was aber nichts mit oberflächlichen sexuellen Reizen zu tun hat. Vielmehr lernt der Mensch, sich zu öffnen und seinen Schutzpanzer, der ihn ja letztlich auch selbst erdrückt, aufzuschließen und abzulegen.
Auf diese Weise werden Qualitäten wie Verständnis, Mitgefühl, Liebe und Sympathie entwickelt, was besonderes in der heutigen, materiell ausgerichteten Zeit von großer Bedeutung ist, zumindest für jene Menschen, die nicht zulassen möchten, daß sie auf seelischer Ebene zunehmend verkümmern.

Einsatz und Rezepturen

Bei Herzschwäche: Bringen Sie eine große Tasse Vollmilch zum Kochen, und fügen Sie 1 Messerspitze Safran hinzu. Lassen Sie das Ganze noch ein bis zwei Minuten weiterköcheln (umrühren, damit die Milch nicht anbrennt), und trinken Sie die Safranmilch mit Honig gesüßt. Eine Tasse täglich genügt.
Bei Menstruationsbeschwerden: Bei akuten Beschwerden wie Schmerzen, Übelkeit usw. trinken Sie eine Tasse Safranmilch (siehe oben). Bei immer wiederkehrenden Menstruationsbeschwerden sollten Sie Safran auch regelmäßig in der Küche einsetzen.
Bei Unfruchtbarkeit und Potenzstörungen: Nehmen Sie zweimal täglich jeweils 8 Tropfen Safran-Gewürzheilmittel ein. Vermischen Sie zusätzlich eine Tasse Mandelöl mit 1 Messerspitze Sa-

fran im Mixer. Reiben Sie sich zweimal täglich den Unterleib mit diesem Öl ein. Massieren Sie dabei in kreisförmigen Bewegungen um den Bauchnabel herum.

Bei Engherzigkeit, Sinnesträgheit und mangelnder Liebesfähigkeit: Nehmen Sie drei- bis viermal täglich je 6 Tropfen Safran-Gewürzheilmittel ein.

Salbei

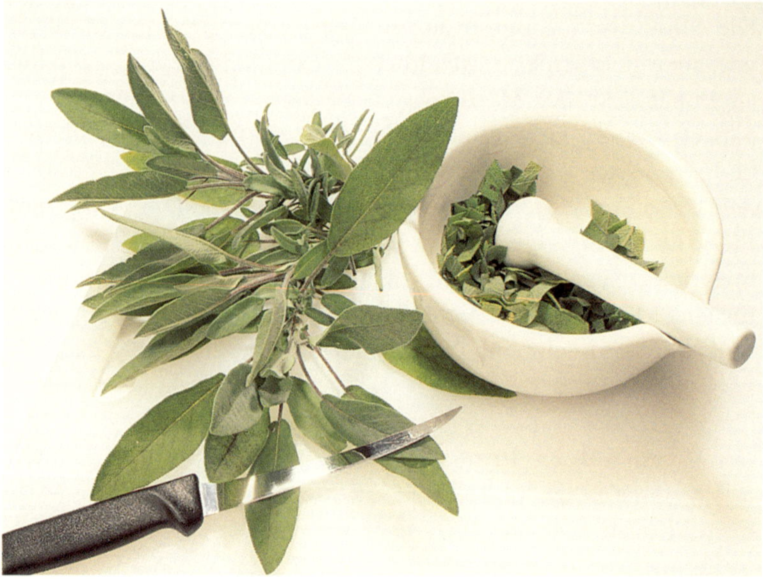

Beschreibung, Geschichte und anderes Wissenswertes

Salbei, *Salvia officinalis*, ist an den dürren Kalkhängen Dalmatiens heimisch. Es gibt Salbeiarten, die auch bei uns wild wachsen; doch sowohl als Gewürz wie auch als Heilmittel ist der Echte Salbei, *Salvia officinalis*, der wertvollste.

Der Salbei ist ein Halbstrauch, der bis zu 70 Zentimeter hoch wird. Die Blätter sind länglich-oval und grüngrau filzig. Die meist bläulichen Blüten haben tiefe Kelche, in denen Bienen

reichlich Nektar finden – deshalb sind Salbeisträucher im Sommer auch stets von allen möglichen Insekten umschwärmt. Blütezeit ist Mai bis Juli.
Die Blätter werden gepflückt, sobald sich die Knospen öffnen. Frisch oder getrocknet werden sie für medizinische Zwecke genutzt. Besorgen Sie sich möglichst ganze Salbeiblätter, und zerreiben Sie sie kurz vor dem Gebrauch im Mörser. So werden Sie in den Genuß der vollen Kraft des Salbeis kommen.
Salbei galt schon in alten Zeiten als äußerst heilkräftige Pflanze; *salvia* kommt vom lateinischen Wort *salvus*, was »gesund« bedeutet. Im antiken Rom waren die Blätter des Salbeis eines der wichtigsten Heilmittel, und Plinius d. Ä. nennt in seinen Schriften viele Leiden, die mit Salbei gelindert und geheilt werden können. Erstaunlicherweise verwendeten die Römer Salbei jedoch nicht in der Küche.
In Mitteleuropa ist der Salbei spätestens seit dem 9. Jahrhundert bekannt, wovon die Kapitularien Karls des Großen zeugen, nach denen diese wertvolle Gewürz auch anzubauen war. In der Folgezeit findet man den Salbei in nahezu allen Werken über Heilmittel. Im 16. Jahrhundert war Salbei *die* Heilpflanze, vor allem genoß sie bei den Ärzten dieser Zeit als gutes Wundmittel hohes Ansehen. Manche von ihnen waren von Salbei als Allheilmittel so überzeugt, daß sie sich sogar zu der Behauptung verstiegen, fleißiger Genuß des Krautes mache den Menschen unsterblich.
Unbestritten ist bis heute die starke Heilkraft des Salbeis; und so findet man *Salvia* auch in modernen medizinischen Wörterbüchern.

Die Stellung im Energiekreis und allgemeine Wirkungen

Im Energiekreis befindet sich Salbei im 3. Quadranten. Salbei ist eine charakteristische Heilpflanze, da beide Wirkungsaspekte des Quadranten deutlich ausgeprägt sind; Salbei steht natürlich in der Heilsphäre des Energiekreises. Das Gewürz entzieht negative Energie und beruhigt gleichzeitig.
Salbei wirkt besonders dann, wenn ein krankhafter Pro-

zeß vorliegt, der durch überstarke Erregung auffällt und bei dem es sowohl auf Beruhigung als auch auf den Entzug der krankmachenden Energien ankommt.

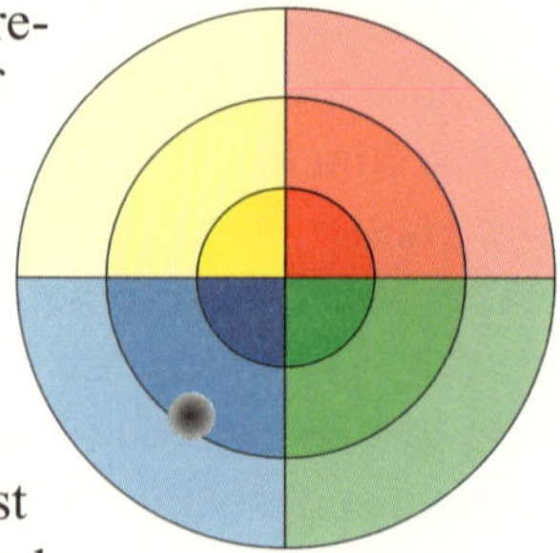

Im Energiekreis steht zwar Harz dem Salbei am nächsten, doch wirkt Harz auch noch auf einer dritten Ebene und ist Salbei nicht so ähnlich, wie es zunächst den Anschein hat. Dagegen ist Ingwer – aus dem Blickwinkel der Gewürzheilkunde – mit Salbei in mancherlei Hinsicht vergleichbar; er wirkt zwar etwas weniger beruhigend, entzieht jedoch mehr Energie.

Wirkungen auf den körperlichen Bereich

Seine häufigste medizinische Nutzung findet Salbei als Desinfektionsmittel für den Mundbereich: Viele Mundwässer, Halsbonbons, Zahncremes usw. enthalten ihn als Hauptwirkstoff. In den älteren Heilpflanzenbüchern wird Salbeipuder zur Zahnreinigung und zur Verbesserung des Zahnfleischzustandes empfohlen.
Aber nicht nur auf die Schleimhäute, sondern auch auf die äußere Haut wirkt Salbei vorteilhaft, insbesondere dann, wenn die Hautprobleme durch zu starkes Schwitzen verursacht sind. Salbei reduziert nämlich übermäßige Schweißausscheidungen.
Die energiereduzierende Kraft des Salbeis äußert sich auch darin, daß man mit ihm Fieber recht gut senken kann; dabei sollte man jedoch daran denken, daß Fieber keine Krankheit, sondern ein Symptom ist und überdies eine natürliche und meist sinnvolle Reaktion des Körpers darstellt.
Nicht zuletzt hilft Salbei auch bei Menstruationsbeschwerden; das Gewürz hilft gegen die Schmerzen und harmonisiert das natürliche Geschehen.

Wirkungen auf den geistig-seelischen Bereich

Salbei hilft auf psychischer Ebene vor allem in allen Situationen, in denen der Mensch die Hoffnung verliert und resigniert. Die heilende und harmonisierende Wirkung dieses Gewürzes stärkt auf sanfte Weise die Psyche und gibt ihr die Energie, die nötig ist, um sich wieder auf das Positive zu konzentrieren und neue Hoffnung zu schöpfen. In der *Mahabharata** finden wir den Satz: »Der Hoffnungsfreie schläft sanft, Hoffnungsfreiheit ist das größte Glück.« Um diese Art der Hoffnungsfreiheit, in der der Mensch einen Zustand der Glückseligkeit und Wunschlosigkeit erreicht hat, geht es bei unserem Problem natürlich nicht. Vielmehr geht es um jene Hoffnungslosigkeit, die in der Resignation endet.

Sicherlich haben auch Sie schon Momente erlebt, in denen aufgrund einer großen Enttäuschung alle Hoffnung in Ihnen geschwunden ist, sei es beispielsweise bei einer Aufgabe, die Ihnen unlösbar erschien, oder bei einer Beziehung, die in die Brüche ging und anscheinend nicht mehr zu retten war. Doch auch in solchen Momenten sollten wir niemals resignieren, denn indem wir die Hoffnung aufgeben, geben wir auch immer ein Stück von uns selbst auf.

Salbei wirkt der Hoffnungslosigkeit und Resignation entgegen, indem er den Willen stärkt und den Blick auf die freudigen Aspekte des Lebens auch in dunklen Momenten noch fördert.

Salbei hilft uns dabei, loszulassen und zu erkennen, wann es sinnvoller ist, etwas aufzugeben, wenn es in seiner jetzigen Form keinen Bestand mehr hat. Er gibt uns aber auch die Kraft, zu kämpfen, wenn wir das Gefühl haben, daß das, was wir schon aufgeben wollten, doch noch zu retten wäre.

Letztlich verhilft uns dieses Gewürz dann wieder dazu, jene »Hoffnungsfreiheit« zu erreichen, von der in der indischen *Mahabharata* die Rede ist, die Freiheit von einer unbegründeten Hoffnung, die immer wieder in die Enttäuschung führt.

---

* Sanskrit, wörtl. Das große Epos (vom Kampf) der Nachkommen des Bharata; das zweite monumentale Heldenepos der Hindus bzw. der indischen Literatur.

Salbei hat aber noch eine andere Wirkung im geistig-seelischen Bereich: Salbei erhöht in uns den Wunsch, Dinge auszudrücken, die wir als belastend empfinden.
Hier haben wir eine Entsprechung zum körperlichen Wirkungsbereich von Salbei. So wie Salbei beispielsweise hilft, Halsschmerzen zu beseitigen, hilft er einem, sich bewußtzumachen, was man da eigentlich nicht mehr schlucken oder hinnehmen will, doch vor allem hilft er einem, dies auch auszudrücken.
Vielleicht fühlen wir uns überfordert, oder jemand hat uns verletzt. In diesem Fall ist es sehr sinnvoll, daß wir diese Dinge nicht einfach hinunterschlucken, sondern daß wir Schluck- und Verdauungsbeschwerden bekommen. Nur durch den körperlichen Ausdruck unseres Unmuts können wir seelische Probleme dann letztlich auch lösen, anstatt vor den Konflikten immer davonzulaufen.

Einsatz und Rezepturen

Bei Entzündungen im Mund- und Halsbereich sowie auch bei Zahnfleischproblemen: Neben Mundwässern und Halsbonbons, die Salbei enthalten, gibt es auch die einfache Möglichkeit, mit Salbeitee zu gurgeln. Überbrühen Sie 1 gehäuften TL Salbei mit heißem Wasser, lassen Sie das Ganze zehn Minuten ziehen und abkühlen. Gurgeln Sie damit zwei- bis dreimal täglich.
Bei übermäßiger Schweißabsonderung: Geben Sie 2 EL Salbeiblätter in 1 l Wasser. Kochen Sie das Ganze kurz auf, lassen Sie es dann noch zehn Minuten auf kleiner Flamme weiterköcheln. Seihen Sie ab, und lassen Sie den Tee abkühlen. Waschen Sie zweimal in der Woche Ihre Haut mit einem Waschlappen ab, den Sie in das Salbeiwasser eintauchen.
Bei Menstruationsbeschwerden und Kopfschmerzen: Verdampfen Sie 4 bis 5 Tropfen ätherisches Salbeiöl in der Duftlampe.
Bei Hoffnungslosigkeit und Resignation sowie bei Überforderung durch unverdaute Konflikte: Nehmen Sie dreimal täglich jeweils 6 Tropfen Salbei-Gewürzheilmittel ein.

Salz

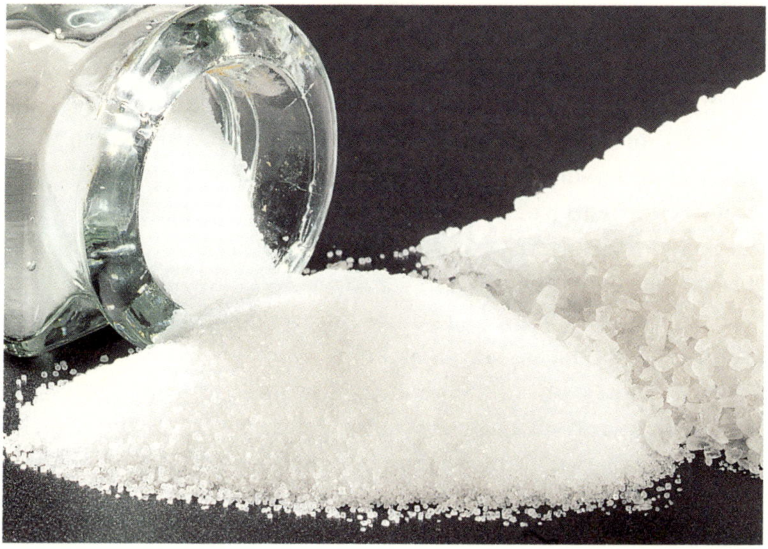

Beschreibung, Geschichte und anderes Wissenswertes

Salz, Kochsalz, *Natriumchlorid*, ist eigentlich kein Gewürz, sondern eine heteropolare anorganische, gut wasserlösliche chemische Verbindung. Kochsalz wird universell als Würzmittel eingesetzt und ist lebensnotwendig. Natriumchlorid kommt in der Natur in mächtigen Lagern als Steinsalz, gelöst in Salzquellen und im Meerwasser vor.

Allerdings bekommen wir – glücklicherweise – kaum chemisch reines Salz. Am »reinsten« ist das Tafelsalz bzw. Speisesalz, das von bestimmten Stoffen gereinigt ist und dem andere Stoffe, die die Rieselfähigkeit erhöhen, zugesetzt sind. Das übliche Speisesalz ist ein Siedesalz; der Begriff leitet sich von der Gewinnungsform ab. Im Meersalz, das seinen Namen von seiner Herkunft bezieht, finden sich zwar viele Spurenelemente, aber auch schlecht schmeckende und abführende Stoffe. Das Steinsalz – sein Name ist abgeleitet von Vorkommen und Gewinnung, d. h., es wird bergmännisch abgebaut – ist das Salz mit dem feinsten Aroma; man zermahlt es vor dem Gebrauch in einer Salzmühle oder zerstößt es in einem Mörser. In der Gewürzheilkunde wird Kochsalz ausschließlich als Steinsalz eingesetzt.

Mit dem Salzen von Speisen sollte man vorsichtig sein, nicht nur weil in allen industriell gefertigten Nahrungsmitteln Unmengen von Salz enthalten sind. Während 1 bis 5 Gramm Salz täglich empfehlenswert sind, nehmen wir durchschnittlich etwa 15 Gramm zu uns. Das richtige Salzen, eine wichtige Fertigkeit, sollte jeder gute Koch beherrschen; in guten Restaurants finden Sie keinen Salzstreuer auf dem Tisch – der Koch sollte die richtige Menge schon beigefügt haben.

In der Gewürzheilkunde ist Salz nicht nur als Würzmittel, sondern auch als Trägerstoff von Bedeutung: mit Salz lassen sich Gewürze leichter im Mörser zermahlen und zu einer gesunden und geschmacklich interessanten Mischung verarbeiten. Solche Gewürzsalze sind »reinem« Salz allemal vorzuziehen.

Als der Mensch in der Jungsteinzeit vom Jäger zum seßhaften Ackerbauern wurde und sich vorwiegend von pflanzlicher Kost ernährte, erforderte diese eine Ergänzung durch Kochsalz. Salzquellen, Handel und Kontrolle waren im Mittelalter von großer politischer Bedeutung: Machtfaktor und Quelle des Reichtums. Für Salz wurden »gesalzene« Preise bezahlt. Die erste »Salzstadt«, Lüneburg, wird 956 urkundlich erwähnt, es folgen Reichenhall 1163 und Hallein 1177. Im 12. Jahrhundert wird München der Mittelpunkt des Salzhandels von Reichenhall.

Die Stellung im Energiekreis und allgemeine Wirkungen

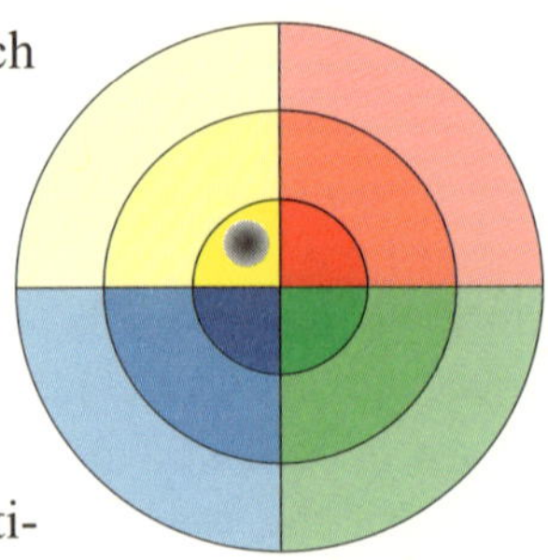

Im Energiekreis befindet sich Salz im 2. Quadranten; die beiden Aspekte anregend und energiegebend sind nur schwach ausgeprägt, und Salz steht in der stabilisierenden Sphäre. Es ist also kein Heilgewürz, aber es ist wichtig, um die energetischen Verhältnisse zu stabilisieren.

Wirkungen auf den körperlichen Bereich

Kochsalz, Natriumchlorid, genauer gesagt, das Anion des Chlors, Chlorid, ist lebensnotwendig und ein Elektrolyt. Natrium und Chlorid sind die Ionen von gelöstem Kochsalz und wichtige Spurenelemente. Sie sind für das Funktionieren unserer Nerven und unseres Flüssigkeitshaushaltes von Lebensnotwendigkeit. Sie stellen das Funktionieren des Stoffwechsels sicher, sind wichtig für die Interzellularflüssigkeit, das »Wasser« in und zwischen unseren Körperzellen (Natriumchlorid bindet Wasser), den Mineralstoffwechsel, das Säure-Basen-Gleichgewicht und für die Bildung der Magensäure notwendig. Kochsalz muß von außen zugeführt werden. Salz als solches ist kein unentbehrlicher »essentieller« Nahrungsbestandteil. Essentiell sind Natrium und Chlor in irgendeiner Form, in der sie der Organismus verwerten kann. Weshalb ist zuviel Salz ungesund?

Bei der Diskussion um die gesundheitsschädigende Wirkung von Salz geht es vor allem um das Problem des Bluthochdrucks, von dem in Deutschland schon beinahe jeder dritte betroffen ist. Es wird vermutet, daß Natrium eine der Ursachen dieser »Volkskrankheit« ist, da Natrium im Körper Wasser bindet, das dann wiederum den Kreislauf und damit das Herz belastet.

Andere Faktoren, beispielsweise Streß oder Übergewicht, haben allerdings einen weit größeren Einfluß auf den Blutdruck als Natrium. Dennoch sollte man, wenn das Herz vorgeschädigt ist, darauf achten, industriell hergestellte Nahrungsmittel, die stark vorgesalzen sind, wie Wurst und Käse, zu meiden, und statt dessen lieber zu Gemüse greifen, das dann auch – vorsichtig! – mit Gewürzsalzen »gesalzen« werden darf.

Salz kann aber auch lebensrettend sein. Bei starkem Durchfall oder Erbrechen ist eine ausreichende Kochsalzzufuhr notwendig, da in einem solchen Fall sehr viel Chlorid verlorengeht. Auch bei Blutverlust wird der Volumenverlust durch eine Kochsalzlösung ersetzt.

Wenn Sie Salz mäßig, aber regelmäßig und mit Gewürzen vermischt einsetzen, können und werden Sie Ihre Gesundheit stabilisieren.

Wirkungen auf den geistig-seelischen Bereich

Salz ist ein stabilisierendes, energiegebendes Gewürz, das mit dem männlichen Pol zusammenhängt. Die Einnahme von Salz in Form des Gewürzheilmittels hilft dem Menschen, das Gefühl der Schwäche zu überwinden.

Es ist besonders für jene Menschen zu empfehlen, denen eine schwierige Aufgabe wie beispielsweise eine Prüfung bevorsteht und die nicht die nötige Kraft finden, sich dieser Aufgabe zu stellen.

Obwohl diese Menschen im allgemeinen viel Energie haben und gut mit sich und der Welt zurechtkommen, kapitulieren sie vor der nahenden Prüfung und verlieren dabei all ihre Kräfte. Es beginnt schon damit, daß sie morgens nicht mehr so recht aus dem Bett kommen. Auch im Laufe des Tages verspüren sie dann immer wieder Müdigkeit, und es scheint, als würde ihnen alles über den Kopf wachsen.

Oft kommt es in solchen Phasen auch zu ausgesprochener Realitätsferne, weil diese Menschen versuchen, ihrer Aufgabe zu entfliehen. Sie nehmen dann auch Drogen, fangen an, sich in ihre Träume zu flüchten, und bauen sich irgendwelche Scheinwelten auf, die ein Gegengewicht zur harten Realität schaffen sollen.

Salz bringt den Menschen wieder auf den Boden der Tatsachen zurück, gibt ihm aber gleichzeitig genügend Energie, der bevorstehenden Prüfung ins Auge zu schauen und sie auch zu meistern.

Einsatz und Rezepturen

Bei niedrigem Blutdruck und Schwindelgefühl sowie nach Erbrechen und bei Durchfall: Sorgen Sie unbedingt für eine ausreichende Zufuhr von Salzen und Flüssigkeit. Dazu ist es jedoch nicht notwendig, große Salzmengen zu sich zu nehmen. Es empfiehlt sich, eine ausreichende Menge Mineralwasser zu trinken, dem Sie nach Bedarf eine kleine Prise Salz zugeben können.

Übrigens ist die Angst vor natriumhaltigen Mineralwässern unbegründet; man müßte sich diese schon literweise einverleiben, um in einen kritischen Bereich zu kommen, während man durch den Konsum einer nur kleinen Menge Wurst bereits sehr viel Salz auf-

nimmt. Höchstens bei Kleinkindern ist darauf zu achten, daß das Mineralwasser nicht zuviel Natrium enthält.
Bei Schwächezuständen und zur allgemeinen Anregung: Nehmen Sie regelmäßig, höchstens jedoch zweimal wöchentlich, ein Vollbad mit Zusatz von Meersalz. Dabei genügen 2 EL Meersalz pro Bad. Alternativ gibt es auch Salzkuren für die Badewanne aus der Apotheke. Duschen Sie sich nach dem warmen Salzbad immer noch einmal kurz mit kaltem Wasser ab, um den Kreislauf anzuregen.
Bei Erkältungen: Führen Sie jeden Morgen eine Nasenspülung durch. Benützen Sie dazu ein kleines Gläschen, das Sie mit lauwarmem Wasser und einer Prise Salz füllen. Halten Sie die Nase in das Gläschen, ziehen Sie das Salzwasser langsam in die Nase und in den Rachen, bevor Sie es wieder ausspucken. Diese Nasenspülung ist aus dem Yoga bekannt und wird aufgrund ihrer guten Wirkungen besonders für die Vorbeugung auch von HNO-Ärzten empfohlen.
Bei Schwächegefühlen, Müdigkeit, Verträumtheit und Realitätsflucht: Nehmen Sie drei- bis viermal täglich je 5 Tropfen Salz-Gewürzheilmittel ein.

Schokolade

Beschreibung, Geschichte und anderes Wissenswertes

Vermutlich sind Sie überrascht, daß wir Schokolade als Gewürz vorstellen. Wir meinen aber zunächst auch nicht die beliebten Schokoladetafeln, sondern die Schokolade, *tchocolatl* der Azteken, das Gewürz, das aus den bohnenförmigen Samen des Kakaobaumes, *Theobroma cacao*, gewonnen wird.
Dieser am Amazonas bzw. Orinoko heimische Baum wird in der Natur über zehn Meter hoch, doch auf den Plantagen läßt man ihn nicht höher als sechs Meter wachsen. Die reifen Früchte sind von gelber bis rotbrauner Farbe und ähneln länglichen, gerippten Melonen, die bis zu 25 Zentimeter lang werden. Im Fruchtfleisch liegen die blaßrosa Samen, die »Kakaobohnen« in fünf Reihen. Die

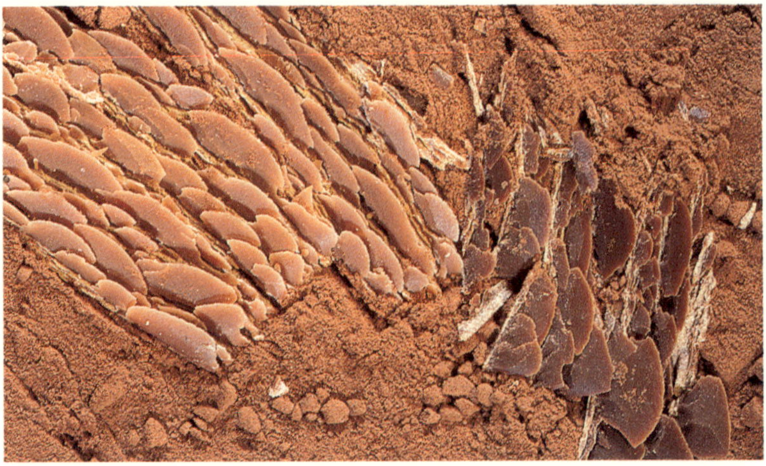

Früchte reifen in fünf bis acht Monaten und werden mit Hakenmessern abgeschnitten. Um ein Keimen der Samen in der Frucht zu verhindern, werden sie noch am Sammelplatz entnommen, auf Haufen geschichtet und fermentiert, d. h. zur Gärung gebracht – erst dadurch bildet sich das Aroma heraus. Nach sechs Tagen bricht man ab, wäscht und trocknet die Bohnen. Beim anschließenden Rösten (im Verbraucherland) und Mahlen entsteht ein zähflüssiger Brei, »Schokolade« im ursprünglichen Sinne.
Die Kakaomasse, das Ausgangsmaterial u. a. für die Herstellung von Schokolade, wird nicht nur zu Süßspeisen, sondern in Südamerika, Italien und Spanien auch zusammen mit Zwiebeln, Tomaten, Knoblauch und anderen Gewürzen verwendet; die bittersüße Note gibt den Gerichten etwas durchaus Interessantes.
Der Kakaobaum, ein streng tropisches Gewächs, wird im heutigen Mexiko angebaut, wo ihn die Spanier vorfanden. Von den Mayas, die für das Wort »Schokolade« eine eigene Hieroglyphe hatten, wie von den Azteken wurde der Kakaobaum schon sehr früh genutzt und kultiviert. Die Azteken verwendeten *tchocolatl* als kraftspendendes, den Göttern und Königen zu opferndes Getränk.
Hernando Cortez, der Eroberer Mexikos, brachte Kakaobohnen 1520 nach Spanien, wo sie zunächst privilegierten Schichten vorbehalten blieben. Erst im 17. Jahrhundert wurden der Kakaotrunk

und eine mit Zucker hergestellte Schokolade im restlichen Europa bekannter. Lange galt Schokolade als das Getränk der Reichen, da Kakaobohnen mit hohen Zöllen belegt wurden. Die Herstellung von Kakaopulver erlangte erst Anfang des 19. Jahrhunderts größere Bedeutung. 1828 entwickelte der Holländer van Houten eine Methode, mit der die Kakaobutter aus der Masse entfernt werden und die Kakaoteilchen sich im Getränk besser verteilen konnten. Kakaopulver besitzt einen hohen Nährwert, seine anregende Wirkung beruht auf Theobromin, einem dem Coffein verwandten Alkaloid.
Gegen Ende des vorigen Jahrhunderts begann man den Kakaobaum auch in Zentral- und Westafrika anzupflanzen, wo sich die Kultur so stark entwickelte, daß dort heute der überwiegende Anteil der Weltproduktion erzeugt wird.

Die Stellung im Energiekreis und allgemeine Wirkungen

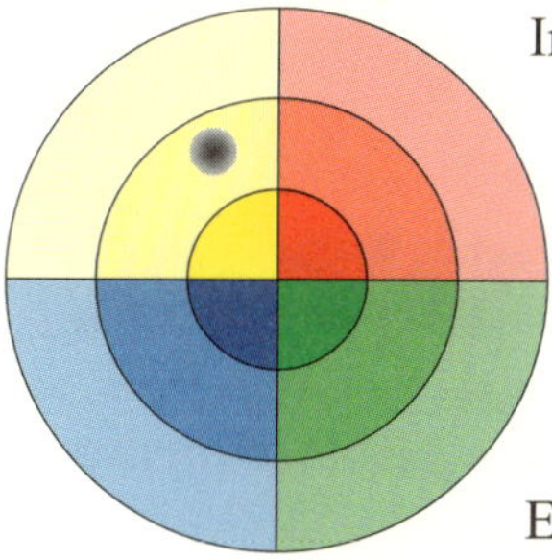

Im Energiekreis befindet sich Schokolade in der harmonisierenden Sphäre des 2. Quadranten. Die beruhigende Wirkung ist mäßig ausgeprägt, die energiegebende dagegen deutlich. Probleme, bei denen Energiemangel im Vordergrund steht und bei denen auch eine leichte Beruhigung angezeigt ist, können in ihrer Anfangsphase sehr gut von Schokolade harmonisiert werden.
Galanga und Mazis ähneln Schokolade, was den energiegebenden Aspekt betrifft. Beide sind jedoch etwas schwächer, und Mazis ist bezüglich der Dimension beruhigend/anregend neutral.

Wirkungen auf den körperlichen Bereich

Wie schon erwähnt, galt »Schokolade« den Azteken als Energiegetränk, das zu mehr Kraft sowohl im Körperlichen als auch im Geistig-Seelischen führte, ohne dabei aufzuputschen, wie es gewisse Rauschdrogen tun.

Eine andere Wirkung von Schokolade ist vor allem auf den Inhaltsstoff Theobromin zurückzuführen: Schokolade wirkt nämlich auch diuretisch; die Nieren werden zu erhöhter Ausscheidung von Natrium und Wasser veranlaßt, was bei Hypertonie (Bluthochdruck) und Ödemen von Bedeutung sein kann. Auch bei leichtem Durchfall kann Schokolade sehr positiv wirken; diese Wirkung ist wohl auf das Theobromin zurückzuführen, das zudem positiv inotrop wirkt, d. h. die Schlagstärke des Herzmuskels steigert.

Wirkungen auf den geistig-seelischen Bereich

Vielleicht haben Sie schon davon gehört, daß Schokolade oft als »Ersatzbefriedigung« von Menschen in großen Mengen gegessen wird, die über einen Mangel an Liebe klagen. Die Süße und der Duft, den die Schokolade spendet, sollen den Verlust der »Süßen« oder des Geliebten ersetzen. Dieses Phänomen wird oft in abfälliger Weise kommentiert.
In der Tat kann Schokolade aufgrund ihrer Wirkstoffe bewußt als stärkendes und tröstendes Mittel eingesetzt werden, das dem Menschen hilft, eine schwierige Situation zu meistern, was durchaus legitim ist.
Selbstverständlich kann Schokolade keinen geliebten Menschen ersetzen, wohl aber kann sie die Seele stärken und düstere, depressive Stimmungen erheblich aufhellen. So wie die Kakaobohne körperliche Schmerzen zu lindern vermag, so lindert sie auch seelische Schmerzen.
Es gibt leider sehr viele Menschen, die sich einsam fühlen, die wenig Zuwendung erfahren und die infolgedessen zu Depressionen neigen. Erschreckenderweise sind auch immer mehr jüngere Menschen von Einsamkeit und Hoffnungslosigkeit befallen.
In einem Land, in dem der Wunsch nach bedingungsloser Selbstverwirklichung und absoluter »Freiheit« den Wunsch nach Nähe in den Schatten gestellt hat, in dem immer mehr Menschen als Singles durchs Leben ziehen und in dem die Orientierung am Materiellen und an der Karriere immer krassere Formen ange-

nommen hat, ist es nicht verwunderlich, daß Werte wie Liebe, Herzensgüte, Empathie und Verständnis für einander auf der Strecke bleiben müssen.
Und doch braucht jeder Mensch Liebe und Zuneigung, wie er Liebe und Zuneigung geben muß, damit er ein erfülltes, befriedigendes Leben führen kann. Der Mensch war nie ein Einzelkämpfer und wird es nie sein. In dem Maße, in dem er damit beginnt, einen »Egotrip« zu pflegen, wird er zwangsläufig neurotisch und unglücklich werden.
Wenn Sie in der Situation sein sollten, daß Sie sich verlassen fühlen oder daß Sie sogar konkret verlassen worden sind, sei es durch Trennung oder Tod eines geliebten Menschen, so ist es ganz verständlich, daß Sie trauern und sich für einige Zeit in sich selbst zurückziehen.
In dieser Phase der Zurückgezogenheit kann das Kakaogewürz Ihnen dabei helfen, die schlimmste Zeit zu überbrücken. Sie müssen aber erkennen, daß es nur einen Ausweg aus Ihrer Einsamkeit gibt, nämlich den, sich wieder zu öffnen und wieder auf andere Menschen zu konzentrieren, denen es vielleicht auch sehr schlechtgehen mag.
Solange Sie sich als Opfer Ihres Schicksals fühlen, geben Sie sich der Ohnmacht und der Verzweiflung hin. In dem Moment aber, in dem Sie erkennen, daß Sie selbst viel zu geben haben und daß, wenn Sie schon nicht selbst geliebt werden, Sie wenigstens anderen Ihre Liebe schenken können, werden Sie in eine neue Dimension eintreten.
Indem Sie den Blick von Ihrer eigenen Bedürftigkeit und Schwäche abwenden und sich auf Ihre Möglichkeiten besinnen, etwas zu verändern, werden Sie erfahren, wie sich plötzlich wieder überall Türen öffnen. Letztlich ist es Ihre veränderte Ausstrahlung, die andere Menschen wieder an sich ziehen wird, und Sie können die Zuneigung der anderen dann dankbar annehmen, obwohl Sie sie in diesem Stadium der Entwicklung nicht mehr brauchen. Sie haben dann die wirkliche Freiheit, die die Freiheit der bedingungslosen Liebe und nicht die Freiheit des Einzelkämpfers ist.

Einsatz und Rezepturen

Zur allgemeinen Kräftigung, bei Durchfall und Wasserverlust: Trinken Sie ein- bis zweimal täglich eine Tasse Kakao, jedoch nur aus vollwertigem »echten« Kakao, den Sie in Milch auflösen (Trinkschokolade). Kakaohaltige Getränke haben keinerlei Heilwirkung. Süßen Sie Ihren Kakao möglichst nur mit wenig Honig und nicht mit Zucker.
Bei Schmerzen: Trinken Sie ein- bis zweimal täglich eine Tasse heißen Kakao (siehe oben), und nehmen Sie zusätzlich zweimal täglich je 6 Tropfen Schokolade-Gewürzheilmittel ein.
Bei Depressionen und Energiemangel infolge von Einsamkeit, Liebesentzug und Verlusten: Nehmen Sie dreimal täglich jeweils 6 bis 8 Tropfen Schokolade-Gewürzheilmittel ein. Würzen Sie außerdem regelmäßig Ihre Speisen mit etwas Kakaopulver, was natürlich nur bei Süßspeisen, Müslis, Haferbrei usw. zu empfehlen ist.

Sellerie

Beschreibung, Geschichte und anderes Wissenswertes

Sellerie, *Apium graveolens*, ist eine ursprünglich in Südeuropa heimische Pflanze, die zur Petersilienfamilie gehört. Die wildwachsende Form wurde im 17. Jahrhundert bei uns kultiviert, wobei der bittere Geschmack herausgezüchtet wurde; die botanische Bezeichnung für diese Variation ist *Apium graveolens dolce*, sozusagen »süßer Sellerie« – was nicht ganz wörtlich zu nehmen ist. Heute wird die Pflanze auf der ganzen Welt, von Skandinavien bis Afrika und Amerika angebaut.
Vom Sellerie verwendet man praktisch alles: die Blätter als Gemüse und die Knollen zur Würzung von Suppen und Saucen oder gekocht als Salat und die Samen als Gewürz. Wie alle Doldengewächse enthält die Selleriepflanze in sämtlichen Organen Ölgänge mit ätherischen Ölen.
Sellerie ist eine zweijährige Pflanze, von der man im ersten Jahr die Blätter als Gemüse erntet. Im zweiten Jahr treibt die Sproßrübe aus und treibt bis zu einer einen Meter hohen weißblühenden

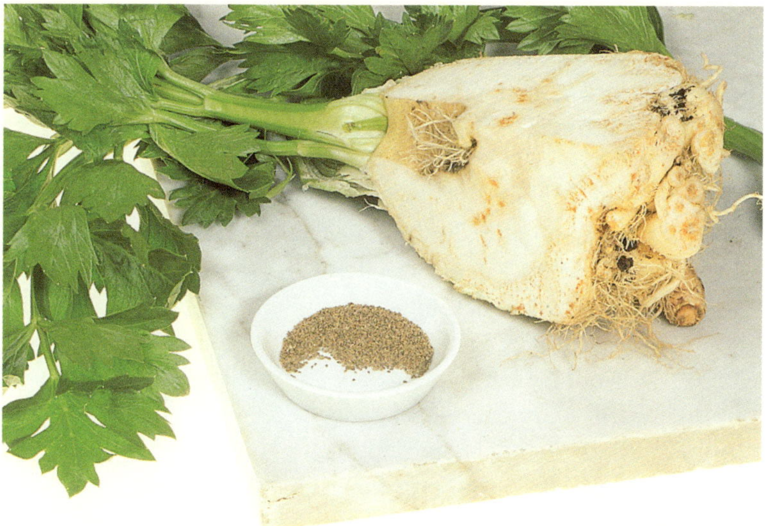

Pflanze aus. Zur Samengewinnung werden die Pflanzen getrocknet.
In der Gewürzheilkunde sind nur diese Samen von Bedeutung. Sie sind sehr klein und äußerst leicht: 1500 Samen wiegen noch nicht einmal ein Gramm!
Sellerie wurde bereits im alten Ägypten, wohl für kultische Zwecke, genutzt. Seine gesundheitliche Wirkung war schon in der Antike wohlbekannt. Man schrieb ihm eine ganze Reihe von Wirkungen und Anwendungsmöglichkeiten zu; so gilt noch heute in der Volksmedizin der Sellerie als ein harntreibendes und auf die sexuellen Organe wirkendes Mittel – zum Beispiel als Aphrodisiakum. Den Griechen und Römern war diese Pflanze sogar so wichtig, daß sie sie Hades bzw. Orcus, dem Gott der Unterwelt, weihten. Sie galt als Symbol der Trauer – vielleicht aufgrund ihres damals noch äußerst bitteren Geschmacks, vielleicht aber auch, weil Sellerie beruhigt und bei Trauer hilfreich ist. Zur Zeit des Plinius wurde er schon kultiviert, d. h. im 1. Jahrhundert n. Chr. Die Römer liebten Sellerie durchaus auch in der Küche, obwohl er sehr bitter schmeckte. Die »süße« Form wurde erst im 17. Jahrhundert in Italien gezüchtet.

Diese Zuchtform verbreitete sich rasch über die ganze Welt. In der Volksmedizin war das Wissen über die Heilkraft des Selleries stets bewahrt worden, und nun fand das nicht mehr gar so bittere Gewürz auch Eingang in die Küchen.

Die Stellung im Energiekreis und allgemeine Wirkungen

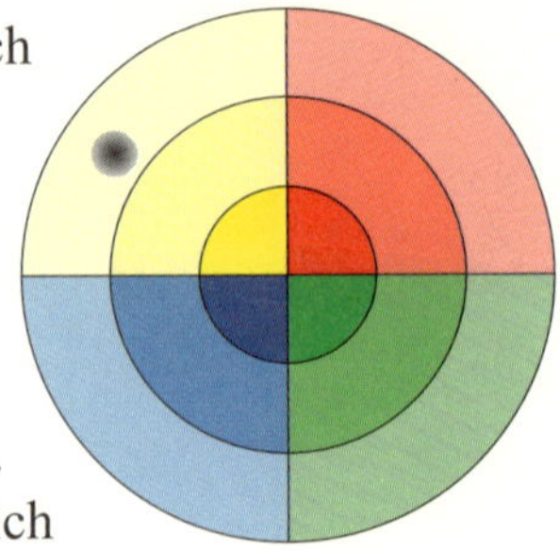

Im Energiekreis befindet sich Sellerie im 2. Quadranten. Das Gewürz hat sehr ausgeglichene Eigenschaften; sowohl die beruhigende als auch die energiegebende Wirkung sind deutlich ausgeprägt. Demnach befindet sich Sellerie natürlich in der Heilsphäre des Energiekreises und ist auch bei Problemen angezeigt, die sich bereits mit deutlichen Symptomen bemerkbar machen. Alle Probleme, bei denen es darauf ankommt, sowohl Heilenergie zuzuführen als auch eine bestehende Übererregung abzubauen, sprechen gut auf Sellerie an.
Sellerie steht im Energiekreis zwischen der etwas stärker wirkenden Gewürznelke und dem etwas schwächeren, eher harmonisierenden Liebstöckel.

Wirkungen auf den körperlichen Bereich

Am bekanntesten ist wohl die Wirkung von Sellerie auf die männliche Potenz; es wird Energie zugeführt und gleichzeitig beruhigt, und Versagensängste werden abgebaut – doch davon noch mehr bei den seelisch-geistigen Wirkungen.
Sellerie ist harntreibend, d. h. er erhöht die Ausscheidung von Wasser und Natrium, weil seine Inhaltsstoffe die Nieren zu verstärkter Tätigkeit anregen, was sich positiv auf den Blutdruck – Sellerie wirkt deshalb auch blutdrucksenkend –, Stoffwechsel und den ganzen Organismus auswirkt. Da die Nieren jedoch etwas gefordert werden, müssen Nierenkranke immer vorsichtig mit Sellerie und anderen harntreibenden Mitteln umgehen.

Bis ins vorige Jahrhundert wurde Sellerie häufig bei Rheuma angewendet, weil das Gewürz nicht nur die Schmerzen lindert, sondern dem Körper Energie für den Heilprozeß zur Verfügung stellt. Auch bei Asthma konnten gute Resultate mit Sellerie erzielt werden, vor allem auf längere Sicht – wie ja überhaupt die Stärke der Gewürzheilkunde in der Überwindung chronischer Leiden liegt.

Wirkungen auf den geistig-seelischen Bereich

Abgesehen von den Wirkungen im körperlichen Bereich hat Sellerie eine ganz spezielle Wirkung auf den mentalen Bereich. Sellerie unterbricht nämlich immer wiederkehrende Gedankenmechanismen und befreit den Menschen von diesen »Gedankenzwängen«.
Vielleicht haben auch Sie schon das Phänomen der Grübelei an sich beobachtet. Immer wieder drehen sich unsere Gedanken dabei um dieselben Probleme, ohne daß es zu einer Lösung käme. Wie ein sich ewig wiederholender Film, dessen Handlung man schon längst kennt, können manche Gedanken uns manchmal über Jahre verfolgen. Meist handelt es sich dabei um negatives Denken. Sellerie erhöht die Achtsamkeit gegenüber dieser Art von Denken, das auch die seelische Energie erheblich schwächen kann, da es letztlich immer destruktiv ist. Dieses Gewürz trägt dazu bei, daß wir unseren Denkmechanismus besser analysieren. Dadurch eröffnet sich früher oder später die Möglichkeit, durch kreative, schöpferische Gedanken Lösungen für die Probleme zu finden, die wir durch unser eingefahrenes Denkmuster oft selbst verursachen. Wer sich immerzu mit denselben kleinlichen Themen beschäftigt, wer nachtragend ist, etwas nicht vergessen oder verzeihen kann, aber auch wer sich immerzu Sorgen um seine Zukunft, seine Partnerschaft usw. macht, der nährt seine Probleme. Manchmal hat man ein wenig den Eindruck, als ob diese Menschen verliebt in ihre Probleme wären, die sie sich so geduldig vor Augen führen. Durch die beruhigende Wirkung von Sellerie auf die mentalen Bewegungen bekommen wir im emotionalen Bereich mehr Energie. Auf diese Weise können wir Kontakt zu tieferen Denkformen finden und unsere Intuition entdecken.

Indem wir die Kreisläufe des mechanischen Denkschemas unterbinden, wird plötzlich neue Energie frei, was sich zuweilen in spontanen Ideen zeigt, denn unser Denken hat sehr viel mehr Möglichkeiten, als wir uns träumen lassen.
Um der Grübelei zu entkommen, ist es aber nötig, daß wir mehr Einblick in unser Unterbewußtsein bekommen und daß wir aufdecken, welche Ursachen hinter dem »Denkprogramm«, das in unserem Kopf immer wieder abgespielt wird, stecken. Und hier zeigen die Selleriesamen, was sie in sich haben.

Einsatz und Rezepturen

Bei Rheuma: Trinken Sie zweimal täglich einen Selleriesamentee. Überbrühen Sie dazu 1 TL Selleriesamen im Teefilter mit heißem Wasser, und lassen Sie das Ganze mindestens acht Minuten ziehen.
Bei Potenzproblemen: Würzen Sie Ihre Speisen regelmäßig mit Selleriesamen, essen Sie zusätzlich aber auch rohen und gekochten Sellerie.
Bei Asthma und Bluthochdruck: Trinken Sie zweimal täglich einen Tee aus Selleriesamen (siehe oben). Falls Sie ätherisches Sellerieöl finden, können Sie es im Wohnbereich verdampfen lassen, wozu sich eine Duftlampe besonders gut eignet.
Bei sich wiederholenden Gedankenmechanismen und Grübelei: Nehmen Sie zweimal täglich jeweils 6 Tropfen Sellerie-Gewürzheilmittel ein. Verwenden Sie Selleriesamen auch als Gewürz in der Küche.

Senf

Beschreibung, Geschichte und anderes Wissenswertes

Senf gibt es in drei Varietäten: als schwarzen Senf, *Brassica nigra*, als braunen Senf, *Brassica juncea* und als weißen Senf, *Sinapis alba*. Diese Pflanzen sind auf der ganzen Welt zu Hause; der schwarze Senf stammt aus Westasien und wird weltweit angebaut, der braune aus Indien, und der weiße – wahrscheinlich ursprünglich in

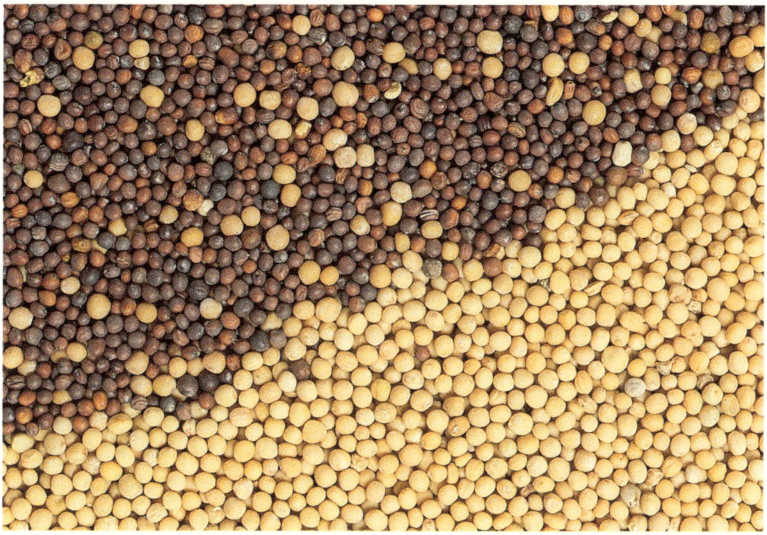

Südeuropa beheimatet – wird in fast allen Ländern mit gemäßigtem Klima gebaut. Diese Senfpflanzen sind sich im Aussehen recht ähnlich, wie sich die Senfsamen im Geschmack ähneln, wobei sie unterschiedliche Öle enthalten; für die Gewürztherapie macht dies kaum einen Unterschied. Senf ist ein Kraut, das über einen Meter hoch wird und Schoten mit kugeligen Samen trägt.
Die Senfschoten dürfen erst im Spätsommer geerntet werden, wenn sie zur vollen Reife gelangt sind; die Schoten dürfen natürlich noch nicht aufgeplatzt sein.
Medizinisch hauptsächlich genutzt wird der schwarze Senf. Sein scharfes Aroma entwickelt sich erst, wenn die Samen mit Wasser in Kontakt kommen. Sie enthalten ein Senfölglykosid, das sich in das Allylsenföl spaltet und das Geschmack und Heilwirkung des Senfs bestimmt.
Wenn man den Geschmack von *Brassica nigra* haben will, muß man die Samen also zunächst einmal zerstampfen und in Wasser einlegen oder den Senf fertig zubereitet – so wie Sie ihn wahrscheinlich am ehesten kennen – kaufen. Speise- bzw. Tafelsenf ist aus frisch gemahlenen Samen von schwarzem und weißem Senf hergestellt.

In der Gewürzheilkunde ist es jedoch in jedem Falle besser, Senfkörner zu verwenden und sie erst kurz vor dem Gebrauch zu mahlen. Wenn man die Senfkörner ganz einnimmt, fehlt der Senfgeschmack, doch die gesundheitliche Wirkung bleibt, da das Öl dann im Magen freigesetzt wird.
Senf ist schon seit vielen tausend Jahren im Gebrauch, sowohl in der Küche als auch in der Medizin. Plinius d. Ä. beschrieb in seiner »Naturgeschichte«, der *Naturalis historia,* 40 Arzneimittel, zu deren Herstellung Senf benutzt wurde. Senf war bei den Römern aber auch als Gewürz äußerst beliebt. In der Antike und im frühen Mittelalter waren exotische Gewürze extrem teuer und selten; deshalb würzte der normale Bürger mit Senf. Als dann im 16. Jahrhundert die Europäer selbst Unmengen von Gewürzen aus Asien importierten, ging der Verbrauch von Senf in der Küche stark zurück. In der Volksmedizin hielt sich jedoch der Gebrauch von Senf – zum Teil bis heute.

Die Stellung im Energiekreis und allgemeine Wirkungen

Im Energiekreis befindet sich Senf im 1. Quadranten. Das Gewürz wirkt ziemlich stark, insbesondere auf der Dimension »anregend«, so daß Senf in der Heilsphäre des Energiekreises steht. Die energiegebende Wirkung ist eher gering. Senf eignet sich also bei Problemen, die einer starken Anregung in einem Bereich bedürfen, sei es nun im Körperlichen, Geistigen oder Seelischen. Eine ähnliche, wenn auch schwächere Wirkung hat Alant.

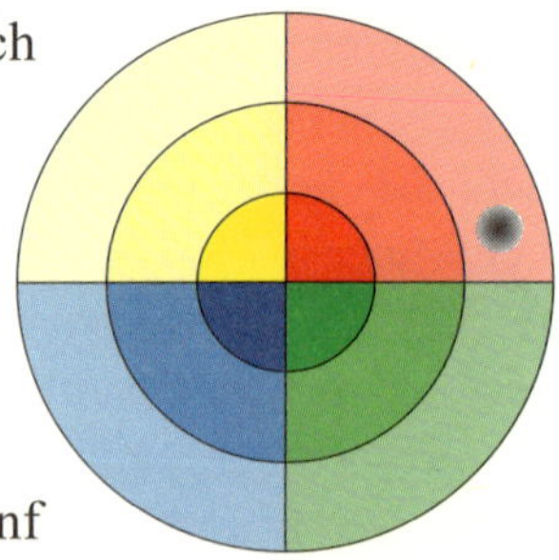

Wirkungen auf den körperlichen Bereich

Senf wurde schon im antiken Rom zur Linderung einer ganzen Reihe von Beschwerden genutzt. Zunächst einmal regt Senf natürlich die Verdauung an; fette Speisen werden dadurch leichter verträglich. Senf entlastet

während des Verdauungsvorganges den Kreislauf, was sich bei Menschen, die aus irgendwelchen Gründen Kreislaufprobleme haben, äußerst vorteilhaft auswirkt.
Die Volksmedizin kennt Senf als ein bewährtes Heilmittel bei Rheuma und Arthritis. Bei der äußerlichen Anwendung sollte man jedoch vorsichtig beginnen, da bei empfindlichen Menschen starke Hautreizungen auftreten können.
Weniger bekannt sind dagegen die erstaunlichen Wirkungen von Senf bei vielen Atembeschwerden: insbesondere bei Bronchitis und Heiserkeit hat sich Senf bewährt.
Senfkörner in großen Mengen verzehrt können Erbrechen hervorrufen; auch diese Wirkung kann – z. B. bei Vergiftungen – durchaus erwünscht sein. Beim normalen Umgang mit Senf wird diese Wirkung jedoch nicht auftreten.

Wirkungen auf den geistig-seelischen Bereich

Senf ist ein sehr positives Gewürz mit einer enorm anregenden Wirkung auf Körper, Seele und Geist. Senf kann man eigentlich jedem Menschen empfehlen, denn nur die ausgesprochen »sonnigen Gemüter« bedürfen dieses Gewürzes nicht. Senf hat nämlich die Eigenschaft, daß er die Lebensenergie weckt und die negativen Gedanken verscheucht.
Wir alle wissen, daß der Optimist ein wesentlich unbeschwerteres Leben führt als sein pessimistischer Zeitgenosse. Dennoch fällt es vielen von uns sehr schwer, die eigenen negativen Gedanken umzuwandeln.
Es beginnt schon mit der Grundeinstellung, mit der man an die Dinge herangeht. Denken Sie sich dabei meistens: Ich kann es, ich will es, und darum werde ich es auch schaffen? Oder neigen Sie eher zu der Einstellung: Ach, das werde ich doch nicht schaffen, ich würde ja gerne, aber ich kann es einfach nicht? Im letzteren Fall ist Senf das richtige Gewürz für Sie.
Wenn Sie Angst haben, Fehler zu machen, wenn Sie sich für minderwertig halten, wenn Sie glauben, keine Zukunft zu haben, keinen Partner zu finden, Ihre Aufgaben nicht erledigen zu

können usw., so sollten Sie sich darum bemühen, Ihr Denken zu verändern, vor allem dann, wenn die eigenen negativen Gedanken einem immer wieder im Weg stehen und die Entwicklung behindern.

Senf regt auch die geistige Tätigkeit ganz allgemein an. Ebenso wie Senf die Verarbeitung der aufgenommenen Speisen im Körper erleichtert, erleichtert er auch die Verarbeitung der aufgenommenen Informationen im Gehirn.

Experimentieren Sie mit diesem Gewürz, und achten Sie dabei insbesondere darauf, inwiefern sich die Qualität Ihrer Gedanken verändert. Vielleicht werden Sie sehr erstaunt sein, in welch kurzer Zeit Veränderungen wahrzunehmen sind.

Einsatz und Rezepturen

Bei Verdauungsproblemen und damit zusammenhängender Kreislaufschwäche: Würzen Sie besonders fette Speisen möglichst immer mit frischem Senf.

Bei Rheuma und Arthritis: Besorgen Sie sich in der Apotheke ein Senfpflaster, das Sie auf die schmerzenden Stellen heften.

Bei Bronchitis und Heiserkeit: Nehmen Sie zweimal täglich 1 Messerspitze (eher weniger) Senfsamen ein. Am besten schlucken Sie sie mit etwas frischem Wasser. Geben Sie die Senfkörner zusammen mit etwas Öl in die Pfanne; wenn die Samen platzen, geben Sie Gemüse und Flüssigkeit hinzu. Diese Rezeptur werden Sie auch in der ayurvedischen Küche finden.

Zur Anregung der Lebensenergie und des positiven Denkens: Nehmen Sie viermal täglich jeweils 6 Tropfen Senf-Gewürzheilmittel ein.

Sesam

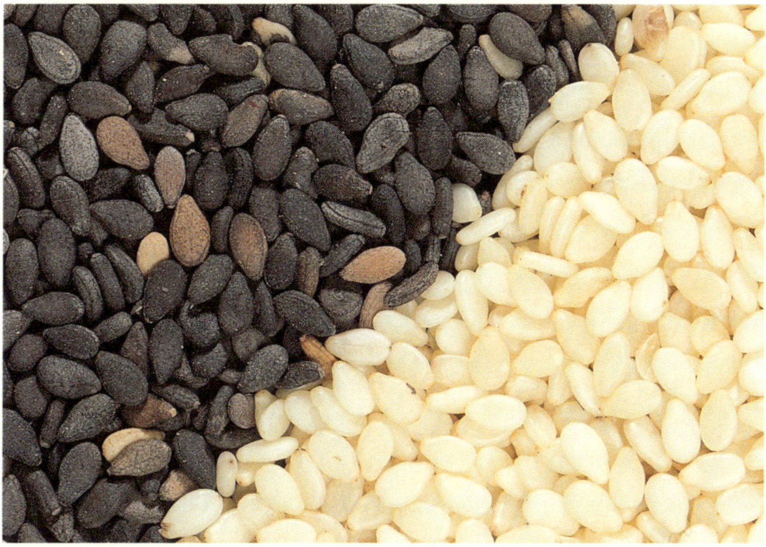

Beschreibung, Geschichte und anderes Wissenswertes

Sesam, *Sesamum indicum*, ist eine uralte Pflanze, die ihren Ursprung in den Ländern um den Indischen Ozean, Ostafrika oder Indien hat und die in Indien, China und im Sudan ihren stärksten Anbau findet.
Die Samen wachsen in länglichen Kapseln, die zu unterschiedlichen Zeitpunkten reifen. Die Samen sind eiförmig, flachgedrückt und von gelblicher Farbe; mit der Ernte beginnt man, kurz bevor die untersten Kapseln, die zuerst reif sind, platzen. Die platzenden Sorten werden dann vollständig geschnitten, gebündelt, getrocknet und dann über Tüchern geschüttelt; platzfeste Sorten werden mit dem Mähdrescher geerntet.
Sesamsamen enthalten ca. 50 Prozent fettes Öl. Dieses Öl ist dank dem Gehalt an antioxidativem Sesamöl ein lange haltbares Speiseöl; es eignet sich sehr gut zum Kochen. Im Gegensatz zu nahezu allen anderen Gewürzen hat Sesam keinen Geruch, weil er keine ätherischen Essenzen enthält.
In der asiatischen Küche ist Sesam verbreiteter als im Westen;

man brät mit Sesamöl, streut Sesam über Reis oder macht eine würzige Paste daraus. Gemahlener Sesam wird zur Herstellung von Süßwaren verwendet; Halvak, eine beliebte griechisch-türkische Süßigkeit, die hauptsächlich aus Sesam und Honig besteht, ist auch bei uns bekannt.
Sesam ist wohl die älteste Pflanze, die als Ölpflanze zur Speiseölgewinnung angebaut wird. Seit Jahrtausenden ist diese Kulturpflanze in Afrika im Gebrauch. Erste Erwähnung findet sie in einem ägyptischen Papyrus aus dem 2. Jahrtausend vor der Zeitenwende. Ausgrabungen in der Türkei konnten zeigen, daß dort schon vor fast 3000 Jahren Öl aus Sesam gewonnen wurde.
Im Fernen Osten ist Sesam ursprünglich nicht heimisch, aber er kam schon sehr früh dorthin; in China ist er seit über 2000 Jahren in Gebrauch. Der chinesische Name, der »fremder Hanf« bedeutet, zeugt dafür, daß das Gewürz aus der Ferne kam.
Der bedeutendste Asienreisende, der Venezianer Marco Polo (1254–1324), merkte in seinen Reiseberichten an, daß in Persien zum Kochen Sesamöl statt Olivenöl benützt würde. In Mittel- und Nordeuropa war Sesam nie ein wichtiges Gewürz, während Asien es gerne in seine Küche aufnahm und in vielen Gerichten verwendet.

Die Stellung im Energiekreis und allgemeine Wirkungen

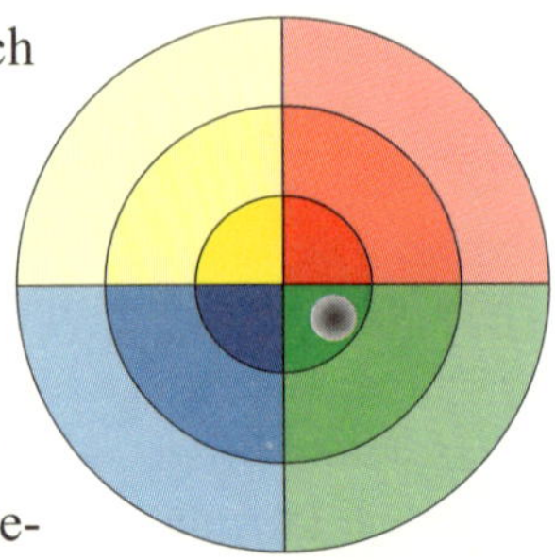

Im Energiekreis befindet sich Sesam im 4. Quadranten. Allerdings ist das in diesem Fall von eher geringer Bedeutung, da Sesam ein typisches stabilisierendes Gewürz ist.
Die Ausprägung der beiden Aspekte des 4. Quadranten, Anregung und Energiereduktion, ist recht schwach.
Sesam gleicht minimale Abweichungen von der inneren Harmonie – im körperlichen, seelischen und geistigen Bereich – wieder aus, Abweichungen, die kaum bewußt werden und nicht als

Krankheiten gelten können. Das Gewürz sorgt dafür, daß die Gesundheit stabiler wird.

Wirkungen auf den körperlichen Bereich

Wie gesagt: Sesam wirkt – wie auch Paprika und Kapern – vor allem stabilisierend auf die körperliche Gesundheit. Zwei Wirkungen sind jedoch besonders hervorzuheben.
Zum einen bewirkt die regelmäßige Anwendung von Sesam eine sanfte Entgiftung des Körpers. Viele Krankheiten, Allergien und Probleme entstehen durch die Ansammlung von Giften in unserem Körper. Mit Sesam werden diese Gifte sanft neutralisiert und ausgeschieden.
Zum anderen hat Sesam(öl) eine sehr angenehme positive Wirkung auf die Haut. In Indien salben sich besonders Frauen häufig mit Sesamöl, damit sie eine weiche und reine Haut behalten.

Wirkungen auf den geistig-seelischen Bereich

Die konzentrierte Kraft der Sesamsamen hilft dem Menschen nicht nur bei körperlichen, sondern auch bei psychischen Problemen. Die besondere Wirkung von Sesam besteht darin, daß er Ihnen hilft, Entscheidungsschwäche und Ziellosigkeit zu überwinden.
Leben heißt sich entscheiden. Es vergeht kein Tag, an dem wir nicht irgendwelche Entscheidungen treffen müssen. Gleichgültig, ob es um den Brotaufstrich geht, ob wir uns für die eine oder andere Hose entscheiden, die wir heute anziehen werden, ob es um das Auto, das wir kaufen wollen, oder um wirklich wichtige Entscheidungen geht – immerzu müssen wir auswählen.
Vielen Menschen fällt dieses Wählen sehr schwer. Sie können sich einfach nicht entscheiden, denn es macht ihnen angst, daß die Entscheidung für die eine Möglichkeit die andere Möglichkeit ausschließt. Es ist das »Entweder-Oder«, das eine gewisse Kraft für den Entschluß erfordert.
Wer seine eigenen Entscheidungen nicht treffen will oder kann, wird nicht vermeiden können, daß andere dies für ihn tun. Es ist

aber sehr wichtig, daß man seine eigenen Entscheidungen trifft, denn sonst lebt man nicht sein eigenes Leben, sondern das eines anderen.
Natürlich beinhaltet jedes Entweder-Oder auch die Möglichkeit des Irrtums. Vielleicht entscheiden Sie sich ja für das Falsche, und das kann – besonders bei wichtigen Angelegenheiten – fatale Folgen haben. Zu jeder Entscheidung gehört daher auch Mut, und bei der Entwicklung dieses Mutes kann uns Sesam eine wichtige Hilfe sein.
Viele Menschen zögern oft sehr lange, bevor sie ihren Schritt machen. Sie befragen alle möglichen Freunde, sammeln Informationen, lesen das eine oder andere Buch und versuchen, Menschen zu finden, die bereits Erfahrungen mit dem Problem gesammelt haben, welches sie nun belastet. Und doch müssen sie letztlich ihr Urteil ganz allein fällen.
Der Mangel an Entschlußkraft entspringt einem Mangel an Willenskraft. Eben dieser Mangel ist auch für ein weiteres Problem verantwortlich, das oft mit der Entscheidungsschwäche Hand in Hand geht, und zwar Ziellosigkeit.
Fehlt es an Willen und innerer Kraft, so wird es natürlich sehr schwierig werden, einem bestimmten Kurs zu folgen und ein Ziel zu verfolgen. Allzuleicht erliegt man der Ablenkung und ist zu beeinflußbar, um seinen Weg konsequent zu verfolgen. Auch bei Ziellosigkeit und der daraus resultierenden Zukunftsangst sollten wir unser Augenmerk auf ein so einfaches Gewürz wie Sesam lenken.
Die energetischen, subtilen Wirkungen der Gewürze werden stark unterschätzt, denn gerade in den feinsten Bereichen, im Bereich unserer Gefühle und Gedanken, lassen sich oft erstaunliche Veränderungen bewirken, die über die Beseitigung unangenehmer Symptome weit hinausgehen, indem sie unser ganzes Leben verändern können.
Wenn Sie daher das Gefühl haben, daß Sie Schwierigkeiten haben, Entscheidungen zu treffen, daß Sie ziellos dahintreiben oder Angst vor der Zukunft haben, so sollten Sie es unbedingt einmal mit Sesam probieren.

Einsatz und Rezepturen

Bei chronischen Vergiftungen und Allergien: Verwenden Sie möglichst täglich 1 TL Sesammus, um Ihre Salate oder Ihr Gemüse zu würzen. Sesammus ist unter der Bezeichnung »Tahin« erhältlich und hat eine gute Heilwirkung. Außerdem wird noch ein Sesamsalz unter der Bezeichnung »Gomasio« angeboten, das man ebenfalls zum Würzen verwenden sollte. Bei Kopfschmerzen, die mit akuten Vergiftungen zusammenhängen, wie etwa übermäßigem Alkoholgenuß, kauen Sie 1 TL Gomasio und speicheln ihn mindestens ein bis zwei Minuten lang ein, bevor Sie das Gomasio hinunterschlucken.
Bei trockener Haut: Die Ayurvedik kennt eine Massage, die der Aktivierung der Hautfunktion dient und besonders empfehlenswert ist: Sie macht trockene Haut wieder geschmeidig. Sie benötigen dazu eine halbe Tasse hochwertiges Sesamöl, das Sie zuvor ein wenig erhitzen. Reiben Sie sich mit diesem Öl ein, und stellen Sie sich anschließend gleich unter die Dusche, wo Sie das Öl mit warmem Wasser abspülen. Dabei zieht ein Teil des Öls in die Haut ein und macht sie wieder geschmeidig.
Bei Entscheidungsschwäche, Ziellosigkeit und Zukunftsangst: Nehmen Sie dreimal täglich jeweils 5 Tropfen Sesam-Gewürzheilmittel ein, und geben Sie auch Ihrer Nahrung ausreichend Sesamprodukte bei (siehe oben).

Sternanis

Beschreibung, Geschichte und anderes Wissenswertes

Sternanis, *Illicium verum*, ist in China heimisch und hat auch nie eine größere Verbreitung erfahren. Das ist eigentlich schade, da Sternanis ein interessantes Heilgewürz ist, das auch einen besonderen Geruch und Geschmack hat. Mit Anis hat Sternanis botanisch übrigens nichts zu tun; allerdings schmeckt er ähnlich und enthält auch viele Stoffe, die in Anis zu finden sind, insbesondere das ätherische Öl Anethol, das Anisöl.
Das Gewürz ist die Frucht eines immergrünen Baumes, der bis zu

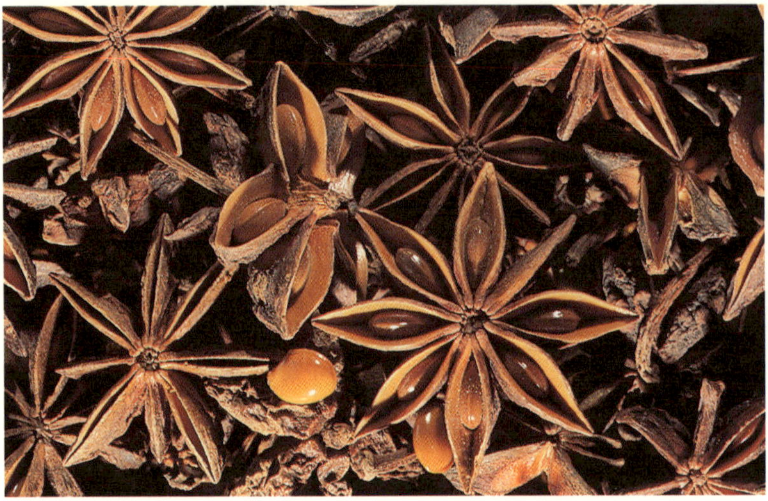

zehn Metern hoch wird und zur Familie der Mahagonigewächse gehört. Die Sternanisfrüchte haben ein sehr charakteristisches Aussehen; sie gleichen achtstrahligen Sternen. In jeder Zacke eines Sterns befindet sich ein Samen. Als Gewürz wird die gesamte, vor der Reife geerntete und an der Sonne getrocknete Sternanisfrucht verwendet.

Die Früchte kommen ganz, zerbrochen oder gemahlen auf den Markt. Am sinnvollsten ist es, ganze Früchte zu kaufen, da sie die flüchtigen Inhaltsstoffe, das ätherische Öl, am besten bewahren. Die in den Früchten enthaltenen Samen werden mitunter als besondere Spezialität angeboten; doch haben sie weit weniger Aroma und Heilkraft als der Rest der Frucht. Sternanis kann man leicht selbst in einem Mörser zu Pulver zermahlen.

Sternanis ist übrigens der wichtigste Teil der berühmten chinesischen »Fünf Gewürze«, neben Anispfeffer, Fenchel, Gewürznelken und Zimt.

Sternanis ist in China schon seit 3000 Jahren in Gebrauch. Man würzte mit Sternanis wie andernorts mit Anis. Auch in der chinesischen Heilkunde hat Sternanis eine lange Tradition, und in der Volksmedizin gilt er auch heute noch als Mittel gegen allerlei Beschwerden.

Obwohl sich die Europäer auf alle Gewürze stürzten, die sie bekommen konnten oder in fernen Ländern fanden, erlangte der Sternanis niemals Bedeutung in Europa – wahrscheinlich war der Geschmack dem leichter verfügbaren Anis doch zu ähnlich. In einigen alten Rezepten aus dem 17. Jahrhundert findet man jedoch dann und wann Sternanis angegeben.

Die Stellung im Energiekreis und allgemeine Wirkungen

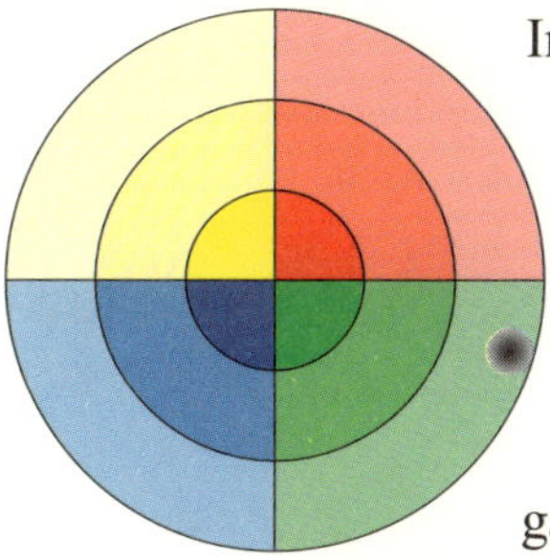

Im Energiekreis befindet sich Sternanis im 4. Quadranten. Seine anregende Wirkung ist sehr stark, und auch die energiereduzierende Wirkung ist einigermaßen deutlich ausgeprägt. Sternanis befindet sich ganz klar in der Heilsphäre des Energiekreises, ist also auch bei Problemen angezeigt, bei denen die Abweichung vom harmonischen Idealzustand schon sehr deutlich ist und sich in starken Symptomen manifestiert. Es gibt nur wenige Gewürze, bei denen der anregende Aspekt stärker ausgeprägt ist.
Eine ähnliche Wirkung wie Sternanis haben Fenchel, der sogar noch ein wenig stärker anregend wirkt, dessen energiereduzierende Kraft jedoch geringer ist, und Kardamom, bei dem es sich umgekehrt verhält. Auch Anis kann man mit Sternanis vergleichen; Anis hilft bei ähnlichen Beschwerden, doch ist seine Kraft in beiden Dimensionen weniger ausgeprägt, so daß Anis eher der Harmonisierung als der Heilung dient.

Wirkungen auf den körperlichen Bereich

In seiner Heimat China wird das Gewürz bei einer Unzahl von Beschwerden eingesetzt. Wir wollen hier nur die drei wichtigsten nennen.
Sternanis gilt als das beste Mittel gegen Magenkrämpfe. Das Gewürz regt die Verdauung an und reduziert gleichzeitig die negativen Kräfte, die die Krämpfe verursachen.

Bei Rheumatismus ist der regelmäßige Gebrauch von Sternanis zu empfehlen. Schon nach einigen Tagen wird sich eine Besserung zeigen, und allmählich wird das Gewürz die Energien wieder ins Gleichgewicht bringen.
Wie auch Anis, so wird Sternanis als Hustenmittel eingesetzt. Es erleichtert die Atmung und löst Blockaden auf, die die Atmung behindern.

Wirkungen auf den geistig-seelischen Bereich

Sternanis ist ein Gewürz, das Ihre Sinne weckt und Ihnen die Angst vor körperlichen Berührungen nimmt. Viele Menschen haben Angst vor Berührungen, und sie mögen es überhaupt nicht, umarmt oder gestreichelt zu werden. Selbst in der Partnerschaft fällt es ihnen schwer, sich berühren zu lassen oder auch den Partner zu berühren – und dies sogar dann, wenn sie im Grunde großes Vertrauen zu ihrem Partner haben und es sich um eine langjährige Partnerschaft handelt.
Abgesehen von der »normalen« Berührungsscheu, die in zivilisierten Ländern natürlich ungleich weiter verbreitet ist als bei Naturvölkern, geht es hier um eine ausgeprägte Angst vor Berührungen und eine allgemeine Angst vor anderen Menschen. Sternanis ist das Gewürz der Wahl, wenn vergangene, traumatische Erlebnisse einen Menschen derart blockieren, daß er es nicht mehr zulassen kann, wenn ihm jemand »an die Haut« geht.
Die Haut hängt ja auf das engste mit der Abgrenzung gegenüber der Außenwelt zusammen, denn sie trennt den Menschen in gewisser Weise von seiner Außenwelt und gibt ihm Schutz.
Durch die Berührung wird ein intensiver Kontakt zwischen zwei Menschen hergestellt, doch dieser Kontakt beinhaltet auch die Gefahr der Verletzung. Nur wer mich wirklich berühren kann, kann mich auch verletzen, und letztlich liegt der Berührungsangst meist eine Angst vor weiteren Verletzungen zugrunde.
Die Wirkung von Sternanis im psychisch-mentalen Bereich ist eine sehr sanfte. Natürlich wird Sternanis aus einem scheuen, schüchternen Menschen nicht plötzlich jemanden machen, der

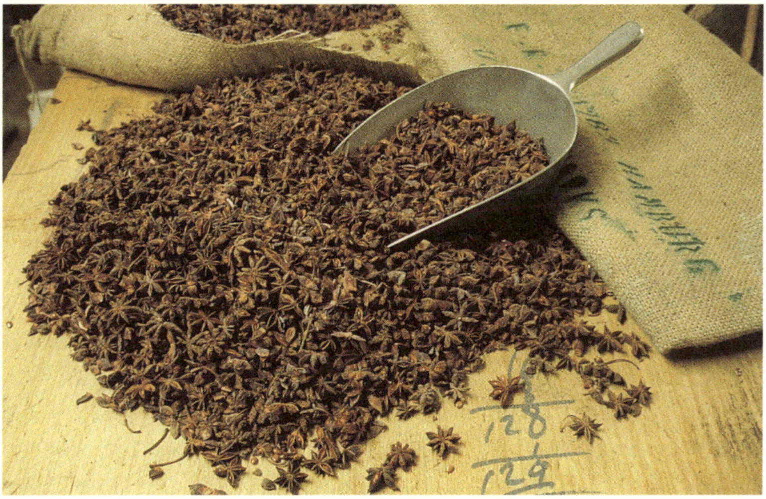

Sternanis in einem Hamburger Handelshaus.

all seine Mitmenschen in die Arme schließt, aber es wird doch allmählich zu einer Veränderung kommen.

Der Panzer, hinter dem sich der ängstliche Mensch verbirgt, wird allmählich aufgebrochen, und gleichzeitig sorgt die anregende Wirkung des Sternanis dafür, daß der Mensch selbstbewußter wird und sich mehr zutraut. Sternanis hilft dem Menschen zu erkennen, daß echte Kommunikation nur dann möglich ist, wenn wir unseren Körper mit einbeziehen, wenn wir einander auf allen Ebenen unseres Seins berühren, uns mitteilen und zu einem Austausch gelangen.

Indem wir uns für die Energie des anderen öffnen und unsere Energie in ihn einströmen lassen, erfahren wir erst wirklich, was es heißt, miteinander in Kontakt zu treten.

Freilich erfordert dies Mut, denn jede Berührung verringert unsere schützende Distanz. Doch diese Gefahr müssen wir eingehen. Es ist schwierig, sich seiner Verletzbarkeit voll bewußt zu sein und sich dennoch zu öffnen, aber es ist auch die einzige Möglichkeit, jemals zu einem tiefen Vertrauen zu uns selbst und unserem Nächsten zu finden und uns auf diese Weise unsere Lebendigkeit zu bewahren.

Einsatz und Rezepturen

Bei Magenkrämpfen: Füllen Sie einen Beutel mit 1 TL Kräutertee, und fügen Sie 1 Messerspitze Sternanis hinzu, den Sie in einem Mörser zerstoßen haben. Überbrühen Sie das Ganze mit einer Tasse heißem Wasser, lassen Sie es fünf Minuten lang ziehen. Trinken Sie dreimal täglich eine Tasse.

Bei Rheumatismus: Zerstoßen Sie 1 TL Sternanissamen, und gießen Sie sie mit 100 ml 40prozentigem Alkohol auf. Verschließen Sie das Gefäß, und lassen Sie das Ganze etwa eine Woche lang ziehen. Seihen Sie den Alkohol dann ab, und vermischen Sie 1 EL davon mit einer Handvoll Mandelöl. Reiben Sie sich die schmerzenden Stellen regelmäßig mit diesem Öl ein.

Bei Husten: Trinken Sie täglich zwei bis drei Tassen Sternanistee (siehe oben).

Bei Berührungsscheu, Angst vor Menschen und Kommunikationsschwierigkeiten: Nehmen Sie dreimal am Tag jeweils 5 Tropfen homöopathisches Sternanis-Gewürzheilmittel ein, und verwenden Sie das Gewürz auch in der Küche möglichst regelmäßig.

Süßholz

Beschreibung, Geschichte und anderes Wissenswertes

Süßholz, *Glycyrrhiza glabra*, auch Lakritzpflanze genannt, ist eine unserer Bohne verwandte Pflanze, die, im Mittelmeerraum beheimatet, bis nach China verbreitet ist und auch bei uns vorkommt. Diese Staude wird etwa einen Meter hoch und hat lanzettförmige Blätter, die die Eigenschaft haben, sich, wenn es dunkel wird, zusammenzuklappen und nach unten zu hängen. Erst spät im Sommer bilden sich Blüten, die sich zu Früchten, Hülsen, weiterentwickeln, die zwischen den Samen etwas eingeschnürt sind.

Als Gewürz werden ausschließlich die holzigen gelben Wurzeln verwendet, die im dritten bis fünften Jahr im Herbst geerntet werden. Dann wird »Süßholz geraspelt«, die Wurzeln werden zu Brei gekocht und filtriert. Der eingedickte klebrige Saft, Lakritz

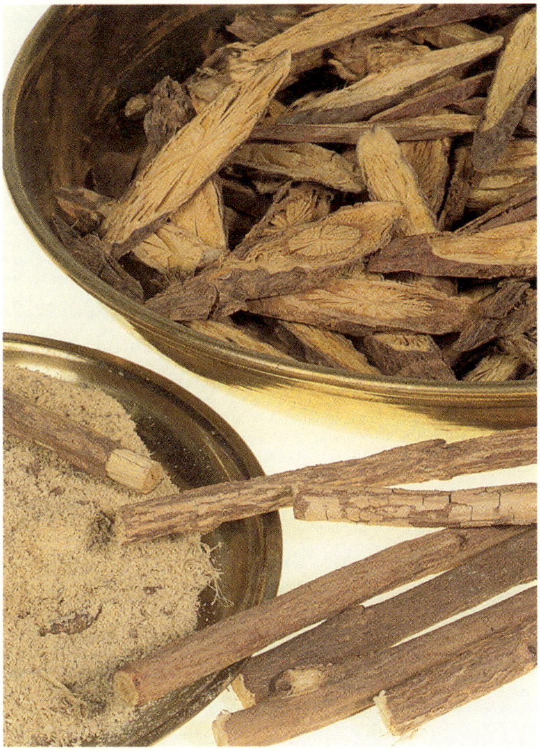

genannt, erstarrt in Formen zu schwarzbraunen Stücken, die wir alle als Lakritzen kennen.
Für die Gewürztherapie ist es besser, die Wurzel selbst zu verarbeiten; aber man kann Lakritzstangen auch kaufen.
Die Süßholzwurzel wurde sicherlich schon vor Tausenden von Jahren gekaut. Schriftliche Erwähnung fand die Lakritzpflanze unseres Wissens das erste Mal durch den griechischen Philosophen und Naturforscher Theophrastos, eigentlich Tyrtamos (371–287 v. Chr.), den bedeutendsten direkten Schüler von Aristoteles und Verfasser eines Arzneipflanzenbuchs, das 455 Heilpflanzen enthält. Er schreibt unter anderem, daß Süßholz gegen quälenden Durst hilft.
Schon zu Beginn des Mittelalters nutzte man bei uns die süß schmeckende Wurzel und baute sie an. Im 16. und 17. Jahrhundert

kam Süßholz in England in Mode, und man kultivierte es beispielsweise in Yorkshire. Sicherlich hatten es die Bauern, die Süßholz anbauten, nicht leicht, denn Süßholz benötigt eigentlich lange und sehr warme Sommer, wofür England ja nicht unbedingt bekannt ist. Wichtig jedoch ist auch, daß die Wurzeln keinen Frost bekommen, da sie sonst verholzen; das immerhin war gewährleistet.

Aber das Süßholz kam in England wieder außer Mode, und man baut es heute dort kaum noch an. In Italien, Spanien und der Türkei dagegen gibt es große Plantagen, auf denen Süßholz für arzneiliche Zwecke und die Süßwarenindustrie angebaut und in die ganze Welt verkauft wird.

Die Stellung im Energiekreis und allgemeine Wirkungen

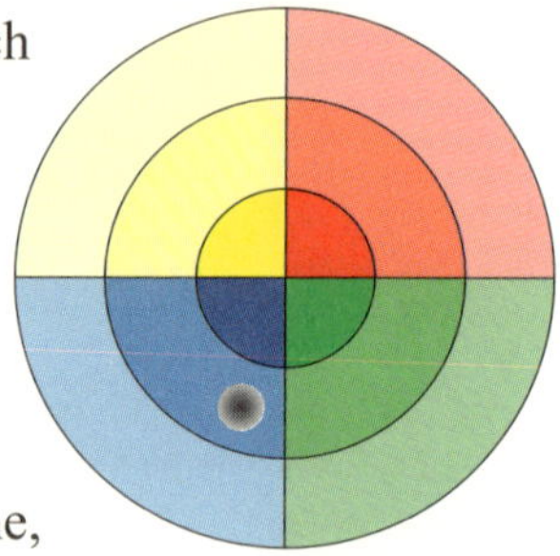

Im Energiekreis befindet sich Süßholz im 3. Quadranten. Die beruhigende Wirkung ist allerdings ziemlich schwach. Der energiereduzierende Aspekt ist dagegen deutlich ausgeprägt und verleiht dem Gewürz seine harmonisierende Kraft. Probleme, bei denen negative Energien frei werden, können mit Süßholz ausgeglichen werden. Wenn die leicht beruhigende Wirkung dem Problem dann auch noch angemessen ist, kann Süßholz sehr wirksam sein. Allerdings wirkt es, wie gesagt, harmonisierend; die Probleme sollten sich also noch nicht in Form einer schwereren Erkrankung zeigen.

Wirkungen auf den körperlichen Bereich

Vor allem bei Erkältungskrankheiten, insbesondere im frühen Anfangsstadium, zeigt sich die heilsame Wirkung von Süßholz. Den krankhaften Prozessen wird Energie entzogen, und mit etwas Glück und Schonung kann der volle Ausbruch der Krankheit vermieden werden.

Auch bei Halsweh, Husten und Bronchitis wirkt Süßholz lindernd. Dabei kommt auch der beruhigende Aspekt zum Vorschein; Husten und Schmerzen werden gemildert.

Wirkungen auf den geistig-seelischen Bereich

Süßholz ist das beste Gewürz für alle Menschen, die das rechte Maß verloren haben. Durch seine energiereduzierende und beruhigende Wirkung vermag Süßholz in all jenen Fällen zu helfen, in denen es darum geht, den »Weg der goldenen Mitte« wiederzufinden.
Bereits in den Yoga-Textbüchern wird darauf aufmerksam gemacht, daß die Seele sich nur dann entfalten kann, wenn der Mensch alle Extreme meidet.
Dazu heißt es beispielsweise in der *Bhagavadgita*, dem philosophischen Lehrgedicht aus dem alten Indien: »Für den, der zuviel ißt, mein Freund, doch auch für den, der gar nichts ißt, Schlafen und Wachen übertreibt, für diesen ist der Yoga nichts ...«
Um sein inneres Gleichgewicht zu bewahren, ist es außerordentlich wichtig, auch im äußeren Leben eine Balance zu entwickeln.
Im Osten spricht man von der Polarität allen Lebens, die durch das Wechselspiel von zwei polaren Kräften, Yin und Yang, entsteht.
Ebenso wie die Natur einem festen Rhythmus unterliegt, der sich in den Jahreszeiten, den Mondphasen, Ebbe und Flut sowie vielen anderen Phänomenen zeigt, sollte auch der Mensch versuchen, ein Gleichgewicht zwischen den Polen Aktivität und Passivität zu schaffen.
Jede Übertreibung, jeder Exzeß stört dieses Gleichgewicht und hat negative Auswirkungen auf die menschliche Seele. Süßholz hilft vor allem jenen Menschen, die ihr Gleichgewicht verloren haben, dabei, wieder in den Weg der Mitte und damit in ihre eigene Mitte zurückzufinden.
Vielleicht kennen Sie ja auch an sich selbst gewisse Formen der Maßlosigkeit. Vielleicht quälen Sie sich, weil Sie beispielsweise über lange Phasen unverhältnismäßig viel essen und dann durch Hungern und Diäten versuchen, das zugenommene Gewicht wieder loszuwerden, was für Körper und Seele sehr belastend ist.
Oder vielleicht neigen Sie dazu, bis in die frühen Morgenstunden

fernzusehen oder sich die Nächte anderweitig »um die Ohren zu schlagen«. Am Wochenende schlafen Sie dann zwölf Stunden, ohne dabei wirklich ausgeschlafen zu sein. Auch im sexuellen Bereich kann man zu exzessivem Verhalten neigen.
Ebenso wie Ausschweifungen zu meiden sind, ist aber auch von jeder Form von Askese – die ja auch eine Art der Ausschweifung ist – abzuraten. Manche Menschen sind außerordentlich hart zu sich selbst, sie arbeiten sehr viel und führen ein enthaltsames Leben, was dem natürlichen Gleichgewicht ebenso zuwiderläuft wie das andere Extrem.
Sobald Sie das Gefühl haben, daß Sie dem einen oder anderen Extrem zum Opfer gefallen sind, was übrigens oft damit zusammenhängt, daß die niederen Triebe sich unser bemächtigt haben, sollten Sie Süßholz verwenden. Dieses wird Ihnen helfen, wieder ruhiger und harmonischer zu leben, Ihren eigenen Rhythmus zu entdecken und zu respektieren, so daß Sie sich letztlich von Ausschweifungen befreien werden, was nicht heißt, daß Sie dann nicht trotzdem einmal eine Nacht »durchmachen« werden. Das wird dann aber zur Ausnahme und nicht mehr zur Regel gehören und daher auch keinen großen Schaden mehr anrichten.

Einsatz und Rezepturen

Bei Erkältungen: Schälen und zerquetschen Sie 30 Gramm Süßholzwurzeln, und bringen Sie sie in 1/2 l Wasser zum Kochen. Kochen Sie das Ganze mindestens fünf Minuten lang, und seihen Sie dann ab. Trinken Sie vor den Mahlzeiten jeweils ein kleines Glas.
Bei Halsweh, Husten und Bronchitis: Essen Sie dreimal täglich ein bis zwei Lakritzstangen (Reformhausware), oder kaufen Sie in der Apotheke Lakritzbonbons gegen Husten.
Als Beruhigungstee: Lösen Sie eine Lakritzstange in heißem Wasser auf. Süßen Sie das Ganze mit etwas Honig.
Bei Neigung zu exzessivem Verhalten: Nehmen Sie dreimal täglich jeweils 8 Tropfen Süßholz-Gewürzheilmittel ein.

Tamarinde

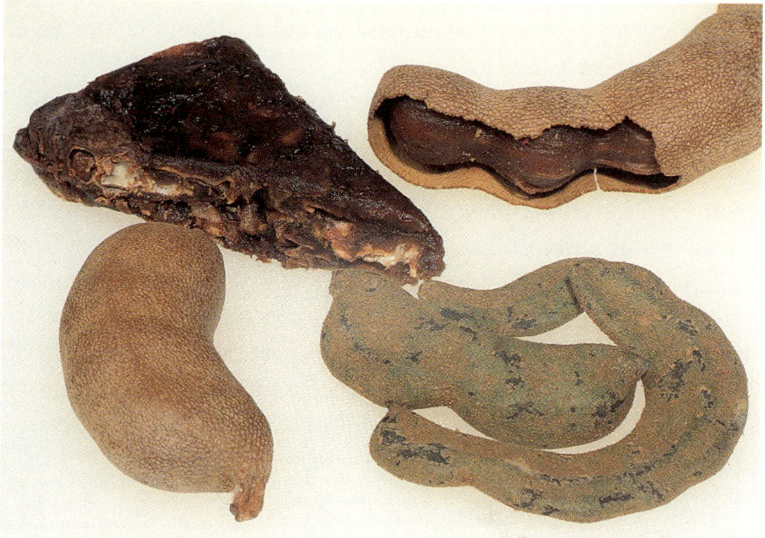

Beschreibung, Geschichte und anderes Wissenswertes

Tamarinde, *Tamarindus indica*, stammt ebenso wie der Sesam, der ebenfalls das Adjektiv *indicum* in seinem botanischen Namen trägt, nicht aus Indien, sondern aus Afrika. Doch muß der immergrüne Tamarindenbaum schon in frühen Zeiten nach Indien gekommen sein, denn er wächst dort überall wild und wird dort auch schon seit vielen Jahrhunderten angebaut wie in weiteren tropischen und subtropischen Räumen.

Dieser tropische Baum kann über 20 Meter hoch werden, in den Plantagen wird er meist kleiner gehalten. Die Früchte des Tamarindenbaumes sind Hülsen, die bis zu 20 Zentimeter lang sein können. In diesen sind die Samen in einem fleischigen Mark eingebettet.

Die Hülsen werden gepflückt, kurz bevor sie reif sind. Sie kommen dann entweder ganz, als Bruchstücke oder als Scheiben auf den Markt. Am häufigsten wird Tamarinde, die auch indische Dattel heißt, jedoch in Blöcken verkauft, die aus der gepreßten,

zerkleinerten Hülsenfrucht bestehen. Eine weitere handelsübliche Form ist das Tamarindenkonzentrat.
Bis auf das Konzentrat eignen sich alle Formen für die Gewürztherapie. Am leichtesten handhabbar und auch am leichtesten erhältlich ist Tamarinde als Block.
In der Küche verwendet man Tamarinde hauptsächlich zum Säuern von Suppen und Saucen. Wenn man südostasiatische Gerichte mag, sollte man unbedingt Tamarinde zum Säuern verwenden.
Von der Tamarinde ist im Vergleich zu den anderen Gewürzen nicht viel überliefert. Ursprünglich war der Baum wohl im tropischen Ostafrika zu Hause und gelangte von dort nach Arabien. Jedenfalls weiß man, daß Tamarinde bei den Arabern im Mittelalter bereits gut bekannt war. Die Araber brachten wahrscheinlich die Samen nach Indien, wo man den Baum anpflanzte. Nach Europa brachten Kreuzfahrer die Tamarinde im 11. Jahrhundert, wo sie jedoch nie einen besonderen Bekanntheitsgrad erreichte.

Die Stellung im Energiekreis und allgemeine Wirkungen

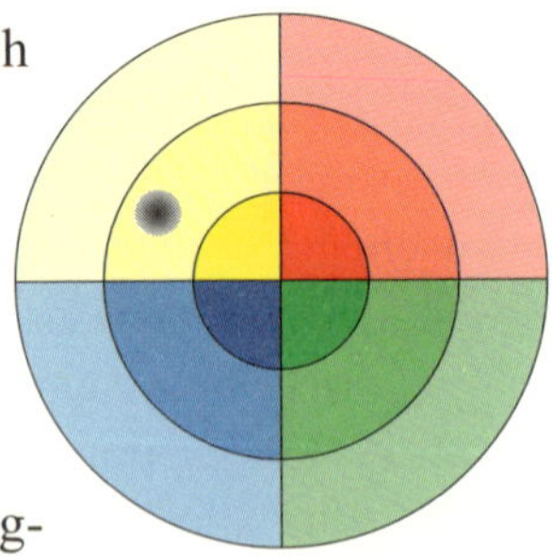

Im Energiekreis befindet sich Tamarinde in der harmonisierenden Sphäre des 2. Quadranten. Die beiden Aspekte sind gut ausgeprägt, wobei jedoch die beruhigende Wirkung dominiert. Die Kraft der Tamarinde wird oft unterschätzt, da sie sehr langsam, dafür aber nachhaltig wirkt; sie eignet sich insbesondere bei chronischen Problemen, die einerseits durch zuwenig Energie, andererseits jedoch durch ein zu hohes Erregungspotential charakterisiert sind.

Wirkungen auf den körperlichen Bereich

In Indien wird Tamarinde hauptsächlich bei chronischen Verdauungsstörungen eingesetzt. Dabei ist es jedoch wichtig, zwei Punkte zu beachten: Zum einen sollten die Symptome noch nicht zu stark sein, da Tamarinde vor

allem harmonisierend wirkt, zum anderen sollte man nicht nach wenigen Tagen die Geduld verlieren, da Tamarinde ihre Kraft recht langsam entfaltet.
Als äußerst mildes Abführmittel wirkt das Gewürz hingegen ziemlich prompt.
Auf Dauer gesehen ist Tamarinde sehr vorteilhaft für den gesamten Verdauungsapparat, insbesondere auch für die Leber, die die Gifte, die in unserer Nahrung enthalten sind, herausfiltern muß. Tamarinde gibt der Leber die Energie, die sie benötigt, und wirkt Entzündungen oder Vergiftungserscheinungen durch ihre beruhigende Kraft entgegen.

Wirkungen auf den geistig-seelischen Bereich

Tamarinde ist ein Gewürz, das seine Hauptwirkungen im mentalen Bereich entfaltet, indem es das Denken harmonisiert. Tamarinde bringt Klarheit in die Gedanken und hilft bei vielerlei negativen Zuständen, die die Lebensqualität erheblich trüben können.
Zum einen ist Tamarinde für alle Menschen zu empfehlen, die unter Verwirrung leiden und die Schwierigkeiten haben, einen klaren Gedanken zu fassen.
Vielleicht kennen Sie die folgende Situation aus eigener Erfahrung: Sie stehen kurz vor einer wichtigen Prüfung, für die Sie viel lernen müssen. Sie lesen sich eine Seite mit den notwendigen Informationen durch und bemerken anschließend, daß Sie nicht die geringste Ahnung von dem haben, was Sie da gerade gelesen haben.
In diesem Fall ist eine Blockade im mentalen Bereich dafür verantwortlich, daß die Information nicht richtig verarbeitet wird, und oft wird es dann so sein, daß sich daran auch bei einem zweiten Durchlesen wenig ändert.
Tamarinde beseitigt Denkblockaden, die zu einem Mangel an Konzentrationsvermögen führen. Dabei ist der Betroffene meist recht unglücklich, weil er ja durchaus gewillt ist, sich zu konzentrieren, er es aber einfach nicht schafft. Seine Auffassung ist meist sehr langsam, und manchmal beginnt so ein Mensch, an seinen

geistigen Kräften zu zweifeln, wodurch er sich dann noch mehr blockiert.
Des weiteren erhöht Tamarinde aber auch die Fähigkeit zur Kommunikation. Die Blockaden im Bereich des Denkens führen nämlich oft auch dazu, daß man nicht mehr verstehen kann, was einem der andere mitteilen will. Zum anderen wird auch die eigene Mitteilung erschwert.
Vielleicht haben Sie es auch schon einmal erlebt, daß Sie einem Freund gerne etwas erzählen wollten, was für Sie eine besondere Bedeutung hatte, und daß Ihnen einfach die richtigen Worte fehlten, so daß Sie anschließend das Gefühl hatten, der andere hätte Sie beim besten Willen nicht verstanden.
Tamarinde hilft auch Menschen, die Ihre Sinne durch eine Reizüberflutung oder durch Drogenkonsum überlastet haben und infolgedessen verwirrt sind.
Überhaupt hilft dieses Mittel bei allen Zuständen der Trübheit und Dunkelheit des Bewußtseins, und seine erhellenden und gleichzeitig beruhigenden Aspekte führen allmählich zu einer tiefgreifenden Entspannung, in der ein gewisser Abstand zu den Problemen geschaffen wird. Dies führt dann wiederum zu größerer innerer Klarheit, durch die sich undurchschaubare und irrationale Gedanken immer mehr analysieren lassen beziehungsweise verflüchtigen.

Einsatz und Rezepturen

Bei Verstopfung und chronischen Verdauungsproblemen: Überbrühen Sie 1 EL Tamarinde, am besten in Block- oder Scheibenform, mit 1/2 l Wasser, und lassen Sie das Ganze bei geschlossenem Deckel mindestens eine Stunde lang ziehen, seihen Sie das Wasser dann ab. Nehmen Sie zweimal täglich vor den Hauptmahlzeiten ein kleines Glas ein.
Zur Stärkung der Leber: Kochen Sie einige Tamarindenfrüchte in 1/4 l Milch. Lassen Sie die Milch kurz aufkochen und noch einige Minuten weiterköcheln. Entfernen Sie dann die Hülsen, süßen Sie mit Honig. Trinken Sie täglich eine Tasse dieser Tamarindenmilch.

Bei unklaren Gedanken, Verwirrung, Kommunikationsschwierigkeiten und langsamer Auffassung: Nehmen Sie dreimal täglich jeweils 4 Tropfen Tamarinde-Gewürzheilmittel ein, und setzen Sie Tamarinde sowohl als Früchte als auch als Block regelmäßig als Gewürz in der Küche ein.

Thymian

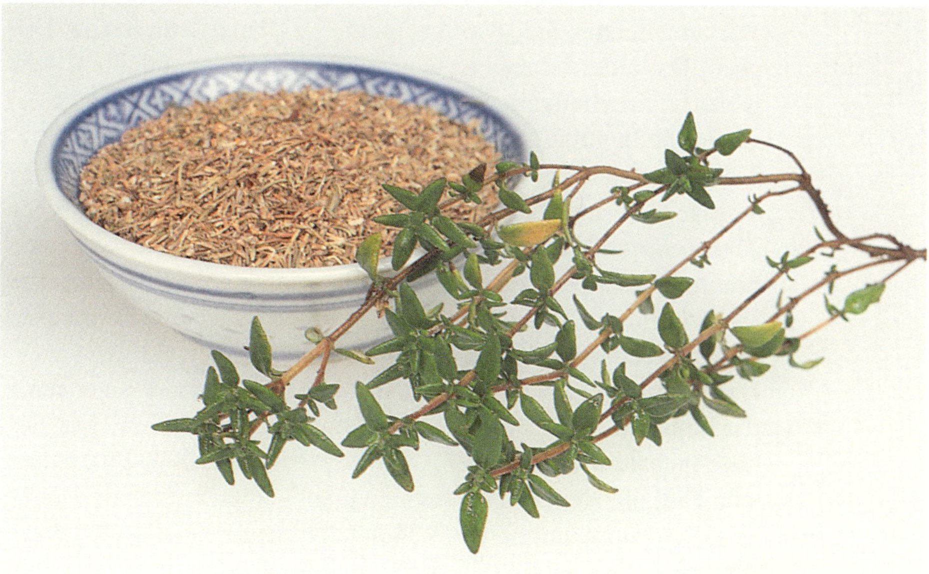

Beschreibung, Geschichte und anderes Wissenswertes

Der Echte Thymian, *Thymus vulgaris*, auch Welscher Quendel genannt, ist die Urform einer ganzen Reihe von Unterarten, deren wichtigste – zumindest für unsere Zwecke – der Gemeine oder Arzneithymian, *Thymus pulegioides*, ist. Der Thymian ist im südlichen Europa, genauer in den Felsenheiden des westlichen Mittelmeergebietes, heimisch, wo er auch schon seit Menschengedenken angebaut wird.

Thymian ist ein kleiner, buschiger Strauch mit verholzenden Ästchen und Blättern, die wohl einen angenehmen Duft verbreiten, aber beißend aromatisch schmecken. Im Hochsommer erscheinen kleine, weiße bis purpurne Blüten. Noch bevor sich die Blütenknospen öffnen, schneidet man die Stengel ab und hängt sie zum Trocknen an einem dunklen Platz auf. Man kann Thymian auch als frisches Kraut verwenden, doch im getrockneten Gewürz sind die Heilkräfte konzentrierter.

Der Hauptwirkstoff des Thymians ist das in seinen Blättern enthaltene Thymol, das den Hauptbestandteil des ätherischen Thymianöls stellt und gute antiseptische Eigenschaften besitzt. Diese Wirkung nutzten die alten Ägypter beim Einbalsamieren der Leichen! Das ätherische Öl ist in allen Thymianarten enthalten, doch in der Gewürzheilkunde sind der Gartenthymian oder noch besser der Arzneithymian zu verwenden.

Thymian war in den warmen Mittelmeerländern in der Antike wohlbekannt und beliebt, er wurde vor allem zu medizinischen Zwecken und bei kultischen Zeremonien genutzt, wobei er verbrannt wurde. Der Name Thymian kommt von dem griechischen Wort *thymiama*, »Räucherwerk«. Thymian stand bei den Griechen für Eigenschaften wie Tapferkeit und Anmut.

Benediktiner brachten das Gewürz nach Deutschland. So erwähnt die Benediktinerin Hildegard von Bingen (1098–1179) Thymian, aber auch der Dominikaner Albertus Magnus (1200–1280) äußert sich über die Heilkraft dieses Gewürzes.

In späteren heilkundlichen Werken hat Thymian einen festen Platz; danach soll bei so gut wie allen Beschwerden, die man nur haben kann, Thymian in der einen oder anderen Weise heilsam wirken.

Die Stellung im Energiekreis und allgemeine Wirkungen

Im Energiekreis befindet sich Thymian im 4. Quadranten. Besonders die energiereduzierende Wirkung ist sehr deutlich ausgeprägt, während die anregende Wirkung nur schwach ist. Thymian ist ein harmonisierendes Gewürz, seine Stärke liegt also vor allem im Ausgleichen von Ungleichgewichten in Körper, Seele und Geist, die sich noch nicht in schweren Symptomen ausdrücken.

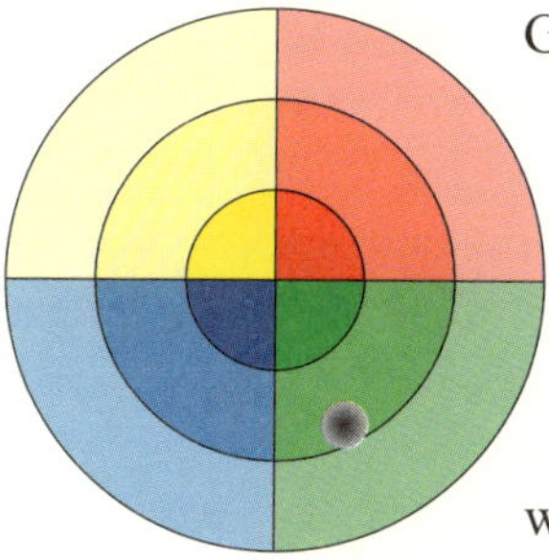

Gerade wenn es darum geht, negative Energien zu neutralisieren – was ja bei den meisten Krankheiten angezeigt ist –, ist Thymian hilfreich. Auch wenn die anregende Wirkung nicht so stark ist, sollte sie jedoch immer in Betracht gezogen werden; wenn sie nicht erwünscht ist, bietet sich Kümmel als Alternative an.

Wirkungen auf den körperlichen Bereich

Die Anwendungsgebiete des Thymians sind recht zahlreich. Am effektivsten wirkt diese interessante Heilpflanze bei zwei Arten von Problemen.
Bei manchen Arten von Schwächezuständen erweist sich Thymian beinahe als ein »Wundermittel«. Die meisten Formen von Schwächezuständen sind nämlich nicht Folge eines Zuwenig an Energie, sondern Folge negativer Energien, die Blockaden bilden und auf diese Art und Weise für ein Ungleichgewicht sorgen. So hilft Thymian auch sehr gut gegen Anämie (Blutarmut), indem er einerseits die negativen Energien neutralisiert und andererseits die Blutbildung anregt.
Schon im Altertum war die desinfizierende Wirkung des Thymians bekannt. Er wurde deshalb häufig zur Behandlung von Wunden eingesetzt. Seine desinfizierende Kraft bei Infektionen im Hals und Rachen ist ebenfalls von Bedeutung. Bei Grippe und auch bei leichteren Erkältungskrankheiten kann Thymian, wenn die Anwendung in einem frühen Stadium stattfindet, den Krankheitsverlauf deutlich mildern.

Wirkungen auf den geistig-seelischen Bereich

Thymian ist ein Gewürz, dessen energetische Wirkungen sich insbesondere im Bereich unserer Träume zeigen. Laut Sigmund Freud sind Träume der »Königsweg zum Unbewußten«. Auf dem Weg zu einer ganzheitlichen Entwicklung sind unsere Träume von besonderer Bedeutung, denn sie können uns viel über uns selbst verraten, uns inspirieren und uns Klarheit über zahlreiche Probleme verschaffen. Die meisten Menschen träumen sehr gerne, doch können Träume auch sehr erschreckend sein. Im allgemeinen spricht man in diesem Zusammenhang von Alpträumen, und obwohl niemand gerne Alpträume hat, sind sie doch hilfreich – bringen sie doch auch unterbewußte Ängste zum Vorschein.

Liegen diese Ängste bereits so weit an der Oberfläche, daß sie sich in unseren Träumen zeigen, so hat uns dies einiges zu sagen: Zum einen bietet uns jeder Alptraum die Möglichkeit, mit unseren Ängsten in Kontakt zu treten und bewußt mit ihnen zu arbeiten, um uns auf diese Weise besser zu erkennen. Zum anderen geben sie uns konkrete Hinweise und zeigen uns an, daß wir wahrscheinlich eine wichtige Phase unseres Lebens erreicht haben. Das ist auch der Grund dafür, daß vor allem kleine Kinder und Jugendliche kurz vor der Pubertät nahezu ausnahmslos an schweren Alpträumen leiden.

Thymian wird Ihre Alpträume nicht von heute auf morgen beseitigen, aber dieses Gewürz fördert die Traumarbeit und hebt die unterbewußten Inhalte deutlicher in das Tagesbewußtsein. Dieses Gewürz hilft uns, die Bedeutung belastender Träume schneller zu erkennen, und wir können dann damit beginnen, unsere Träume bewußt für unsere Entwicklung einzusetzen, indem wir unsere Träume bitten, uns bei der Lösung von Problemen beizustehen.

Thymian ist aber auch ein gutes Gewürz, um die Träume ganz allgemein anzuregen, und vor allem erleichtert Thymian das Erinnern an die Träume. Unsere Träume werden farbiger und intensiver werden, und wir werden erkennen, daß wir im Traum auf einer anderen Stufe der Realität handeln und Erfahrungen sammeln können und daß diese Traumrealität ebenso ernst zu nehmen ist wie die Realität des Alltags.

Ebenso wie Thymian dabei hilft, erschreckende Träume schneller zu verarbeiten, wirkt dieses Gewürz sich auch bei Ängsten und Ängstlichkeit sehr positiv aus. Auch hierbei wirkt Thymian zunächst klärend und hilft festzustellen, wo die tieferen Ursachen für unsere Ängste liegen. Durch diesen Klärungsprozeß, ja schon allein durch das interessierte Beobachten, verschwinden diese oft erstaunlich schnell, während sie niemals dadurch überwunden werden können, daß man vor ihnen davonläuft.

Einsatz und Rezepturen

Bei Schwächezuständen, Anämie und Grippe: Nehmen Sie zwei- bis dreimal ein warmes Vollbad mit Thymianzusatz, den Sie als fertiges Präparat in der Apotheke kaufen oder auch selbst herstellen können. Dazu lösen Sie 4 Tropfen ätherisches Thymianöl in einer halben Tasse süßer Sahne auf und gießen es kurz vor dem Baden ins Badewasser. Verdampfen Sie zusätzlich täglich einige Tropfen ätherisches Thymianöl.

Zur Wunddesinfektion und bei Entzündungen im Hals- und Rachenraum: Kochen Sie sich einen Thymiantee. Überbrühen Sie dazu 1 bis 2 TL getrockneten Thymian mit einer großen Tasse heißem Wasser, lassen Sie das Ganze etwa fünf Minuten ziehen, und seihen Sie dann ab. Lassen Sie den Tee abkühlen. Gurgeln Sie regelmäßig damit. Für die Versorgung von Wunden tauchen Sie ein Wattebäuschchen in den Tee und betupfen die Wunde damit, bevor Sie sie verbinden.

Bei Alpträumen und Ängstlichkeit: Nehmen Sie zweimal täglich jeweils 6 Tropfen Thymian-Gewürzheilmittel ein. Außerdem sollten Sie vor dem Schlafengehen 3 bis 4 Tropfen ätherisches Thymianöl im Schlafzimmer verdampfen.

Trüffel

Beschreibung, Geschichte und anderes Wissenswertes

Die Trüffel ist ein knollenartiger Pilz. Daß wir sie dennoch in diesem Buch behandeln, liegt daran, daß die wichtigsten Trüffelarten vor allem als Gewürz und weniger als Speisepilz verzehrt werden. Wir wollen hier nur über zwei Arten sprechen: über die Périgord-Trüffel und die Wintertrüffel. Diese Trüffeln wachsen vor allem in

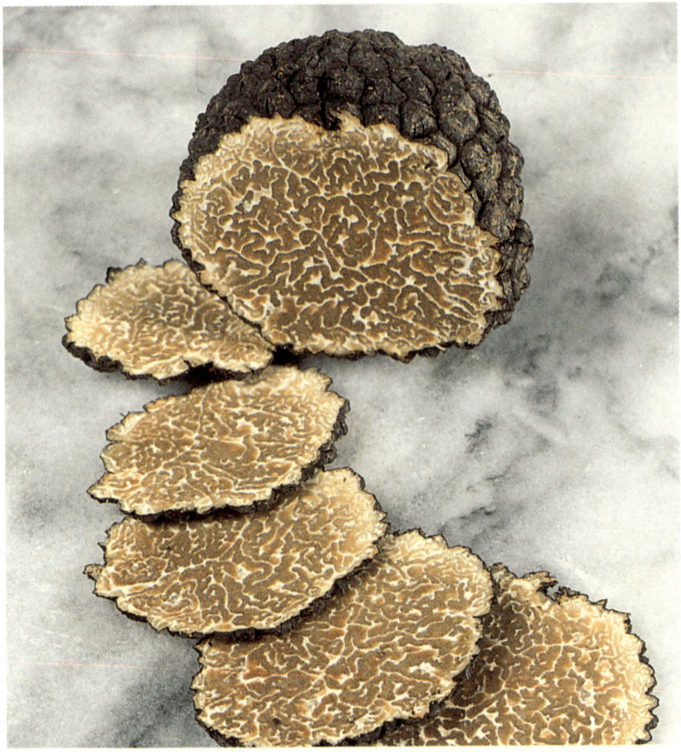

Frankreich und Italien, aber auch in Süddeutschland, wenn auch selten.
Die Trüffel ist das teuerste Nahrungsmittel der Welt. Safran ist vergleichbar teuer. Trüffeln sind nämlich nicht nur selten, sondern es ist auch sehr schwierig, sie aufzuspüren, da sie 15 bis 20 Zentimeter unter der Erdoberfläche wachsen. Man benötigt also den Geruchssinn von Hunden oder Schweinen, die darauf abgerichtet sind, die Pilze aufzustöbern. Dabei sind die berühmten Trüffelschweine nicht so gut wie Hunde; denn diese sind recht launisch und neigen dazu, die Trüffeln selbst zu fressen, wenn sie der Trüffeljäger nicht davon abhält. Trüffeln kann man, wie viele Pilze, nicht anbauen, sie wachsen ausschließlich wild. Grund dafür ist, daß der Pilz in Symbiose mit den Wurzeln von Waldbäumen, insbesondere Eichen, lebt, d. h., daß der Pilz ohne diese nicht lebensfähig ist.

Der Duft der Trüffeln ist sehr intensiv, der Geschmack weniger. Ein Grund, warum es Verschwendung wäre, Trüffeln wie Speisepilze zu essen, obwohl es die Römer der Antike anscheinend taten; eine entsprechende Anzahl von Kochrezepten ist aus dem alten Rom überliefert. Römer und Griechen schätzten die Trüffel besonders als Aphrodisiakum. Heute verwendet man Trüffeln nur noch als Gewürz, indem man mit einem speziellen Gerät hauchdünne Scheibchen von der Knolle abschabt und den Speisen kurz vor dem Servieren zugibt. Da Trüffeln so teuer sind, besteht natürlich die Gefahr der Verfälschung; für sie werden billige Trüffeln oder sogar Kartoffeln gebraucht. Das Aroma der Pilze ist so intensiv, daß alle anderen Lebensmittel schon nach kurzer Zeit den Duft annehmen. Konserven sollte man meiden. Wenn Sie die Würz- und Heilkraft der Trüffel ausprobieren wollen, kaufen Sie am besten eine kleine Périgord-Trüffel in einem guten Fachgeschäft.

Die Stellung im Energiekreis und allgemeine Wirkungen

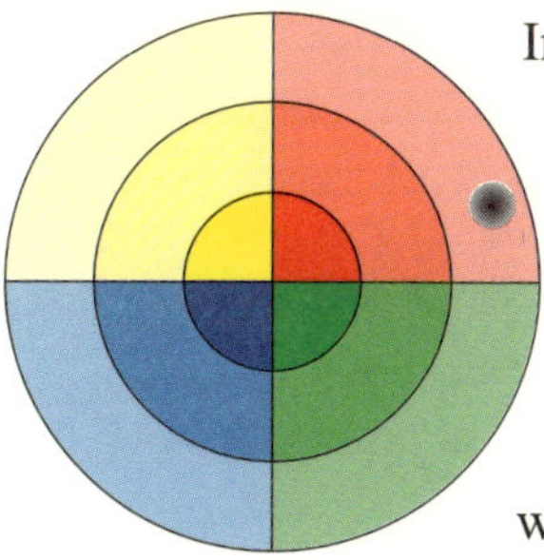

Im Energiekreis befindet sich die Trüffel in der Heilsphäre des 1. Quadranten. Das mag verwundern, da der Pilz ja kaum für seine Heilkraft bekannt ist.
Dafür gibt es zwei Gründe: Zum einen wirkt das Gewürz zwar stark, aber sehr langsam, so daß man eine Besserung von Beschwerden nicht ohne weiteres der Trüffel zuordnen kann, und zum zweiten liegen die stärksten Wirkungen der Trüffel im geistig-seelischen Bereich, der ja leider immer noch dem Körperlichen untergeordnet wird.
Bei der Trüffel ist der anregende Aspekt sehr stark, ja, sie stellt das am stärksten anregende Gewürz dar. Gleichzeitig führt sie Energie zu. Die Trüffel ist also bei Problemen angezeigt, die sowohl einer Energiezufuhr als auch vor allem einer intensiven Anregung bedürfen.

Wirkungen auf den körperlichen Bereich

Die appetitanregende Wirkung der Trüffel ist wohl die einzige, die einigermaßen bekannt ist. Dies ist, neben dem Aroma, der Grund, weshalb Feinschmecker sie so lieben. Denn wenn der Appetit angeregt wird, werden auch die Speichelbildung und die Magensaftsekretion angeregt, und die Speisen schmecken nicht nur besser, sondern werden auch besser verdaut.

Die wichtigste Wirkung der Trüffel ist jedoch die auf das Immunsystem. Mit dem Gewürz kann man sein Immunsystem anregen und ihm Energie zuführen. Bei allen chronischen und langwierigen lebensbedrohlichen Krankheiten ist die Anwendung von Trüffeln als unterstützende Maßnahme zu empfehlen.

Wirkungen auf den geistig-seelischen Bereich

Im Gegensatz zur Wirkung auf der körperlichen Ebene hat die Trüffel auf der geistig-seelischen Ebene zahlreiche Wirkungen, wobei es manchmal recht lange dauern kann, bis diese Wirkungen auch sichtbar werden. Man sollte daher eine Behandlung mit Trüffeln immer über größere Zeiträume von mindestens zwei Monaten ansetzen. Sie brauchen aber keine Angst zu haben, daß dies nun Ihren Geldbeutel außerordentlich belasten würde, denn die besten Wirkungen auf Geist und Psyche sind bei der Verwendung des Trüffel-Gewürzheilmittels zu erwarten, welches in sehr hoher Verdünnung vorliegt und sehr ergiebig ist.

Eine der wichtigsten Wirkungen der Trüffel auf den emotionalen Aspekt der Persönlichkeit ist die Verstärkung der Empfindungen. Besonders für Menschen, die keine starken Gefühle entwickeln können und unter einem Mangel an tieferen Empfindungen zu leiden haben, ist dieses Gewürz bedeutsam.

Oft sind es schwere Enttäuschungen oder Verletzungen, die den Menschen dazu bringen, sich emotional von dieser Welt zu »verabschieden«. Dies hat zwar den gewissen Vorteil, daß negativen Gefühle wie Trauer oder Wut kaum noch empfunden werden (was aber genaugenommen gar kein Vorteil ist, da diese Gefühle im Unterbewußten immer noch wirksam sind und oft zu Krankheiten

führen), hat aber den offensichtlichen Nachteil, daß es diesen Menschen auch an positiven Gefühlen wie Freude oder Liebe mangelt.
Sobald der Mensch sich auf ein körperlich-geistiges Wesen reduziert, wird er zunehmend empfindungslos und wirkt auf andere oft kalt und unnahbar. Die Trüffel steigert auf sanfte Weise die Intensität der Gefühle – doch wie gesagt, es dauert seine Zeit.
Die Trüffel verstärkt auch die Wahrnehmung. Meistens sind Menschen, die ihre Gefühle unterdrücken, auch nicht besonders achtsam. Die Trüffel hilft Ihnen, sich selbst wieder besser wahrzunehmen, ihren Körper besser zu spüren, sich ihrer Gedanken bewußt zu werden und eben auch die Gefühle wahrzunehmen, auch wenn es sich dabei um weniger intensive Gefühle handelt.
Die Trüffel regt zudem die Sinne an und verhilft dadurch auch zu einer besseren Wahrnehmung der Außenwelt. Man könnte also sagen, daß der Mensch durch dieses Gewürz aufgeweckt wird und daß er durch diese neue Wachheit erst richtig zu leben beginnt.
Die Trüffel hilft auch gegen leichtere Depressionen, was dadurch zu erklären ist, daß ein Mensch, der einen Mangel an Empfindungen und an Wahrnehmungskraft aufweist, natürlich leicht depressiv und niedergedrückt wird, denn es gibt nichts, was seinem Leben noch einen »Kick« geben und was seine Lebensfreude und Begeisterung auf den Plan rufen könnte.
Auf lange Sicht gesehen unterstützt die Trüffel eine Entwicklung, in der der Mensch sich seiner Verletzungen bewußt wird, indem er sich darüber klar wird, daß er damit begonnen hat, auf seelischer Ebene abzusterben, und in der er sich wieder bewußt der Welt mit all ihren Reizen, Schönheiten, aber auch mit all ihren Gefahren zuwendet.

Einsatz und Rezepturen

Bei Appetitlosigkeit: Verwenden Sie Trüffeln in der Küche, wobei Sie natürlich nur kleine Mengen einsetzen sollten.
Zur Stärkung der Immun-Abwehrkräfte: Kaufen Sie sich eine kleine Périgord-Trüffel, und kochen Sie sie in einer

großen Tasse Gemüsebrühe gar. Essen Sie ein- bis zweimal in der Woche einen Teller von dieser Gemüsebrühe.

Bei Gefühlskälte, Mangel an Empfindungen und Wahrnehmungsschwäche sowie bei leichteren depressiven Verstimmungen: Nehmen Sie dreimal täglich 5 Tropfen Trüffel-Gewürzheilmittel ein, das Sie am besten ebenfalls aus der Périgord-Trüffel zubereiten. Falls Sie es sich leisten können, sollten Sie Trüffel immer wieder einmal Ihren Gerichten beigeben.

Vanille

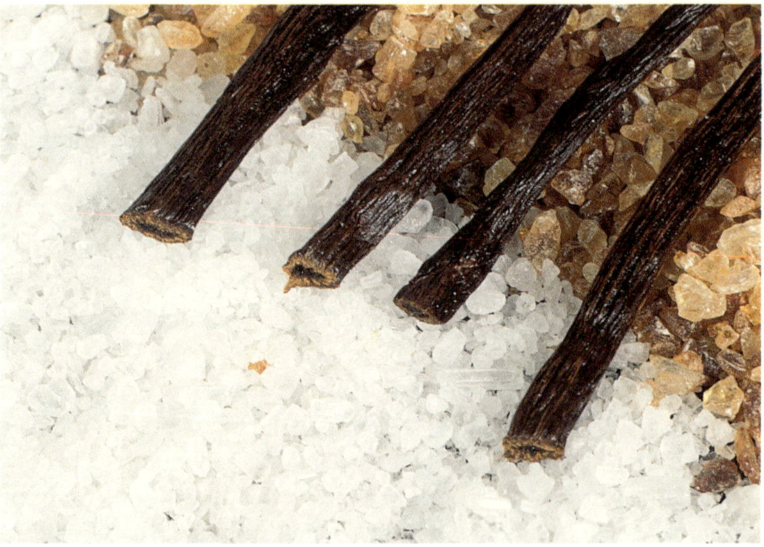

Beschreibung, Geschichte und anderes Wissenswertes

Die Echte Vanille, *Vanilla planifolia*, gehört zur Familie der Orchideen und ist in Mexiko beheimatet. Vanille ist eines der teuersten Gewürze, nur Kardamom und natürlich Safran – und die Trüffel, wenn man diese als Gewürz bezeichnen möchte – sind teurer. Das mag vielleicht verwundern, da doch Vanille in so vielen Dingen zu sein scheint – aber nur scheinbar, denn über 90 Prozent des weltweiten Vanillebedarfs werden durch ein minderwertigeres synthetisches Produkt gedeckt.

Die Echte Vanille ist eine Schlingpflanze, die an Waldrändern vorkommt und sich an Stützpflanzen bis zu zehn Metern hochrankt. In Kulturen werden die Pflanzen natürlich kleiner gehalten. Die Früchte, Kapseln, oft fälschlich Schoten genannt, werden in unreifem Zustand, bevor sie sich öffnen, geerntet und meist nach vorhergehender Behandlung mit heißem Wasserdampf oder kochendem Wasser fermentiert; der Prozeß der Fermentation dauert vier Wochen. Durch diesen entwickeln die Früchte ihre braune Farbe und bleiben biegsam.

Nicht nur in der Gewürzheilkunde, sondern auch in der Küche ist Echte Vanille unvergleichlich viel besser als das synthetische Produkt. Wenn Sie einmal Echte Vanille probiert haben, werden Sie wohl kaum noch künstliche Vanille verwenden wollen.

Vanille wurde von den Azteken schon genutzt, lange bevor die Europäer kamen. Sie verwendeten das Gewürz nicht im Alltag, sondern nur zu besonderen Anlässen und huldigten damit ihren Herrschern. Ein spanischer Konquistador berichtete 1520, daß Moctezuma ein Getränk aus »Schokolade« und Vanille kredenzt wurde. Vanille würzte den »Göttertrank« *tchocolatl.*

Die Spanier brachten das Gewürz zusammen mit der Kakaobohne nach Europa, wo man es zunächst vor allem in der Trinkschokolade verwendete.

Die Vanille war bis 1846 Monopol der Mexikaner. Obwohl Stecklinge bis nach Java und auf die Insel Réunion (Bourbon) gelangten, kam es zu keiner Kultur, weil die natürlichen Bestäuber fehlten. Als man 1841 eine Methode entdeckte, die Vanillepflanzen künstlich von Hand zu befruchten, was die Mexikaner heute auch praktizieren, konnten die Kulturen aufgenommen und das Monopol gebrochen werden. Neben Mexiko exportieren heute auch Indonesien, Réunion und Uganda Vanille.

Die Stellung im Energiekreis und allgemeine Wirkungen

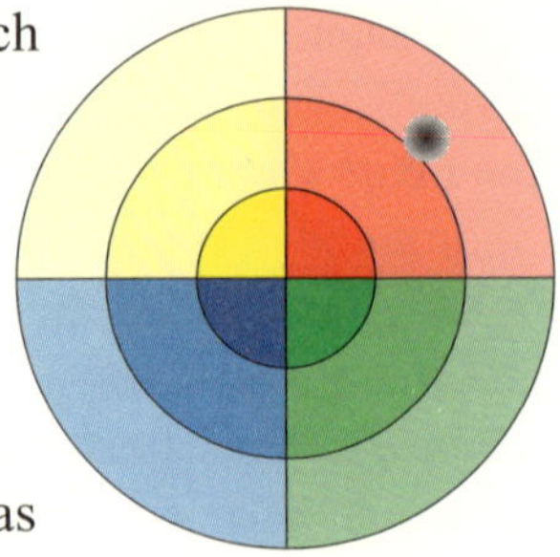

Im Energiekreis befindet sich Vanille in der harmonisierenden Sphäre des 1. Quadranten. Beide Aspekte, der anregende und der energiegebende, sind gleich stark ausgeprägt. Vanille steht sehr nahe an der Grenze zur Heilsphäre, so daß man das Gewürz auch schon mitunter bei Problemen einsetzen kann, die bereits Krankheitscharakter haben.
Am besten wirkt Vanille dann, wenn das Problem durch ein Ungleichgewicht in beiden Dimensionen charakterisiert ist, also sowohl zuwenig Energie als auch ein zu geringer Aktivierungszustand herrscht.
In der Nähe von Vanille stehen im Energiekreis Rosmarin und Bockshornklee, die zwar jeweils in einem Aspekt stärker wirken, jedoch die harmonisierende Wirkung von Vanille nicht erreichen.

Wirkungen auf den körperlichen Bereich

Vanille hat im körperlichen Bereich wenige ins Auge fallende Wirkungen. Das liegt jedoch, wie bei vielen Gewürzen, daran, daß sie vor allem längerfristig wirksam ist.
Eine interessante Wirkung ist unbedingt zu nennen. Gerade in den letzten Jahren wurde bekannt, daß viele Beschwerden auf latente Pilzinfektionen zurückzuführen sind. Vanille hilft, die natürliche Abwehr gegen diese Eindringlinge in unseren Körper zu aktivieren, und stellt ihr auch die notwendige Energie zur Verfügung.

Wirkungen auf den geistig-seelischen Bereich

Vanille ist ein sehr sinnliches Gewürz, das einen wunderbaren Duft ausstrahlt, der vielen Menschen aus ihrer Kindheit bekannt ist und der die Gefühle innerhalb von Sekundenbruchteilen auf das angenehmste verändern kann.

Der Geruchssinn hängt ja sehr eng mit unseren Emotionen zusammen, und die meisten Menschen reagieren auf den Vanillegeruch überaus positiv.
Vanille ist das Gewürz der Wärme, der Zärtlichkeit, der Sinnlichkeit und Kreativität. Es ist besonders für jene Menschen zu empfehlen, die den Kontakt zu ihrer Seele verloren haben, da sie sich zunehmend auf das Rationale konzentriert haben. Vielleicht sind sie in ihrem Beruf sehr erfolgreich und haben Ruhm, Ehre und Geld »geerntet«. Ihr Wunsch nach Zärtlichkeit und wirklicher Nähe zu einem anderen Menschen ist dabei jedoch auf der Strecke geblieben.
Vanille ist ein Gewürz, das die Sehnsucht weckt. Und obwohl diese Sehnsucht eine Spannung erzeugt, ist sie doch von heilender Wirkung. Vanille weckt die Sehnsucht nach der Ferne, nach dem Himmel, und letztlich weckt dieses Gewürz die Sehnsucht nach dem Göttlichen, dem Universum oder wie immer Sie diese übergeordnete Qualität nennen möchten.
Vanille hilft dem Menschen, sich seines Wesens wieder bewußter zu werden, zu spüren, daß er mehr braucht als die Befriedigung materieller Bedürfnisse. Dieses Gewürz öffnet den Blick für das Zarte, das Unscheinbare und für die Poesie.
Der Mensch, der plötzlich wieder die Stimme aus seinem Inneren vernimmt, wandelt sich oft so sehr, daß seine Mitmenschen nur noch in Staunen verfallen können.
Dieser Mensch beginnt dann plötzlich damit, zu malen, Musik zu machen, Gedichte zu schreiben und lange Spaziergänge zu unternehmen – alles Tätigkeiten, die eigentlich jeder Mensch pflegen sollte.
Vanille ist ein sehr ätherisches, subtiles Gewürz, das einem helfen kann, ein Gegengewicht zur bisherigen, rationalen Orientierung zu geben. Für Menschen, die bereits stark im Bereich ihrer Kreativität, ihrer Phantasie, ihrer Sehnsüchte und Träume leben, ist dieses Gewürz allerdings nicht zu empfehlen, da es diese Tendenzen zusätzlich verstärken würde, was unter Umständen dazu führen könnte, daß es zu einer bedenklichen Realitätsferne kom-

men könnte. Doch für diese Menschen gibt es ja andere Gewürze wie Kurkuma.

Einsatz und Rezepturen

Bei Pilzinfektionen: Verwenden Sie möglichst häufig Echte Vanille in der Küche. Kochen Sie sich außerdem täglich eine Tasse heiße Milch zusammen mit 1 TL getrockneten Vanillefrüchten auf, lassen Sie das Ganze einige Minuten köcheln, und seihen Sie dann vor dem Trinken ab. Fallen Sie nicht auf die zahlreichen Vanillepuddings, -joghurts usw. herein, denn sie enthalten in der Regel nur künstliches Vanillearoma.

Bei Angst vor Zärtlichkeit, Mangel an Kreativität, zur Erhöhung der Sinnlichkeit und bei zu starker Orientierung am Rationalen: Nehmen Sie täglich drei- bis viermal jeweils 6 Tropfen Vanille-Gewürzheilmittel ein.

Wacholder

Beschreibung, Geschichte und anderes Wissenswertes

Wacholder, *Juniperus communis*, ein Nadelbaum, ist in Mitteleuropa heimisch, je nach Boden und Lage kann er zwischen 50 Zentimeter und zwölf Meter hoch werden.

Zwischen den spitzen graugrünen Nadeln bilden sich im Sommer aus seinen weiblichen Blüten kleine »Zapfen«. Diese Zapfen sind Früchte. Tragblätter schließen die Samen dergestalt ein, daß die Frucht wie eine Beere aussieht – eine Scheinbeere, die drei Samen einschließt. Diese Früchte liefern das Gewürz. Ihr Fruchtfleisch enthält ätherische Öle. Diese Scheinbeeren benötigen drei Jahre zum Reifen. Im ersten Jahr ist die Blüte, im zweiten findet die Befruchtung statt, und erst im dritten Jahr, wenn die Früchte blauschwarz sind, kann man ernten.

Die Wacholderbeere ist eines der wenigen Gewürze, die man bei uns selbst sammeln kann. Man sollte jedoch beim Sammeln dicke Handschuhe tragen, da der Wacholder sehr stachelig ist. Geerntet

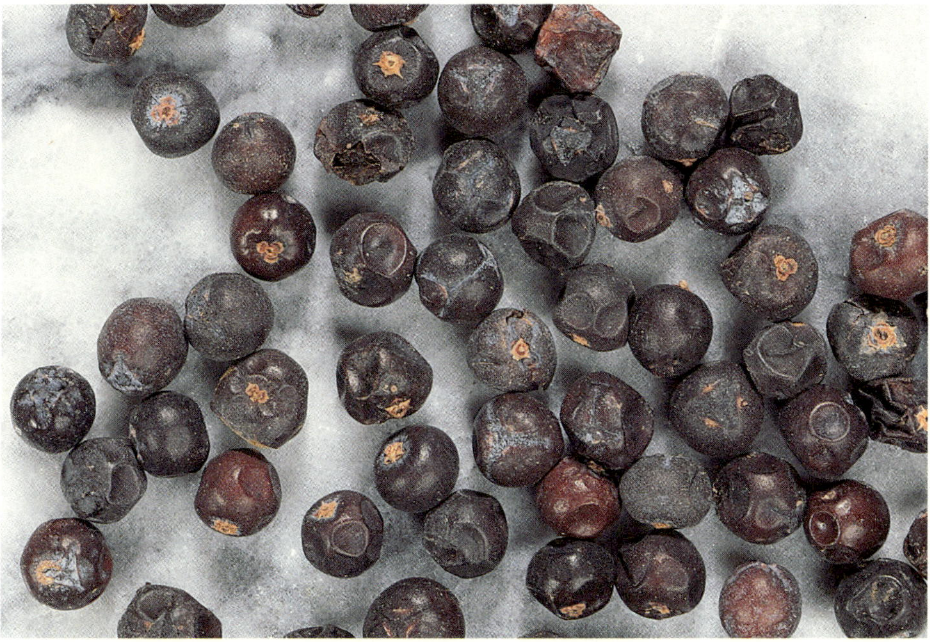

werden die reifen Beeren im Herbst; dann werden sie, bei geringer Temperatur getrocknet, damit die ätherischen Öle erhalten bleiben, die den bitterlichen Geschmack bewirken.
Obwohl – oder weil? – wir Wacholderbeeren sehr billig oder gar umsonst bekommen können, wird Wacholder in der Küche nur sehr selten verwendet, was eigentlich schade ist, da Wacholderbeeren vorzüglich zu den meisten Wild- und Geflügelgerichten, aber auch zu Rindfleisch und Sauerkraut passen.
Destilliertes Wacholderöl dient als Essenz für Wacholderbranntwein, besser bekannt als Gin. Durch Vergärung und anschließende Destillation gewinnt man Wacholderschnäpse wie Steinhäger.
In der Volksmedizin ist Wacholder schon lange bekannt. Im Mittelalter verwendete man Wacholder, um Schlangengift zu neutralisieren. Auch Sebastian Kneipp, der »Wasserdoktor«, der sich mit der Pflanzenheilkunde ebenso beschäftigte wie mit der Wassertherapie, empfahl bei bestimmten Beschwerden eine Wacholderbeerenkur.

Die Stellung im Energiekreis und allgemeine Wirkungen

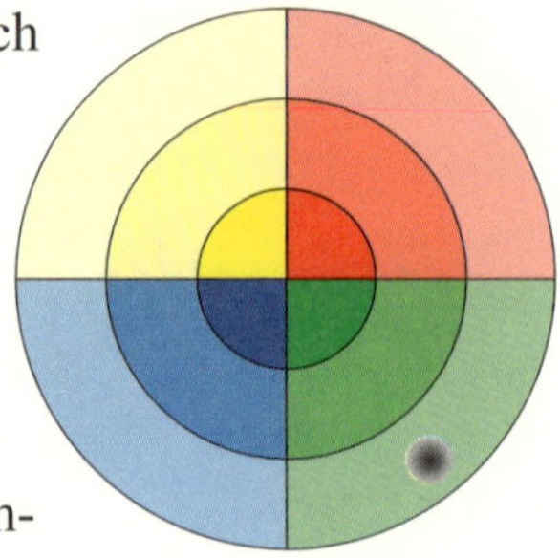

Im Energiekreis befindet sich Wacholder im 4. Quadranten. Er steht an der äußeren Grenze des Heilbereichs, was bedeutet, daß er zwar starke Heilkräfte hat, aber die heilsame Wirkung schon in relativ geringer Dosis in eine schädliche Wirkung umschlagen kann.

Von den beiden Aspekten des 4. Quadranten ist der energiereduzierende stärker ausgeprägt als der anregende, der jedoch ebenfalls deutlich spürbar ist. Wacholder ist also bei Problemen angezeigt, die bereits Krankheitscharakter haben und bei denen es von besonderer Bedeutung ist, negative Energien, die schädigend auf Körper, Seele oder Geist einwirken, zu neutralisieren. Gleichzeitig aktiviert Wacholder auch die Abwehrfunktion.

Wirkungen auf den körperlichen Bereich

Wacholder wirkt entzündungshemmend. Diese Eigenschaft kann man sich in vielerlei Hinsicht zunutze machen. Man kann Wunden behandeln, gurgeln oder die Beeren einnehmen, um entzündliche Prozesse im Magen-Darm-Bereich zu bekämpfen. Pfarrer Kneipp empfahl gerade gegen letzteres Problem eine Wacholderbeerenkur. Sehr gute Wirkung zeigt Wacholder auch bei Rheuma und Gicht, vor allem deshalb, weil Wacholder negative Energien auflöst und die Selbstheilungskräfte aktiviert.

Eine Wirkung des Wacholders ist noch unbedingt zu erwähnen, zum einen weil sie sehr deutlich, zum anderen aber, weil sie ein wenig problematisch ist: die diuretische, also entwässernde Wirkung des ätherischen Öls. Bei verschiedenen Krankheiten kann diese sehr positive Effekte zeitigen, z. B. bei Bluthochdruck. Auf der anderen Seite werden jedoch die Nieren stark angeregt, sie können überlastet werden (Nierenreizung). Nierenkranke sollten also von einer Wacholderkur Abstand nehmen, ebenso Schwangere.

Achtung: Bei Niereninsuffizienz oder Schwangerschaft sollten keine Wacholderbeeren verwendet werden!

Wirkungen auf den geistig-seelischen Bereich

Wacholder ist ein gutes Gewürz, wenn es darum geht, irrationale Gedanken zu überwinden und den Aberglauben zu bekämpfen. Es gibt überaus abergläubische Menschen, aber wenn wir ehrlich sind, werden wir erkennen, daß auch wir nicht wirklich frei von Aberglauben und irrationalen Gedanken sind. Auch liegt eine besondere Schwierigkeit darin, seinen eigenen Glauben als Aberglauben zu erkennen.
Jeder Mensch hat seine eigenen subjektiven Vorstellungen von der Welt und seine eigene Wahrheit, und es geht hier nun wirklich nicht darum, darüber zu entscheiden, was nun wahr oder falsch sein könnte. Dennoch gibt es Grenzen, wo man sagen muß, daß sich irrationale Gedanken schädlich auf die seelische Entwicklung auswirken und zu einem Problem werden.
Manche Wahngedanken sind so stark, daß der Mensch in seinem Handeln derartig eingeschränkt und beeinflußt wird, daß er nicht mehr Herr der Lage ist. Wenn heute einerseits über die Rationalität des modernen, zivilisierten Menschen geschimpft wird, so kann man doch auch andererseits nicht behaupten, daß Irrationalität, also vernunftwidriges Verhalten, besser sei.
Wacholder ist ein Gewürz, das einem hilft, Klarheit in seine Gedanken zu bringen und Fehlhaltungen des Unterbewußtseins, die sich in irrationalen Tendenzen zeigen, entgegenzuwirken. Die klärende Energie von Wacholder bewahrt einen davor, sich in irgendwelche obskuren Heilslehren zu stürzen und die kritische Betrachtung dabei vollkommen außer acht zu lassen.
Das heißt nun nicht, daß wir deswegen gleich zu Skeptikern werden, die ängstlich zweifelnd alles hinterfragen, bis sie selbst überhaupt nicht mehr wissen, woran sie sich noch halten sollen. Vielmehr geht es darum, offen zu bleiben, mit Interesse und Neugierde zu experimentieren, sich von Vorurteilen zu befreien und eigene Erfahrungen zu sammeln.

Wacholder hilft uns dabei, die eigene Erfahrung ernst zu nehmen, anstatt blind irgendeiner Irrlehre zu folgen.
Besonders für Menschen, die sich zu einer Heilslehre hingezogen fühlen, kann es manchmal sehr wertvoll sein, einen gewissen Abstand zu dem entsprechenden Glaubenssystem zu suchen und sich die Frage zu stellen, inwieweit die Sekte, die einen anspricht, einem wirklich dabei helfen kann, bewußter, liebevoller und toleranter zu werden.
Jeder Mensch besitzt in sich bereits alles Wissen, alle Erkenntnis und alle Weisheit. Würde es ihm gelingen, in direkten Kontakt zu seinem Ursprung zu kommen, so würde er kein äußeres Hilfsmittel in Form irgendeines Aberglaubens mehr benötigen.

Einsatz und Rezepturen

Bei Halsentzündungen: Geben Sie einem Glas Wasser 4 Tropfen ätherisches Wacholderöl bei. Gurgeln Sie mit dem lauwarmen Wasser.

Zur Wundbehandlung: Reichern Sie 50 ml Ringelblumensalbe mit 2 Tropfen ätherischem Wacholderöl an, und versorgen Sie Ihre Wunden damit.
Bei Magen-Darm-Beschwerden: Würzen Sie Ihre Speisen regelmäßig mit Wacholderbeeren, dosieren Sie jedoch niedrig. Verwenden Sie dieses Gewürz höchstens zweimal in der Woche. Bei starken Beschwerden schlucken Sie täglich zwei bis drei ganze Wacholderbeeren über einen Zeitraum von einer Woche.
Bei Rheuma und Gicht: Nehmen Sie zweimal in der Woche ein heißes Vollbad. Als Badezusatz verwenden Sie 4 bis 5 Tropfen ätherisches Wacholderöl, das Sie kurz vor dem Baden mit etwas Sahne vermischen und ins Badewasser geben.
Bei irrationalen Gedanken und Neigung zu Aberglauben: Nehmen Sie zweimal täglich jeweils 4 Tropfen Wacholder-Gewürzmittel ein, und verdampfen Sie mittels einer Duftlampe regelmäßig etwas ätherisches Wacholderöl im Wohnbereich.

Zimt

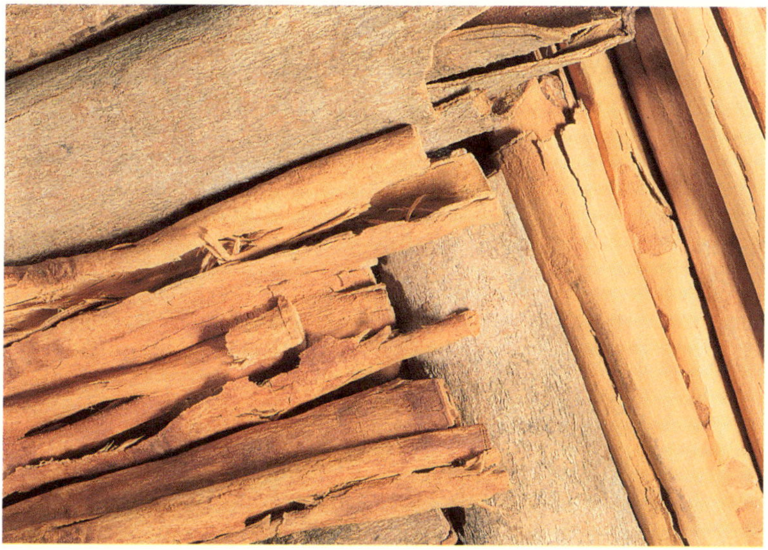

Beschreibung, Geschichte und anderes Wissenswertes

Zimt, Ceylonzimt, Echter Zimt oder Kaneel, ist die rote Rinde von Zweigen des bis zu 20 Meter hohen wild vorkommenden Ceylonzimtbaumes, *Cinnamomum zeylanicum*, der zur Gattung der Lorbeergewächse gehört. In der Kultur wird der Baum jedoch strauchartig gehalten. Der Zimt, den wir in gemahlener Form oder als Zimtstangen im Supermarkt kaufen können, stammt allerdings von dem kleineren Zimtstrauch *Cinnamomum cassia* bzw. Zimtkassie, der hauptsächlich in Indonesien kultiviert wird. Der Ceylonzimt bzw. Kaneel zeichnet sich durch einen feineren Geschmack und einen höheren Gehalt an ätherischen Ölen – und damit durch eine bessere Heilkraft – aus.
Während man bei der Zimtkassie meist die Rinde als solche verwendet, schabt man beim Ceylonzimtbaum nach dem Fermentieren die äußeren Rindenschichten bis auf die innersten, die den stärksten Gewürzgehalt aufweisen, ab, wobei sich die Rinde einrollt. Diese Röllchen werden ineinandergesteckt, getrocknet und

kommen dann als Stangenzimt in den Handel. Für Heilzwecke kommt ausschließlich der echte Ceylonzimt in Betracht. Am besten ist es, nur Zimtstangen zu verwenden, die erst kurz vor dem Gebrauch selbst gemahlen werden sollten. Im fertig gemahlenen Zimt verflüchtigen sich die Inhaltsstoffe schnell.
Zimt gehört zu den ältesten Gewürzen der Welt. Bereits vor über 4000 Jahren kannte man ihn in China; der sagenhafte Gelbe Kaiser soll ihn den Menschen gegeben haben. Zimt gehört zu den »Fünf Gewürzen«. Auch in der Bibel wird er erwähnt. Im Orient wurde er bei kultischen Handlungen als Räucherwerk eingesetzt, und kostbare Öle zum Salben wurden mit Zimt hergestellt.
Irgendwann einmal kam der Zimt ins antike Rom, wo er als große Kostbarkeit angesehen wurde. Er geriet jedoch wieder in Vergessenheit und wurde in Europa erst wieder im Mittelalter bekannt. Im 16. Jahrhundert entdeckten die Portugiesen Ceylon und den Ceylonzimt. Später übernahmen die Niederländer die Herrschaft auf Ceylon und wurden unter anderem auch durch den Zimthandel reich, d. h., sie nahmen den Portugiesen die Geschäfte ab.
Auch heute kommt der echte Zimt aus Ceylon; er ist feiner als der Zimt anderer Herkunftsländer.

Die Stellung im Energiekreis und allgemeine Wirkungen

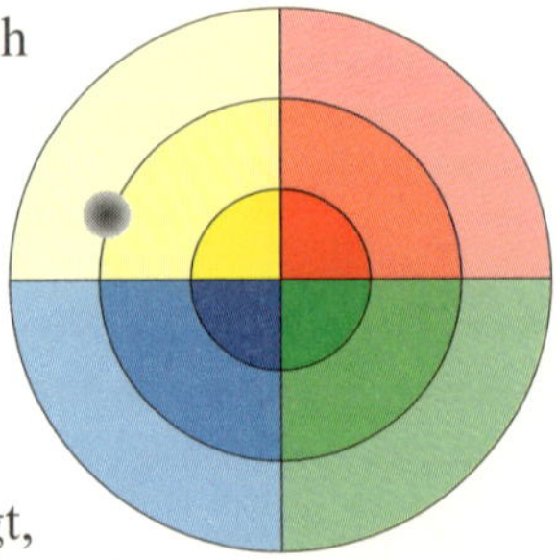

Im Energiekreis befindet sich Zimt im 2. Quadranten. Er wirkt also beruhigend und führt heilende Energie zu. Die beruhigende Wirkung ist recht deutlich, die energiegebende Wirkung eher sanft. Zimt ist daher vor allem bei Problemen angezeigt, die durch zu starke Anregung entstehen, bei denen jedoch keine negativen Energien reduziert werden müssen. Eine weitere wichtige Wirkung des Zimts ist die Wiederherstellung des natürlichen Rhythmus' in Körper, Seele und Geist. Die Heilwirkung von Zimt ist dabei gerade so deutlich, daß er auch zur Linderung bereits aufgetretener klarer Symptome eingesetzt werden kann.

Wirkungen auf den körperlichen Bereich

In der Naturheilkunde sind besonders die spannungslösenden, leicht antiseptischen und kreislaufstimulierenden Wirkungen des Zimts bekannt. Zimt wirkt sich außerordentlich günstig auf alle rhythmischen Abläufe in unserem Körper aus. Dazu gehören nicht nur der Herzschlag und der Kreislauf, sondern auch die Atmung. In diesen Bereichen werden Störungen der rhythmischen Vorgänge beruhigt, und gleichzeitig wird Energie zugeführt, wodurch der Rhythmus einen neuen Impuls erfährt. Auf diese rhythmusgebende Wirkung ist auch die verdauungsfördernde Kraft von Zimt zurückzuführen.
Durch seine entspannende Wirkung ist Zimt durchblutungsfördernd und kräftigend; in der Erholungsphase nach einer überstandenen Krankheit beschleunigt Zimt die Rekonvaleszenz. Darüber hinaus ist Zimt auch ein gutes Mittel gegen Hautkrankheiten; er neutralisiert auch Krankheitserreger im Trinkwasser – bereits in der Bibel wird berichtet, daß Wasser mit Zimt versetzt wurde, um Krankheiten zu vermeiden.

Wirkungen auf den geistig-seelischen Bereich

Auch im geistigen Bereich ist die rhythmusstabilisierende Wirkung von Zimt von großer Bedeutung. Es werden nämlich auch die Hirnströme, die ja ebenfalls rhythmische Vorgänge sind, harmonisiert, was dazu führt, daß die Gedanken zunächst ruhiger, dann klarer werden, die Willenskraft steigt und die Intuition verläßlicher wird. Schon im alten China wurde Zimt von den taoistischen Alchimisten zu diesen Zwecken eingesetzt; sie schrieben dem Zimt auch die Kraft zu, die geistige Beweglichkeit im Alter zu fördern. Wer also unter Vergeßlichkeit und Zerstreutheit leidet, sollte unabhängig von seinem Alter Zimt anwenden. Oft sind diese Symptome nämlich nicht auf Ablagerungen im Gehirn zurückzuführen, sondern

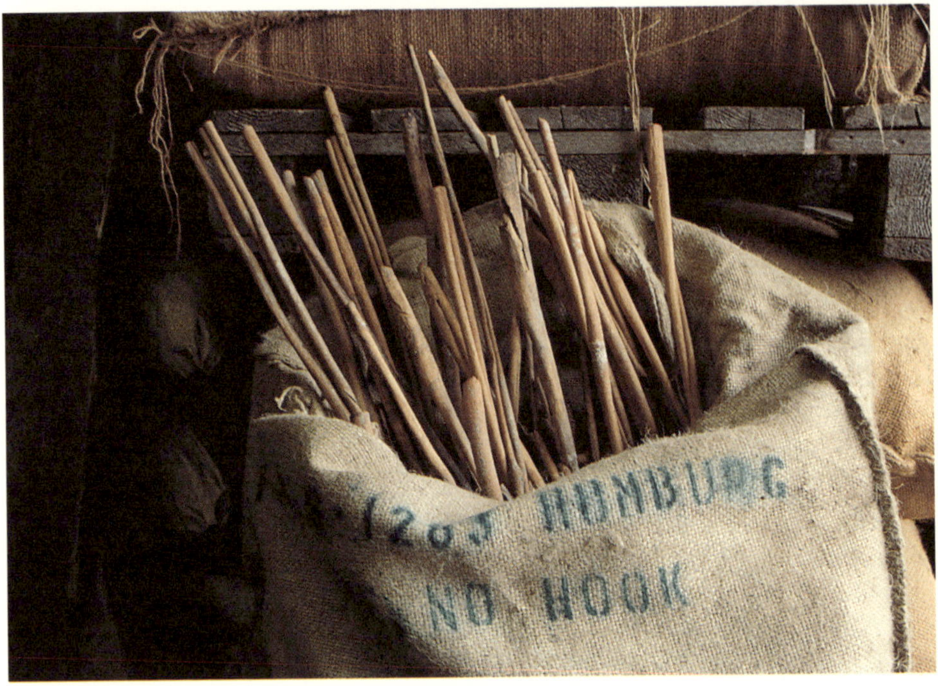

Zimt-»stangen«: die ineinandergesteckten getrockneten Rinden der Zimtbaumzweige

lediglich Ausdruck einer aus dem Rhythmus geratenen, sprunghaften Denkweise.
Zimt stärkt die Psyche in ihrer Gesamtheit, indem er einerseits beruhigt und andererseits positive Energie zuführt. Besonders eignet sich Zimt aber bei allen seelischen Zuständen, die durch ein Durcheinander der Gefühle gekennzeichnet sind, beispielsweise Trennungsschmerzen, Ängstlichkeit oder Glaubenskrisen.
Obwohl der Wechsel zwischen unterschiedlichsten Gefühlen durchaus dem normalen Rhythmus der menschlichen Seele entspricht, gibt es doch einige Menschen, die sprunghaft zwischen teilweise sehr extremen Gefühlen hin und her springen. »Himmelhochjauchzend, zu Tode betrübt« – wer sich bei diesem Ausdruck angesprochen fühlt, für den ist Zimt das beste Gewürzheilmittel. In einer Zeit, in der Gefühle sicherlich ein wenig zu kurz kommen und in der sich die meisten wohl eher um eine Ent-

faltung ihres Gefühlslebens bemühen sollten, ist der gefühlsstarke Mensch fast schon zur beneidenswerten Ausnahme geworden. Während aber das Erleben intensiver Gefühle durchaus begrüßenswert ist, ist der häufige Wechsel zwischen positiven und negativen Gedanken meist problematisch. Da es sich zudem oft um dramatische Gefühle handelt, wird diese »Achterbahnfahrt der Gefühle« oft als sehr belastend empfunden. Der Manisch-Depressive ist ein trauriges Beispiel dafür, was dieses starke Auf und Ab im Extremfall bedeuten kann.
Durch Zimt wird die verlorengegangene Harmonie im sprunghaften Gefühlsleben wiederhergestellt, indem der Rhythmus zwischen polaren Gefühlen verlangsamt wird und die extremen Spitzen gewissermaßen »abgeschnitten« werden. Subjektiv wird dies als größere innere Ruhe erlebt, die in keiner Weise einem bewußten, intensiven Erleben der eigenen Gefühle im Wege steht, sondern dies im Gegenteil sogar fördert.

Einsatz und Rezepturen

Bei Darminfektionen: 2 Tropfen Zimtöl auf eine Tasse warmes Wasser geben; alle zwei bis drei Stunden eine Tasse langsam trinken. Zusätzlich 1 Messerspitze gemahlenen Zimt kauen und gründlich einspeicheln und dabei mindestens eine Minute im Mund behalten.
Bei Herz- und Kreislaufproblemen: Dreimal täglich 3 Tropfen homöopathisches Zimt-Gewürzheilmittel direkt auf die Zunge geben. Ferner kalte Waschungen der Arme und Beine, wobei in 1 l Wasser 10 Tropfen ätherisches Zimtöl geträufelt werden.
Bei Asthma und Bronchitis: Wasserdampf mit 5 Tropfen ätherischem Zimtöl inhalieren. Ätherisches Zimtöl in der Duftlampe verdampfen.
Bei Erkältungskrankheiten: Warme Vollbäder mit 3 Tropfen ätherischem Zimtöl. Zwei- bis dreimal täglich eine Tasse Kräutertee mit Honig süßen, etwas Zitrone und 1 Messerspitze gemahlenen Zimt beimengen, möglichst heiß trinken.
Bei Störungen im geistigen Bereich, die mit Konzentrationsschwäche, Zerstreutheit und unklaren Gedanken einhergehen:

Ätherisches Zimtöl in der Duftlampe verdunsten oder im Riechfläschchen verwenden.
Bei Problemen im seelischen Bereich, die mit belastenden Träumen und Angst zusammenhängen: Zweimal täglich 3 Tropfen homöopathisches Zimt-Gewürzheilmittel direkt auf die Zunge geben.

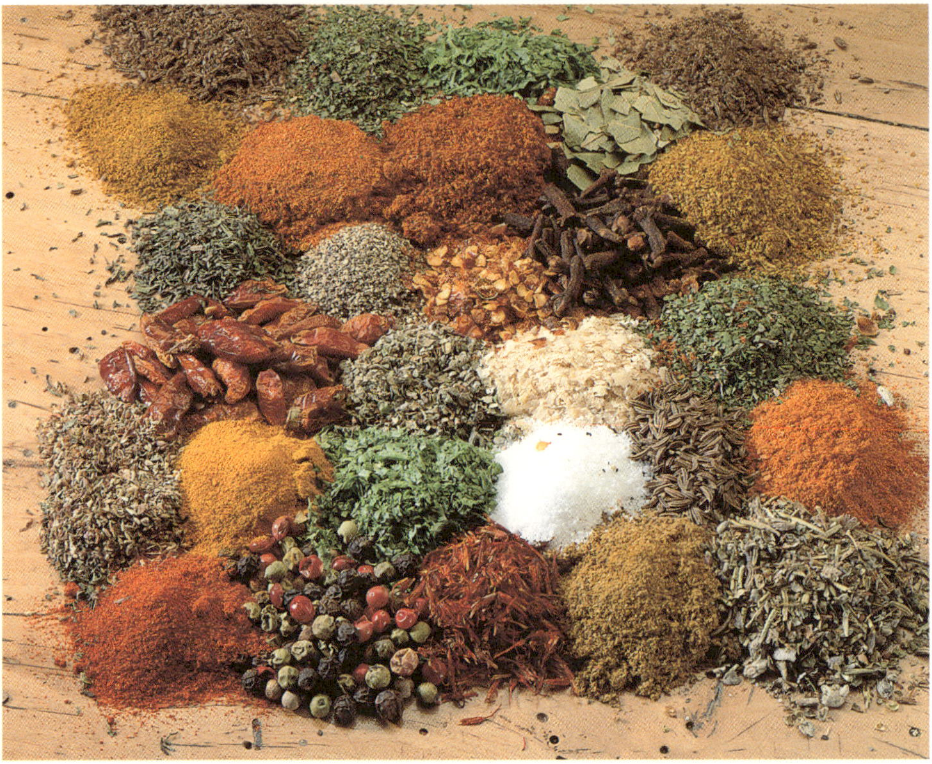

Gewürze: Getrocknete Beeren, Pflanzen, Wurzeln, Rinden, Blätter, Blüten, Samen, Körner, Früchte — und Salz, pulverisiert, gehackt, zerstoßen und zerrieben, angerichtet auf einem Holztisch.

6 Praxis der Gewürzheilkunde

Die Gewürzheilkunde kennt viele verschiedene Therapiemöglichkeiten. Am nächstliegenden ist es natürlich, die Gewürze einzunehmen – in Form homöopathischer Gewürzheilmittel, als Gewürzsud, Gewürztee, Gewürzmilch oder Inhalationsmittel. Wir können uns die Heilkraft der Gewürze aber auch in Bädern, Kompressen oder Spülungen zunutze machen.

Grundsätzlich sind zwei Anwendungsformen zu unterscheiden: die innere und die äußere Anwendung. Welche Form wir wählen, hängt von der Art des Problems ab, an dem wir arbeiten wollen. So werden wir bei psychischen Beschwerden eher zu homöopathischen Gewürzheilmitteln greifen, bei Verdauungsproblemen es zunächst mit einem Gewürztee versuchen und bei Hauterkrankungen die Heilkraft der Gewürze in Gewürzumschlägen oder -spülungen nutzen.

Dabei sollte jedoch nie vergessen werden, daß die Gewürzheilkunde vor allem dazu dient, die seelischen Kräfte zu harmonisieren sowie die Abwehr- und Selbstheilungskräfte zu aktivieren. Die Gewürze sind also weniger Mittel gegen die Krankheit selbst, sondern vielmehr Mittel, die die Kraft unseres »inneren Arztes« und unsere inneren Energien für die Überwindung unserer körperlichen und seelischen Leiden mobilisieren.

In der Anregung dieses Selbstheilungsprozesses liegen die besonderen Stärken der Naturheilverfahren wie der Gewürzheilung. Die Gewürze helfen uns nicht nur im Krankheitsfall, sondern tragen auch zur Erhaltung der Wiederherstellung der Einheit von Körper, Seele und Geist bei – haben auf diese Art und Weise nicht nur eine heilsame Wirkung bei akuten und chronischen Beschwerden, sondern dienen ebenso der Vorbeugung, mindern das Risiko zu erkranken, und indem Körper, Seele und Geist wieder zusammenwachsen, werden wir im wahrsten Sinne des Wortes »heil«.

Synergetische Wirkungen

Vor dem Hintergrund der im vorliegenden Buch beschriebenen körperlichen Erkrankungen, Probleme und Beschwerden sind die von uns vorgestellten Rezepturen für Gewürzanwendungen zu sehen. Wir werden meist *Mischungen* aus mindestens zwei, oft aber auch mehr Gewürzen empfehlen, denn bezüglich der Heilung von körperlichen Erkrankungen beziehungsweise der Linderung körperlicher Beschwerden hat sich die Kombination verschiedener Gewürze als besonders wirksam erwiesen.

Chillies, um ein Beispiel zu nennen, sind ein Gewürz, das besonders gut gegen Fieber und Kreislaufschwäche hilft. Hinsichtlich Erkältungskrankheiten ist dieses Gewürz nicht unbedingt das Mittel, an das wir zuerst denken. Anis beispielsweise hat bekanntermaßen eine entzündungshemmende und atembefreiende Wirkung. Wenn wir nun die Wirkungen von Chillies und Anis verbinden, erzielen wir schon bessere Erfolge: Die kombinierte Einnahme von Chillies und Anis lindert einerseits die akuten Beschwerden, aktiviert andererseits die Abwehrkräfte und verhindert, daß aus einem leichten Schnupfen eine schwere fieberhafte Erkältung wird. Addieren wir noch die entschlackende Wirkung von Liebstöckel und die reinigende Wirkung des Senfs hinzu, erhalten wir ein hochwirksames Mittel gegen Erkältungen, das das Problem von allen Seiten anpackt.

Dieses Beispiel illustriert gut, daß es einiger Überlegungen, Erfahrungen und nicht zuletzt auch einiger Intuition bedarf, um die richtigen Gewürze zu einer sinnvollen und heilsamen Kombination zusammenzustellen. Es ist daher – zumindest anfangs – ratsam, die von uns empfohlenen Dosierungen und Mischungsverhältnisse zu beherzigen, bis Sie Erfahrung mit den Gewürzanwendungen gesammelt haben.

Die Kombination von Gewürzen ist jedoch mehr als die Summe der einzelnen Gewürze: Immer ergibt sich auch eine *synergetische*

Wirkung, eine Wirkung, die nur der besonderen *Mischung* eigen ist. Auf diesem Gebiet gibt es noch viel zu entdecken …

Die Dosierung

»Viel hilft viel« ist eine Regel, die nur selten sinnvoll ist – was den Umgang mit Gewürzen im Rahmen der Gewürzheilkunde angeht, ist sie sicherlich schlicht und einfach verkehrt. Eher schon trifft das Gegenteil zu: Während mit minimalen Dosierungen sehr gute Wirkungen erzielt werden können, werden zu hohe Dosierungen Reize ausüben, die mitunter auch unangenehme Folgen haben können – beispielsweise bei Chillies oder Muskatnuß.

Um Mißverständnissen vorzubeugen, noch ein Wort zur Dosierung: Wir werden, was die Mischung der Gewürze betrifft, keine *absoluten*, sondern *relative* Dosierungsangaben machen. Wenn wir dabei von *Teilen* sprechen, bezieht sich diese Anweisung nicht auf eine Menge, sondern auf den verhältnismäßigen Anteil der Gewürze in der Mischung. Wenn also bei Rheuma ein Gewürzbad empfohlen wird, in das zwei Teile gemahlener Mohn, ein Teil Sellerie und ein Teil Ingwer gegeben werden sollen, heißt dies, daß für ein Vollbad ein halber Eßlöffel Gewürzmischung angewiesen wird, die aus einem viertel Eßlöffel Mohn, einem achtel Eßlöffel Sellerie und einem achtel Eßlöffel Ingwer besteht.

Vielleicht klingt das kompliziert – wahrscheinlich wollen Sie nicht gleich Mathematik studieren, um sich ein Gewürzbad zu bereiten! In Wirklichkeit ist die Berechnung ganz einfach, wenn Sie folgendermaßen vorgehen – und dabei gleichzeitig die Gewürzmischung für mehrere Vollbäder bereiten (wir bleiben beim obigen Beispiel): Sie mischen zwei Eßlöffel Mohn, einen Eßlöffel Sellerie und einen Eßlöffel Ingwer und nehmen dann von dieser Mischung einen halben Eßlöffel. Sinn dieser Methode ist der Verbleib eines Restes, den Sie für die nächsten Anwendungen einsetzen können.

Achtung: Wir möchten Sie an dieser Stelle darauf aufmerksam machen, daß Gewürze (ebenso wie andere Substanzen) Allergien auslösen können. Allergien sind bei uns auf dem Vormarsch, und

so ist Vorsicht geboten, wenn Sie Gewürze einsetzen, mit denen Sie noch keine Erfahrungen gemacht haben.
Bei Verwendung hochwertiger Gewürze sind Allergien kaum zu erwarten, können aber im Einzelfall vorkommen. Sehen Sie deshalb besser davon ab, sich von Kopf bis Fuß mit einem Hautöl einzureiben, das Sie mit Gewürzen angereichert haben, die Sie noch nie angewandt haben. Probieren Sie ein solches Öl an einer kleinen Stelle (z. B. am Unterarm) aus, und warten Sie die Reaktion ab. Ohnehin sollten Sie Gewürze immer sparsam dosieren!

Innere Anwendungen

In den meisten Fällen entfalten Gewürze ihre Wirkungen bei innerer Anwendung am intensivsten. Daher empfehlen wir Ihnen bei zahlreichen Erkrankungen auch immer wieder die Einnahme der Gewürze.
Die Gewürze sind sehr subtile Heilmittel, die, wie Sie schon hörten, entscheidend zu einer *seelischen* Harmonisierung beitragen, indem sie negative Gemütszustände auflösen und positive Seelenkräfte unterstützen. Die *homöopathischen Gewürzheilmittel* bringen die subtilen Energien der Gewürze am besten zur Entfaltung und eignen sich deshalb am besten zur Bewältigung seelischer Probleme. *Gewürztees* und *Gewürzmilch* sind dagegen insbesondere bei körperlichen Beschwerden angezeigt. Der *Gewürzsud* deckt beide Aspekte gleichermaßen ab. Im folgenden stellen wir Ihnen die Heilmittel und ihre Zubereitung vor.

Homöopathische Gewürzheilmittel

1755 war ein wichtiges Jahr für die abendländische Medizin – Samuel Hahnemann, der Begründer der Homöopathie, wurde geboren. Im Alter von 35 Jahren begann er an sich und Freunden seine Mittel auszuprobieren und danach zu untersuchen, in welcher Dosierung sie am wirksamsten sind. Hahnemann, der sich auf giftige Substanzen konzentriert hatte, kam schließlich zu dem Prinzip: *Similia similibus curentur,* »Ähnliches wird durch Ähnliches« geheilt, was zur Konzeption seines Werkes »Organon der rationellen Heilkunst« wurde und mit dem er die Homöopathie begründete. In diesem Buch sagt er: »Wähle, um sanft, schnell, sicher und nachhaltig zu heilen, in jedem Krankheitsfall eine Arznei, welche ein ähnliches Leiden erregen kann, als sie heilen soll.«

Anfangs ging Hahnemann allein von diesem Prinzip aus, später fügte er aufgrund weiterer Entdeckungen ein bedeutsames Prinzip hinzu: das Potenzieren, was wörtlich Verstärken heißt, aber nicht im Sinne unserer üblichen Sichtweise in materiellen Größenordnungen. Das Potenzieren der Homöopathie ist diesem entgegengesetzt.

Was ist Potenzieren? Dieses Potenzieren ist ein Verdünnen der Ursubstanz. Dieses Verdünnen ist ein Verstärken von »Information«, »Energie« oder wie auch immer wir es nennen wollen. Nach Hahnemann liegt die Kraft eines Heilmittels nicht im Material, sondern im Muster. Seine Wirkung (Potenz) ist umgekehrt proportional zur Menge des Materials. Die Dosis wird durch Verreiben oder Verschütteln erreicht.

Der Verdünnungsfaktor wird mit einem D und einer Zahl angegeben: D1 = 1:10; D2 = 1:100, D12 = 1:1.000.000.000.000. Die Zahl hinter dem D entspricht der Anzahl der Nullen. Je höher die Potenz ist, desto stärker ist die Wirkung des homöopathischen Mittels.

Hier wird nun der Gegensatz zur abendländischen Wissenschaft deutlich. Spätestens bei D19 befindet sich in der Arznei kein einziges Atom der Ausgangssubstanz mehr, und schon lange vorher ist sie mit den heutigen wissenschaftlichen Möglichkeiten nicht mehr nachweisbar! Die Wirkung des Medikamentes beruht also auf der Übertragung von Energie oder Information von dem Ausgangsstoff auf die Trägersubstanz (Wasser und Alkohol) durch die besondere Art und Weise der Herstellung.

Es gibt nun einige Mittel der klassischen Homöopathie, die aus Gewürzen hergestellt sind, allerdings relativ wenige. Die Herstellung der homöopathischen Gewürzheilmittel, die wir im Folgenden erläutern wollen, lehnt sich an die homöopathische Methode

an. Es handelt sich jedoch bei den homöopathischen Gewürzheilmitteln nicht um klassische homöopathische Mittel.
Die Gewürzheilmittel basieren nicht immer auf dem Ähnlichkeitsprinzip, nutzen jedoch das Prinzip des Potenzierens. Die materielle Dosis wird also reduziert, während die Energie des Gewürzes verstärkt wird.
Nun werden möglicherweise Homöopathen einwenden, daß es sich bei unseren Gewürzheilmitteln nicht wirklich um homöopathische Heilmittel im Sinne Hahnemanns handle – dem wollen wir auch gar nicht unbedingt widersprechen und noch einmal darauf hinweisen, daß es sich eben nicht um klassische homöopathische Mittel handelt, sondern um eine neue Art Heilmittel, die sich an die Homöopathie anlehnt. Konkret heißt das für Sie, daß Sie, da es diese Mittel (noch) nicht in der Apotheke zu kaufen gibt, sie selbst herstellen müssen – was allerdings nicht besonders schwer ist, wie Sie gleich sehen werden.

Sie benötigen zur Herstellung der Gewürzheilmittel lediglich folgendes:
- reinen Alkohol (in der Apotheke erhältlich)
- destilliertes Wasser
- einen Mörser (oder einfach eine Schale und einen Löffel)
- eine Pipette (notfalls geht es aber auch ohne)
- mindestens zwei kleine Fläschchen (10 bis 50 ml)

Nehmen Sie destilliertes Wasser und reinen Alkohol zu gleichen Teilen. Diese Lösung ist die Trägersubstanz.
Geben Sie nun etwas von dem Gewürz, aus dem Sie ein homöopathisches Gewürzheilmittel herstellen wollen, in den Mörser und zerreiben es, so fein es geht. (In der klassischen Homöopathie wird für Verreibungen eine Stunde angesetzt; doch für unsere Zwecke genügen in der Regel fünf Minuten.)
Geben Sie ein Teil zerriebenes Material (Ausgangsstoff) in ein Fläschchen, und fügen Sie 10 Teile Trägersubstanz hinzu. Dabei müssen Sie nicht absolut exakt arbeiten; die anthroposophische Medizin hat gezeigt, daß die Anzahl der Potenzierungsschritte

weit wichtiger ist als die genauen Mengenverhältnisse zwischen Trägersubstanz und Ausgangsstoff. Das Fläschchen darf höchstens zu zwei Dritteln gefüllt sein.
Mischen Sie nun, indem Sie zehn starke, nach unten gerichtete Schüttelschläge ausführen. Sie nehmen also das Fläschchen in die Hand – die Öffnung verschließen Sie entweder mit einem Schraubverschluß oder Ihrem Daumen –, heben es und führen es mit einer ruckartigen Bewegung nach unten; diesen Vorgang wiederholen Sie zehnmal. Das Gewürzheilmittel besitzt nun die Potenz D1.
Aus diesem Fläschchen geben Sie nun – durch Austropfen oder mit Hilfe einer Pipette – zehn bis 50 Tröpfchen in ein anderes Fläschchen und fügen das Zehnfache der Trägersubstanz hinzu. Schütteln Sie wieder zehnmal. Das Gewürzheilmittel liegt nun in der Potenz D2 vor.
In dieser Art und Weise verfahren Sie nun, bis Sie die Stufe D23 erreicht haben – die Stufe, in der die homöopathischen Gewürzheilmittel eingesetzt werden.
Hahnemann verwendete stets das Mehrglas-Potenzierungsverfahren, d. h., er nahm für jeden Potenzschritt ein eigenes Glas, das numeriert wurde. Wenn Sie nach dieser Methode vorgehen wollen, benötigen Sie also 23 Fläschchen. Der Vorteil dieser Methode liegt einmal in der besseren Überschaubarkeit, da die Fläschchen numeriert sind, und zum zweiten in einer größeren Genauigkeit.
Für die andere Methode benötigen Sie lediglich zwei Fläschchen, zwischen denen Sie hin und her wechseln. Schütteln Sie dabei stets das benutzte Fläschchen mit dem Inhalt der niedrigeren Potenz mit einem kräftigen Schüttelschlag nach unten aus, um es vollständig zu entleeren. Um den Überblick nicht zu verlieren, sollten Sie jeden Schritt notieren, damit Sie, wenn Sie den Vorgang unterbrechen müssen, wissen, welche Potenz Sie hergestellt haben.
Die homöopathischen Gewürzheilmittel sind nahezu unbegrenzt haltbar, wenn sie lichtgeschützt, luftdicht verschlossen und gekühlt aufbewahrt werden.

Gewürzsud

Der Gewürzsud vereint die subtilen und physiologischen Heilkräfte der Gewürze. Im Gegensatz zu den homöopathischen Gewürzheilmitteln ist er sehr einfach herzustellen.
Für einen Gewürzsud erhitzen Sie einen halben Liter Wasser, bis es heiß ist; es darf nicht kochen. In das heiße Wasser geben Sie ein bis zwei Teelöffel möglichst frisch gemahlene Gewürze*, lassen Sie den Sud etwa fünf Minuten lang ziehen. Dann seihen Sie die festen Bestandteile mit Hilfe eines Kaffeefilters oder eines sehr feinen Siebes ab. Wenn der Sud kalt geworden ist, geben Sie ihn in ein luftdicht verschließbares, dunkles Glas (solche Gläser sind in jeder Apotheke erhältlich).
Nehmen Sie ein- bis fünfmal täglich ein bis drei Eßlöffel davon vor den Mahlzeiten ein. Die genaue Dosierung geben wir bei den Rezepturen an.

Gewürztees

Im Gegensatz zu Kräutertees sind Gewürztees bei uns noch weitgehend unbekannt. Im indischen Ayurveda werden Gewürztees jedoch schon seit Tausenden von Jahren mit großem Erfolg zur Linderung zahlreicher Beschwerden eingesetzt. Mittlerweile gibt es in Naturkostläden und Reformhäusern auch einige fertige Gewürztees, beispielsweise den »Frauen-Tee«, den »Atem-Tee«, den »Revitalize-Tee« oder andere Gewürztees. Der bekannteste, den es auch bei uns zu kaufen gibt, ist der »Yogi-Tee«. Dieser Tee trägt seinen Namen nach dem Yogi Bhajan, der nach seinen Yogastunden einen würzigen Tee reichen ließ. Dieser Tee ist sehr gesund und ganz besonders im Winter zu empfehlen.
Für die gezielte Behandlung ist es aber meist sinnvoller, sich aus

---

* Hier handelt es sich um grobe Richtlinien; auf ein paar Gramm mehr oder weniger kommt es beim Gewürzsud nicht an; wir sollten ruhig unsrer Intuition vertrauen.

einer individuellen Gewürzmischung einen Gewürztee herzustellen. Gewürze für einen Tee sollte man nicht zu fein mahlen, sondern nur aufbrechen, so daß die Inhaltsstoffe ins Wasser übergehen.
Beim Bereiten eines Gewürztees gilt es zwei Dinge zu beachten: Erstens sollten die Gewürze nicht in kochendes Wasser gegeben werden, sondern in heißem Wasser etwa fünf Minuten lang ziehen, und zweitens sollten die festen Bestandteile der Gewürze nach dem Ziehen entfernt werden.
Sie bringen Wasser zum Kochen, lassen es wieder leicht abkühlen und geben dann die Gewürze in das beruhigte heiße Wasser. Rühren Sie ab und zu um. Nach fünf Minuten ist der Gewürztee fertig. Gießen Sie den Tee durch ein feines Teesieb, um die festen Bestandteile der Gewürze aufzufangen. Schmecken Sie nun mit Honig und Milch ab. Sie können den Tee heiß, warm oder kalt trinken.
Während der Gewürzsud geschmacklich meist nicht befriedigt, ist der Gewürztee in den meisten Fällen sehr schmackhaft. Im Gegensatz zum Gewürzsud, den wir ja immer nur eßlöffelweise einnehmen, sollten wir Gewürztee normalerweise einmal täglich, am besten morgens nach dem Frühstück oder abends vor dem Zubettgehen, trinken.

Gewürzmilch

Die heiße Gewürzmilch ist eine gute Alternative zum Gewürztee, sofern Sie nicht unter einer Allergie gegen Milchprodukte leiden oder aus anderen Gründen keine Milch zu sich nehmen möchten. Für die Herstellung verwenden Sie möglichst frische Vollmilch. Die Milch wird erhitzt, doch sie muß unbedingt, bevor sie kocht, vom Herd genommen werden. In die heiße Milch werden dann ein Teelöffel feingemahlene Gewürze und ein Teelöffel Honig gegeben. Die festen Gewürzbestandteile werden diesmal nicht abgeseiht, sondern mitgetrunken. Die Gewürzmilch sollte möglichst warm getrunken werden und wie der Gewürztee nur einmal am Tag.

Inhalationen

Bei Gewürzinhalationen handelt es sich um eine sehr sanfte Methode, die nicht mit den klassischen Inhalationen zu vergleichen ist. Es handelt sich um eine sehr leichte Atemübung, deren Wirkung durch die Kraft der Gewürze gefördert wird.
Für eine Gewürzinhalation füllen Sie ein mittelgroßes, feuerfestes Gefäß mit kochendem Wasser, in das Sie dann zwei bis drei Teelöffel Gewürz einrühren. Sie beugen sich dann einfach leicht über das Gefäß und atmen ruhig ein und aus.
Ihr Gesicht sollten Sie dabei immer nur so nahe an die Wasseroberfläche heranbringen, daß Sie die Dämpfe noch als angenehm empfinden. Sobald der Dampf schwächer wird, können Sie den Abstand zum Gefäß ein wenig verringern. Schließen Sie beim Inhalieren immer die Augen, und bleiben Sie möglichst entspannt.

Äußere Anwendungen

Bei etlichen Erkrankungen, insbesondere bei Hautproblemen, sind einige äußere Anwendungen angezeigt, die direkt am Ort des Geschehens ansetzen und den Heilungsprozeß erheblich beschleunigen. Wir werden hier nun die wichtigsten Mittel wie *Hautöle und Salben, Bäder, Waschungen, Umschläge, Kompressen* sowie *Spülungen* mit Gewürzen und ihre Herstellung kurz beschreiben.

Hautöle und Salben

Hautöle oder Salben mit Gewürzen angereichert, sind hervorragende Mittel gegen die meisten Hautkrankheiten.
Für diese Mittel sollten möglichst feingemahlene Gewürze verwendet werden. Für ein Hautöl eignen sich am besten kaltgepreßtes Mandelöl oder auch Haselnußöl. Wegen der heute weit verbreiteten Belastung der Umwelt durch verschiedenste Gifte ist es besonders wichtig, beim Einkauf auf eine hochwertige Qualität aus kontrolliertem Anbau zu achten; leider sind auch die für die

Herstellung von Heilöl am besten geeigneten kaltgepreßten, nativen Öle von Schadstoffen belastet. Die Ölqualität ist von entscheidender Bedeutung.
Sie benötigen für die Herstellung von Gewürzsalben und Hautölen nur ganz geringe Mengen an Gewürzen, weil – wie Sie schon gehört haben – diese bereits in sehr kleinen Dosen wirken. Um ein heilkräftiges Gewürzöl herzustellen, brauchen Sie nur einen guten Eßlöffel Mandel- oder Haselnußöl, das Sie mit höchstens einem halben Teelöffel gemahlenem Gewürz mischen. Oft genügt eine Messerspitze.
Erwärmen Sie das Öl in einem kleinen Gefäß im Wasserbad; das Öl wird flüssiger, und die Gewürze können sich dann leichter im Öl verteilen. Vermischen Sie das warme Öl unverzüglich mit den Gewürzen, tragen Sie es möglichst frisch auf die Haut auf. Bereiten Sie nur kleine Mengen an Gewürzöl für zwei bis drei Anwendungen zu. Statt des Öls können Sie auch eine gute Bodylotion oder eine hautneutrale Salbe verwenden. Auch hier gilt, daß etwa eine Messerspitze Gewürz pro Eßlöffel Lotion vollkommen genügt. Das gilt auch für die Herstellung von Gewürzsalben.
Gewürzöle und Gewürzsalben werden in der Regel zweimal täglich, morgens und abends, auf die betroffenen Hautpartien aufgetragen. Ob wir ein Öl oder eine Salbe verwenden, hängt vor allem von praktischen Gesichtspunkten ab.

Gewürzbäder

Schon »normale« Vollbäder haben oft eine sehr positive Wirkung auf den Genesungsprozeß, obwohl die überall erhältlichen, meist chemisch produzierten Badezusätze mit Vorsicht zu genießen sind. Kräuter, insbesondere aber auch Gewürze, sind sehr wirksame Badezusätze, und mit Gewürzen kann man gezielt Leiden behandeln. Nicht zuletzt vereint sich beim Gewürzbad die Heilkraft der Gewürze mit der Heilkraft des Wassers.
Die beste – und meist wohl auch angenehmste – Temperatur für ein Vollbad liegt bei ca. 35 Grad Celsius, das ist ungefähr die Tem-

peratur der Haut. Das Gewürzwasser, das als Badezusatz verwendet wird, ist sehr einfach zuzubereiten. Ein halber Liter Wasser wird zum Kochen gebracht und dann ein halber Eßlöffel Gewürz hinzugefügt. Das Gewürzwasser sollte etwa fünf Minuten lang ziehen, bevor Sie es durch einen Filter ins warme Badewasser geben. Verträglichkeit und Wirksamkeit können erhöht werden, wenn Sie noch einen kleinen Schuß Apfel- oder Obstessig, Milch oder süße Sahne in das Bad geben. Dadurch steigern sich auch die hautanregenden beziehungsweise hautpflegenden Eigenschaften des Gewürzbades.

Sie sollten nicht länger als 15 bis 20 Minuten im Gewürzbad verweilen, um die Haut nicht allzusehr aufzuweichen, aber auch nicht kürzer als zehn Minuten, damit die Gewürze ihre Wirkung entfalten können. Nach dem warmen Gewürzbad empfiehlt sich eine kurze, kalte (!) Dusche, um den Kreislauf anzuregen und die Hautdurchblutung zu fördern.

Gewürzbäder sollten nicht übertrieben werden. Ein bis zwei Bäder in der Woche genügen!

Waschungen

Für diese äußeren Anwendungen wird ein Gewürzwasser bereitet ähnlich einem Gewürztee. Empfehlenswert ist der Zusatz von etwas Milch und Honig, da diese Reizungen vermeiden helfen, die schärfere Gewürze verursachen können. Überdies ist Honig ein Gewürz, und seine beruhigende Wirkung erweist sich bei vielen Hautproblemen als wahre Wohltat.

Bringen Sie einen Liter Wasser zum Kochen, warten Sie, bis es sich wieder beruhigt hat, fügen Sie dem heißen, aber nicht mehr kochenden (!) Wasser einen halben Eßlöffel Gewürzmischung hinzu und lassen diese mindestens fünf Minuten lang ziehen. Die groben Bestandteile der Gewürze seihen Sie dann ab. Für die Waschungen selbst benötigen Sie kaltes Wasser. Sie müssen also das Gewürzwasser erst vollkommen abkühlen lassen, bevor Sie mit der Anwendung beginnen.

Für die Waschung selbst verwenden Sie einen großen Waschlappen oder besser noch ein grobes, nicht zu kleines Leinentuch. Den Waschlappen oder das Leinentuch tauchen Sie nun kurz in das Gewürzwasser, der Stoff sollte sich nicht ganz vollsaugen. Da Leinentücher relativ viel Wasser aufnehmen, benötigen Sie möglicherweise etwas mehr als einen Liter Wasser und dann natürlich auch mehr Gewürze.
Bei manchen Beschwerdebildern ist eine Teilwaschung angezeigt; doch in der Regel ist es günstig, eine Ganzkörperwaschung vorzunehmen, und dazu brauchen Sie in jedem Fall ein Leinentuch.
Führen Sie zunächst das nasse Tuch von der rechten Achsel über die Innenseite des rechten Arms bis zur Hand hinab, und dann den Arm an der Oberseite hinauf. Wenn Sie bei der Schulter angelangt sind, fahren Sie über die rechte Brust nach unten, über den rechten Bauch. Nehmen Sie das Leinentuch dann in die rechte Hand, wechseln Sie zur linken Seite, wo Sie das Tuch über die linke Bauchseite und die linke Brust nach oben zur linken Schulter führen. Waschen Sie dann die Oberseite des linken Arms hinab über den Handrücken und die Unterseite des Arms wieder hinauf bis zur Achselhöhle.
Nehmen Sie nun das Leinentuch in beide Hände, führen Sie es hinter den Rücken. Ziehen Sie das Tuch einige Male diagonal, von der Schulter bis zur Hüfte, über den Rücken hin und her, und wechseln Sie dann die Haltung der Arme. Das Tuch sollte immer wieder ins Gewürzwasser eingetaucht werden.
Führen Sie nun das Tuch mit der rechten Hand an der linken Seite des Körpers hinab bis zur Hüfte, waschen Sie die Vorderseite des linken Oberschenkels, fahren das Bein hinab, über den Fuß, die Fußsohle und die Rückseite des Beins wieder nach oben. Danach nehmen Sie das Tuch in die linke Hand und beginnen an der rechten Hüfte die Vorderseite des rechten Beins hinabzugleiten, waschen Sie den Fußrücken, die Fußsohle und schließlich die Rückseite des rechten Beins.
Für Gesichtswaschungen wird das Gewürzwasser wie oben, also mit einem Liter Wasser und *maximal* einem halben Eßlöffel Gewürz zubereitet. Bei Gesichtswaschungen sollten die Augen ge-

schlossen bleiben, damit das Gewürzwasser nicht zu Irritationen der Schleimhäute führt.
Nach einer Gewürzwaschung sollten Sie noch kurz mit klarem Wasser nachwaschen.

Gewürzumschläge

Für Gewürzumschläge, Auflagen oder Kompressen tränken wir ein Leinentuch mit Gewürzwasser. Dieses Tuch wird dann auf die erkrankten Bereiche gelegt und mit einem trockenen Leinentuch abgedeckt. Darüber legen wir noch eine wärmende Wolldecke.
So wie es bei einigen Erkrankungen günstig ist, mit Wärme zu behandeln, ist es bei anderen günstig, mit Kälte zu therapieren. Wir unterscheiden daher zwischen kalten und warmen Umschlägen.
In beiden Fällen bringen wir etwa einen Liter Wasser zum Kochen, fügen dann dem heißen, aber nicht mehr kochenden Wasser einen halben bis einen Eßlöffel Gewürze hinzu, lassen das Gewürzwasser mindestens fünf Minuten lang ziehen und seihen dann durch ein Sieb ab.

Der kalte Gewürzumschlag

Für den kalten Gewürzumschlag brauchen Sie kaltes Gewürzwasser. Tauchen Sie ein grobes Leinentuch in das Wasser, wringen Sie es ein wenig aus, so daß es gut feucht, aber nicht wirklich naß ist. Für einen großen Oberkörperumschlag legen Sie das Tuch über Brust, Bauch und das obere Drittel der Oberschenkel, bedecken Sie das feuchte Tuch mit einem trockenen Leinentuch, das möglichst etwas größer als das feuchte Tuch sein sollte, legen Sie sich dann ins Bett, und decken Sie sich mit einer dicken Wolldecke zu. (Achten Sie darauf, daß diese Decke keine Kunstfasern enthält, die das »Atmen« des Umschlags behindern!) Lassen Sie den Umschlag etwa 30 bis 40 Minuten einwirken, und entspannen Sie sich dabei. Nach kurzer Zeit wird sich der Umschlag nicht mehr kalt anfühlen, sondern die Körpertemperatur angenommen haben.
Der kalte Gewürzumschlag sollte höchstens ein- bis zweimal täg-

lich angewendet werden. Natürlich können Sie auch Umschläge für die Anwendung auf kleineren Hautflächen nach demselben Prinzip bereiten. Die wohltuende Wirkung auf den ganzen Organismus erreichen Sie jedoch am besten durch den großen Umschlag.

Der warme Gewürzumschlag

Beim warmen Gewürzumschlag wird das Leinentuch in das warme oder sogar heiße Gewürzwasser eingetaucht. Je wärmer, desto besser – natürlich darf das Wasser nicht so heiß sein, daß Sie sich verbrühen.

Der warme Gewürzumschlag sollte nur 20 bis 30 Minuten lang aufliegen, darf dafür ohne weiteres dreimal täglich angewendet werden.

Augenkompressen

Für Augenkompressen überbrüht man einen halben Teelöffel (höchstens!) Gewürz mit einer großen Tasse heißem Wasser und läßt das Ganze etwa drei Minuten lang ziehen. Die festen Bestandteile dieses Gewürzwassers seiht man dann ab und läßt das Wasser bis auf Zimmertemperatur abkühlen.

Als Kompressen verwenden Sie am besten Wattebäuschchen oder auch Pads, wie sie zum Abschminken verwendet werden. Legen Sie diese, die Sie kurz in das Gewürzwasser eingetaucht und dann sanft ausgedrückt haben, auf die geschlossenen Augen, und legen Sie ein trockenes, kleines Handtuch darüber.

Die Augenkompressen sollten etwa zehn Minuten lang einwirken.

Gurgeln mit Gewürzwasser

Ein Gewürzgurgelwasser ist meist besser als ein starkes, chemisches Mittel. Seine Zubereitung ähnelt der Herstellung eines Gewürztees – Sie sollten jedoch für die Gurgellösung keinen Schwarztee und auch keinen Honig und keinesfalls Milch beimischen.

Ein halber bis ein Teelöffel Gewürz wird mit einer großen Tasse heißem, jedoch möglichst nicht mehr kochenden Wasser aufgegossen und muß dann fünf bis zehn Minuten lang ziehen. Dieser milde Gewürztee sollte dann abkühlen, bis er nur noch lauwarm bis warm ist.
Gurgeln Sie dann wie gewohnt. In der Regel sollten vier Anwendungen täglich genügen.

Gewürzöle

Die meisten Gewürze enthalten ätherische Öle. Diese Öle sind oft der wichtigste Träger der Heilwirkung. Besonders stark wirken die Öle im seelisch-geistigen Bereich. Ein ganzer Zweig der Alternativen Medizin befaßt sich ausschließlich mit den ätherischen Ölen – die Aromatherapie.
Einige Gewürzöle werden destilliert und finden in der Aromatherapie Anwendung. Die Anwendung ist überdies äußerst einfach: Mit einer Duftlampe, bei der ein Schälchen mit Wasser und einigen Tropfen Öl über einem Teelicht erwärmt wird, so daß das ätherische Öl verdampft, können Sie die heilsamen Wirkungen des entsprechenden Gewürzes ganz leicht aufnehmen.

Von folgenden Gewürzen sind ätherische Öle im Handel erhältlich:

Anis	bei Übermüdung und Streß
Fenchel	bei zwanghaftem Denken und Pedanterie
Kardamom	bei Identitätsproblemen
Muskat	bei Mangel an »männlicher« Energie
Oregano	bei Ungeduld und Hektik
Pfeffer	bei Problemen mit der Körperlichkeit
Rosmarin	bei Mangel an Energie
Salbei	bei Hoffnungslosigkeit und Resignation
Thymian	bei Alpträumen
Vanille	bei Mangel an Sinnlichkeit
Wacholder	bei irrationalen Gedanken
Zimt	bei Mangel an Vertrauen

Bei einigen Beschwerdebildern werden wir Ihnen alternativ zu den reinen Gewürzen zur Verwendung ätherischer Gewürzöle raten. Auch bei ätherischen Ölen ist auf die Qualität zu achten, denn nur hochwertige ätherische Öle haben die heilsamen Wirkungen, die aus dem, auf chemisch-synthetische Weise nicht nachahmbaren Zusammenspiel vieler verschiedener, teilweise noch unbekannter Inhaltsstoffe resultieren. Hochwertige Öle erhalten Sie in Naturkostläden.

Bei den Anwendungen von ätherischen Gewürzölen sollten Sie sich auch unbedingt an die von uns angegebenen Dosierungen halten.

Nach unserer Erfahrung eignen sich ätherische Öle von Gewürzpflanzen vor allem für Inhalationen und mitunter auch noch für einige andere äußere Anwendungen. Ersetzen können diese Öle die reinen Gewürze allerdings keinesfalls, sie ergänzen lediglich die Palette der Heilanwendungen innerhalb der Gewürzheilkunde.

7 Die Kunst des Würzens

Jetzt wollen wir Ihnen zeigen, wie einfach es ist, Gewürze in der täglichen Küche einzusetzen. Wie Sie wissen, hat jedes Land seine eigene Art zu kochen und zu würzen, und sowohl in Deutschland als auch in allen anderen Ländern dieser Erde werden Gewürze seit jeher in der Küche eingesetzt.

Vielleicht haben Sie sich an die deutsche Hausmannskost gewöhnt, vielleicht fühlen Sie sich aber auch zur fremdländischen Küche, beispielsweise zur italienischen, französischen, griechischen, chinesischen oder indischen Küche, hingezogen.

Im allgemeinen ist es natürlich immer günstig, ein möglichst vielfältiges Nahrungs- und Gewürzangebot auszunützen, um dem Körper alles zu geben, was er braucht, und eine einseitige Ernährung zu vermeiden.

Die Ansicht der Makrobioten, möglichst sparsam mit Gewürzen umzugehen und auch nur die Nahrungsmittel zu sich zu nehmen, die in der unmittelbaren Umgebung wachsen, nimmt dem Leben einiges von seiner Würze und ist in einer Zeit, in der weltweite Kommunikation und ein kultureller Austausch rund um den Globus herrschen, wohl nicht mehr angebracht.

Ebensowenig wie man darauf verzichten sollte, fremde Sprachen zu lernen, fremde Kulturen kennenzulernen und auf diese Weise sein Leben abwechslungsreich und farbenfroh zu gestalten, sollte man darauf verzichten, mit den unterschiedlichsten Gewürzen, die uns unser Planet zum Geschenk gemacht hat, zu experimentieren.

Wir können unseren Alltag farbiger gestalten, wenn wir unseren Blick nicht nur auf das lenken, was sich direkt »vor unserer Nasenspitze« abspielt, sondern auch zuweilen einen Blick in die Ferne werfen!

Die Kunst des Würzens beinhaltet mehr als nur das schmackhafte Zubereiten der täglichen Speisen. Sie beinhaltet die Entwicklung der eigenen Sinnlichkeit, die Erfahrung des Schmeckens und die Erkenntnis der eigenen Bedürfnisse, die ja je nach Alter, nach Jahreszeiten und nach Stimmung durchaus wechseln können.
Nur indem wir Erfahrungen mit den unterschiedlichsten Gewürzen und Speisen sammeln, können wir lernen, was uns guttut, was unserer Entwicklung dienlich ist und was unsere Lust am Leben erhält und erhöht.
Die Gewürze laden uns dazu ein, verdrängte Qualitäten wie Lust und Genuß wiederzuentdecken und dazu zu stehen, daß wir nicht zuletzt auch sinnliche Wesen sind. Diese Einladung zu ursprünglicher Lust, die immer mit Bewußtheit und Achtsamkeit und einer gewissen Neugierde einhergehen sollte, scheint in unserer heutigen Zeit wertvoller denn je zu sein.
Der Mensch unserer Tage wird immer mehr zum rationalen und visuell orientierten Wesen. Er verbringt immer mehr Zeit vor dem Computer und vor dem Fernseher, hält sich fast ausnahmslos in geschlossenen Räumen auf, bewegt sich immer weniger und verliert allmählich jeglichen Kontakt zu seinem Körper.
Obwohl der Mensch auf diese Weise eine Menge an Information verarbeitet, die vielleicht für seinen Beruf von Bedeutung sein mag, verkümmert dabei doch seine Fähigkeit, zu spüren, zu fühlen, zu riechen und zu schmecken, immer mehr.
Indem Sie sich der vielfältigen Welt der Gewürze nähern, öffnen Sie sich auch zunehmend für die Welt Ihrer Sinne. Nur durch viele Erfahrungen auf diesem Gebiet entwickelt und verfeinert sich auch Ihr Geschmack, so daß Sie allmählich zum Feinschmecker und Genießer werden.
Um Ihnen auf dieser Reise in die Welt des Geschmacks und Geruchs einige Anregungen zu geben, haben wir im folgenden eine kleine Auswahl an Gewürzrezepten für Sie zusammengestellt. Vielleicht finden Sie die Zeit, ab und zu eines der Rezepte auszuprobieren.
Darüber hinaus sollten Sie Ihre Aufmerksamkeit jedoch auch bei jedem noch so einfachen Essen, das Sie zu sich nehmen, auf den

Geschmack und den Geruch der Speisen lenken, wodurch sich auch das Bewußtsein für das, was Sie da eigentlich jeden Tag verzehren, entwickeln wird.

Heilküche mit Gewürzen

Das Thema *Heilen mit Gewürzen* darf natürlich nicht den Bereich der Küche vernachlässigen. Natürlich können wir im Rahmen dieses Buches nicht auf die zahllosen Möglichkeiten eingehen, die es gibt, um Gewürze in der Küche einzusetzen, da dies ein eigenes Thema ist, das wiederum ein eigenes Buch ergeben würde.

Die tägliche Küche ist ein Bereich, der viel zur Erhaltung und Förderung unserer Gesundheit beitragen kann, denn es ist von entscheidender Bedeutung, was wir essen. Letztlich verwandelt sich ja alles, was wir zu uns nehmen und verarbeiten, in einen Teil von uns.

Selbst innerhalb der alternativen Heilkunde ist die Bedeutung der Ernährung noch zu wenig zur Kenntnis genommen worden.

Mittlerweile gibt es so viele unterschiedliche Ernährungssysteme, daß es inzwischen sehr schwierig geworden ist, das Ganze noch zu überblicken. Allerdings herrschen innerhalb der Empfehlungen alternativer Ernährungsweisen doch auch wieder viele Übereinstimmungen. Wenn Sie sich dafür interessieren, wie Sie Ihre Gesundheit und Ihr Wohlbefinden durch richtiges Essen unterstützen können, empfehlen wir Ihnen die Bücher von Dr. Bruker, Dr. Bircher-Brenner oder Werner Kollath.

Auch die anthroposophische Lehre Rudolf Steiners beschäftigt sich mit Ernährungsprinzipien, wie auch die »Fit-for-Life-Päpste« H. und M. Diamond, J. Evers, R. Hauschka, A. Waerland, D. O. Weise und unzählige andere; vor allem berücksichtigt die Ayurvedik als ganzheitliches System die Ernährung.

Es sei davor gewarnt, eine dieser Ernährungsschulen als das »Gelbe vom Ei« zu erklären und dabei aus dem Auge zu verlieren, daß auch andere Systeme ihre Einsichten und Erkenntnisse besitzen, die aus ihrer Sichtweise ebenso richtig und einleuchtend sind.

Es ist ebenso langweilig wie einigermaßen dumm, einer einzelnen Lehre blind zu folgen, wie es unsinnig wäre, die Gewürznelke nun als »sein« Gewürz auszurufen und seine Speisen fortan nur noch mit Gewürznelken zu würzen.
Da es innerhalb der verschiedenen Ernährungssysteme mehr als genug Regeln und Verbote gibt, wollen wir Sie nicht auch noch mit Geboten und Verboten belasten. Wenn wir überhaupt eine Regel aufstellen wollten, so die, seiner Intuition zu vertrauen, Rezepte auszuprobieren, mit Freude zu kochen, bewußt zu schmecken und lustvoll zu leben.
Die wirklich wichtigen Empfehlungen der alternativen Ernährung sind ohnehin schnell zusammengefaßt: Man esse nicht zu viel, zu fett, zu schnell, zu süß oder salzig und vermeide »tote« Kost aus Konserven.
Wählt man dann noch hochwertige Produkte als Grundnahrungsmittel, wie biologisch-dynamisch angebautes Gemüse, Obst und Getreide, kaltgepreßte Pflanzenöle, magere Milchprodukte, Nüsse und Samen, so kann ohnehin nicht mehr viel schiefgehen. Einem so ernährten und gesunden Menschen schaden dann sicherlich auch nicht ein Glas Wein oder ein Stück Baguette, das nicht aus Vollkornmehl gebacken wurde und nicht aus dem Bioladen oder Reformhaus stammt.
Damit Sie die Heilkraft der Gewürze überhaupt erfahren können, ist es natürlich notwendig, daß Sie Gewürze in der Küche verwenden! Wir raten Ihnen sogar, relativ großzügig beim Würzen zu sein. Bedenken Sie, wie viele Naturheilkundige seit alters her Gewürze für die Küche empfohlen haben. Im vergangenen Jahrhundert favorisierte Sebastian Kneipp Alant, Anis, Dill, Fenchel, Kümmel, Knoblauch, Rosmarin, Salbei und Thymian, während im 12. Jahrhundert die heilige Hildegard von Bingen vor allem Ingwer, Pfeffer (in kleinen Mengen), Gewürznelken, Lorbeer, Muskatnuß, Galgant und Zimt empfahl.
Unsere Rezepte orientieren sich an der Vollwertküche und der ganzheitlichen Konzeption des Ayurveda. Sie dienen der Harmonisierung von Körper, Seele und Geist. Die Kombination der Gewürze wirkt sich ganz allgemein auf den Gesundheitszustand aus,

erhöht die Vitalität, gibt Energie und sorgt dafür, daß Sie sich fit und wohl fühlen.
Bei spezifischen Problemen, ob bei körperlichen Beschwerden oder psychischen bzw. mentalen Leiden, sollten Sie die Empfehlungen aus Kapitel 5 berücksichtigen. Dort werden Sie das Gewürz finden, daß Ihnen bei Ihrem ganz speziellen Problem weiterhilft.
Doch zuerst zu verschiedenen Gewürzmischungen.

Gewürzmischungen

Unsere Gesundheit ist das Ergebnis eines komplizierten Systems von Beziehungen zwischen Körper, Seele, Geist, Umwelt und Energie. Wenn dieses System aus dem Gleichgewicht gerät – wozu es eines relativ großen Störfaktors oder des häufigen Zusammentreffens einer ganzen Anzahl von Faktoren bedarf –, ist manchmal mehr als ein Gewürz nötig, um die Harmonie wiederherzustellen.
Aus den 50 Gewürzen, die wir vorgestellt haben, können Sie eine nahezu unbegrenzte Anzahl von Gewürzmischungen herstellen. Wir möchten hier auch nicht einfach nur Gewürzmischungen aufzählen, sondern Ihnen vielmehr empfehlen, solche Mischungen intuitiv selbst zu finden. Das Ergebnis wird vielleicht für den Gebrauch in der Küche nicht immer befriedigend sein, aber Ihrer Gesundheit wird es sicherlich guttun, und auch Ihr Gefühl für die Zusammenhänge wird sich erweitern, wenn Sie intuitiv vorgehen.
Intuitiv heißt allerdings nicht willkürlich! Um intuitiv erfolgreich zu sein, müssen Sie natürlich über ausreichende Kenntnisse verfügen, auf die dann die Intuition zurückgreifen kann. Beschäftigen Sie sich mit den einzelnen Gewürzen, achten Sie darauf, welche von den genannten Wirkungen Ihnen guttun könnten, und kosten Sie dann das jeweilige Gewürz. Wenn Sie dabei auch noch ein gutes Gefühl haben, nehmen Sie das Gewürz in Ihre Gewürzmischung auf.
Eine Gewürzmischung sollte aus drei bis fünf, höchstens jedoch sieben verschiedenen Gewürzen bestehen.
Zerreiben Sie die Gewürze, die Sie verwenden wollen, zunächst

einzeln in einem Mörser, schütten Sie dann diese Gewürze zusammen. Dabei können und sollten Sie auch das Verhältnis der Gewürze zueinander beachten: Von einem Gewürz, das Sie intuitiv mehr anzieht, nehmen Sie eine größere Menge. Mischen Sie dann die verschiedenen Gewürzpulver miteinander, und zerreiben Sie sie noch einmal zusammen im Mörser.
Wenn Sie sich eine persönliche Gewürzmischung zusammengestellt haben, können Sie damit natürlich Speisen würzen - aber die Anwendung einer persönlichen Gewürzmischung kann in der Küche zu zwar interessanten, geschmacklich jedoch eher fragwürdigen Ergebnissen führen.
Beispiele für erprobte Gewürzmischungen in der Gewürzheilkunde wie in der Küche:

Chinesische »Fünf Gewürze«

Diese Gewürzmischung ist in China, vor allem in Südchina, sehr verbreitet und beliebt; vor allem wird sie gern zu Schweinefleisch genommen.

2 Teile Sternanis
2 Teile Anispfeffer
2 Teile Fenchelfrüchte
1 Teil Gewürznelke
1 Teil Zimt

Sambal Oelek

Diese Gewürzmischung stammt aus Indonesien. Sie ist auch bei uns recht bekannt, und man bekommt Sambal Oelek in vielen Supermärkten.

10 getrocknete Chillischoten
2 TL Salz
1 TL brauner Zucker

Curry

Was man bei uns als Curry kaufen kann, hat mit den indischen Curry-Gewürzmischungen nicht mehr viel zu tun. Es gibt Dutzende von Curry-Mischungen; Indien ist das Land mit der ausgeprägtesten Gewürzkultur. Die Currymischung, die wir Ihnen hier vorstellen wollen, ist eine Grundmischung, die zu vielen Gerichten paßt.

3 Teile Kurkuma
1 Teil Ingwer
1 Teil Kreuzkümmel
1 Teil Koriander
1 Teil Chillies
1/2 Teil Zimt

Diese Currymischung können Sie nach Ihren persönlichen Bedürfnissen und Ihrem Geschmack ergänzen und variieren.

Rezepte

In den folgenden Kochrezepten kommen nun einige der Gewürze, die vorgestellt wurden, zur Anwendung. Da es sich bei diesem Buch nun aber nicht um ein Kochbuch handelt, werden wir Ihnen aus der vielfältigen Gewürzküche die Spezialitäten anbieten, die zur Gewürztherapie besonders geeignet sind. Die Dosierung der einzelnen Gewürze kann natürlich den persönlichen Bedürfnissen angepaßt werden.
Vielleicht wird dieser oder jener eine mildere Form des Würzens bevorzugen, während ein anderer das Bedürfnis hat, noch großzügiger mit einzelnen Gewürzen umzugehen. Lassen Sie sich von Ihrem persönlichen Geschmack leiten, denn nicht zuletzt sollte das Essen ja hauptsächlich gut schmecken. Wenn Sie ein Gericht mit zugehaltener Nase hinunterzwängen müssen, wird es wohl auch kaum Ihrem Allgemeinbefinden und Ihrer Gesundheit dienlich sein. Dies brauchen Sie aber bei den folgenden Gerichten nicht zu befürchten, da es sich – wie gesagt – um ausgesprochene Spezialitäten der Gewürzküche handelt.

Suppen

Indisches Dal (pro Person)

100 g Mungobohnensprossen (sind in Bioläden erhältlich, können aber auch selbst gekeimt werden)
150 g Gemüse, geschnitten, vorzugsweise Spargel, Brokkoli und Zucchini
1 EL kaltgepreßtes Olivenöl
1 Knoblauchzehe
1/2 TL schwarzer Pfeffer
1/2 TL Koriander
1 Messerspitze Kreuzkümmel
1 Messerspitze Zimt
1 Prise Kardamom und 1 Prise Fenchel

Kochen Sie die Mungobohnensprossen in einem Dampfkochtopf mit wenig Wasser einige Minuten lang. Pürieren Sie das Ganze (im Mixer), geben Sie das Püree in eine Schüssel.
Erhitzen Sie das Olivenöl in einer Pfanne, geben Sie dann die Gewürze und zum Schluß das Gemüse dazu. Braten Sie das Ganze kurz an, fügen Sie ein Glas Wasser hinzu oder – wenn Sie die Suppe gern dünnflüssiger haben möchten – auch etwas mehr. Kochen Sie das Gemüse kurz auf, lassen Sie es dann anschließend bei geschlossenem Deckel etwa 15 bis 20 Minuten leicht köcheln. Fügen Sie dann die pürierten Bohnen hinzu, kochen Sie die Suppe anschließend noch einige Minuten bei kleiner Hitze, wobei Sie des öfteren umrühren sollten. Vor dem Servieren können Sie das Dal noch mit Salz abschmecken und mit Kokosraspeln garnieren.

Roggensuppe mit Kümmel (2 Personen)

20 g feingeschroteter Roggen
300 ml Wasser
1 TL Gemüsebrühe
1 Lorbeerblatt

2 TL Kümmel
1 Messerspitze Koriander
1 Messerspitze Fenchel
1 Messerspitze Thymian
4 EL süße Sahne
1 Prise Salz

Weichen Sie den feingeschroteten Roggen zwei bis drei Stunden in 50 ml Wasser ein. Bringen Sie 250 ml Wasser zum Kochen, rühren Sie das eingeweichte Roggenschrot und die Gemüsebrühe vorsichtig ein. Lassen Sie das Ganze etwa 40 Minuten lang bei kleiner Hitze köcheln, fügen Sie dann die Gewürze hinzu.
Lassen Sie die Suppe abkühlen und mindestens eine halbe Stunde nachquellen. Zum Schluß geben Sie die süße Sahne hinzu. Die Roggensuppe wird am besten kalt gegessen.

Tomatensuppe (2 Personen)

4 geschälte Tomaten
2 kleine Zwiebeln
1 Glas Wasser
4 Nelken
4 Pfefferkörner
2 EL saure Sahne
1 Lorbeerblatt
1 Messerspitze Thymian
1 Messerspitze Oregano
1 Prise Salz

Lassen Sie die geschälten Zwiebeln ganz, und stecken Sie die Pfefferkörner und die Nelken hinein. Geben Sie die Zwiebeln mit dem Wasser in einen Topf, dünsten Sie das Ganze anschließend mindestens zehn Minuten lang. Geben Sie die Tomaten und die restlichen Zutaten dazu, dünsten Sie das Ganze nochmals zehn Minuten. Zum Schluß entfernen Sie die Zwiebeln und verrühren die saure Sahne mit der Suppe.

Die Tomatensuppe schmeckt besonders gut mit frischer Petersilie und einer frischen Baguette.

Salate und Rohkost

Italienische Gewürzsauce (1 mittlere Portion)

Die folgende Sauce paßt gut zu vielen gemischten Salaten.
200 ml Olivenöl
50 ml Weinessig
1 EL Sojasauce
3 gepreßte Knoblauchzehen
1 kleine kleingehackte Zwiebel
1/2 TL scharfer Senf
1/2 TL Paprika
1 Messerspitze Chillipfeffer
1/2 TL Thymian
1/2 TL Oregano
1 Prise Salz
50 g geriebener Parmesan

Vermischen Sie in einer kleinen Schüssel zunächst das Olivenöl mit dem Essig und der Sojasauce. Geben Sie die restlichen Gewürze und zuletzt den Parmesan dazu, vermischen Sie das Ganze mit einem Schneebesen, gießen Sie die Sauce dann über den frisch angerichteten Salat.

Feldsalat mit Sprossen, Kapern und Schafskäse (2 Personen)

50 g Feldsalat
30 g in Würfeln geschnittener Schafskäse
1 EL Kapern
2 EL Sojasprossen oder Weizenkeimsprossen
1 TL Zitronensaft
1 EL Olivenöl

1 TL scharfer Senf
1 Messerspitze Thymian
etwas schwarzer Pfeffer und eine Prise Meersalz

Vermischen Sie den gewaschenen Feldsalat mit den Sprossen, geben Sie den Schafskäse sowie die Kapern hinzu. Vermischen Sie in einer kleinen Schüssel Olivenöl, Zitronensaft, Senf, die übrigen Gewürze und etwas Wasser, gießen Sie diese Sauce über den Salat. Wenn Sie möchten, können Sie den Salat mit etwas Knoblauchbaguette reichen.

Avocadocreme (1 bis 2 Personen)

1 reife Avocado
1 Schuß frisch gepreßter Zitronensaft
1/2 TL scharfer Senf
1 Messerspitze Rosmarin
1 Messerspitze Koriander
etwas frisch gemahlener schwarzer Pfeffer

Entkernen Sie die Avocado, kratzen Sie das Fruchtfleisch heraus. Pürieren Sie es mit einer Gabel, vermischen Sie es anschließend gründlich mit den Gewürzen.
Die Avocadocreme eignet sich besonders gut als Brotaufstrich, kann aber auch als Dip verwendet werden.

Sesammus (2 Personen)

2 EL Sesammus
(im Naturkosthandel unter »Tahin« erhältlich)
2 TL frisch gepreßter Zitronensaft
1/2 Glas Wasser
1 Knoblauchzehe
1 Messerspitze Kreuzkümmel
1 Messerspitze Chillipfeffer
1 Prise Salz

Mischen Sie das Tahin mit etwas Wasser und dem Zitronensaft (in einem Mixer). Fügen Sie so viel Wasser hinzu, daß eine streichfähige Paste entsteht. Geben Sie dann die übrigen Zutaten hinzu, rühren Sie nochmals gut um.
Sesammus eignet sich sowohl als Brotaufstrich wie auch als Dip zu Bratkartoffeln oder Rohkost.

Rote-Bete-Rohkost (pro Person)

1 kleine rote Bete
1 mittelgroße Karotte
1 Zwiebel
1 Glas Apfelsaft
1 EL saure Sahne
1 Messerspitze Fenchel
1/2 TL Liebstöckel
1 Messerspitze Thymian
1 Messerspitze Kurkuma
etwas Salz und schwarzer Pfeffer

Raspeln Sie die rote Bete grob, die Karotte fein, und hacken Sie die Zwiebel sehr fein. Geben Sie das Gemüse zusammen mit der sauren Sahne und dem Apfelsaft in eine kleine Salatschüssel. Fügen Sie nun die Gewürze hinzu, und reichen Sie die rote Bete möglichst frisch.

Gemüsegerichte

Orientalische Kräuterzwiebeln (pro Person)

250 g Zwiebeln
1 Glas Gemüsebrühe
1 EL Rosinen
1 Spritzer Zitronensaft
1 EL Honig
1 Schuß Olivenöl
1 Prise Meersalz
1 Messerspitze frisch gemahlener schwarzer Pfeffer
2–3 Gewürznelken
1 Prise Chillipulver

Erhitzen Sie das Olivenöl in einer Pfanne, geben Sie die geviertelten Zwiebeln hinzu, und braten Sie sie kurz an. Geben Sie dann die Gemüsebrühe und die übrigen Zutaten hinein, und lassen Sie das Ganze bei mittlerer Hitze in der geschlossenen Pfanne etwa 20 Minuten lang dünsten.
Lassen Sie die Zwiebeln abkühlen, und reichen Sie sie kalt.

Gedünsteter Chicorée (pro Person)

2 Chicoréesprossen
1 EL Butter
1/2 Tasse Gemüsebrühe
1 Schuß Weißwein
1 Prise frisch gemahlener schwarzer Pfeffer
1 Messerspitze Muskatnuß
1 TL Thymian
1 Prise Salz
1 gepreßte Knoblauchzehe

Erhitzen Sie die Butter in einem Topf, geben Sie die halbierten Chicorées und kurz darauf die Gemüsebrühe hinzu.

Lassen Sie das Ganze zehn Minuten leicht köcheln. Geben Sie dann einen Schuß Weißwein, den Knoblauch und die übrigen Gewürze hinzu, lassen Sie alles noch weitere fünf Minuten köcheln. Als Beilage eignen sich Kartoffeln oder Vollkornreis mit etwas Sauerrahm.

Belgische Gewürzkartoffeln (pro Person)

250 g Kartoffeln
1 kleine Zwiebel
1 EL Weizenkeim- oder Olivenöl
150 g frisch geriebener Goudakäse
1 TL Kümmel
1 TL Kapern
1 Prise Muskatnuß
1 TL Thymian
etwas Pfeffer und Salz

Kochen Sie die Kartoffeln zusammen mit dem Kümmel, schälen Sie sie dann, schneiden Sie sie in Scheiben. Braten Sie die kleingehackte Zwiebel im Öl an. Geben Sie eine Lage Kartoffelscheiben in eine gebutterte Auflaufform, verteilen Sie die Hälfte der gebratenen Zwiebeln und des Goudas darauf, geben Sie auf das Ganze nochmals eine Schicht Kartoffeln usw.
Mit dem restlichen Käse, restlichen Zwiebeln sowie den Gewürzen bestreuen. Stellen Sie die Kartoffeln dann in den vorgeheizten Ofen, und überbacken Sie sie bei 180 bis 200 Grad.

Indisches Gemüsecurry (pro Person)

1 EL Sonnenblumenöl
1 mittelgroße in Würfel geschnittene Kartoffel
1 in Scheiben geschnittene Karotte
100 g grüne Erbsen
1 geschälte Tomate
1/2 TL Kreuzkümmel

1 TL schwarze Senfsamen
1/2 TL Koriander
1 Prise Kurkuma
1/2 Tasse Gemüsebrühe

Erhitzen Sie das Öl in der Pfanne, geben Sie den Kreuzkümmel und die Senfsamen hinzu. Wenn die Körner platzen, fügen Sie das Gemüse und die Gemüsebrühe hinzu. Kochen Sie das Gemüse bei mittlerer Hitze 20 Minuten lang. Geben Sie dann die übrigen Zutaten hinein, lassen Sie das Ganze nochmals etwa zehn Minuten lang köcheln.
Sie können noch etwas Joghurt hinzufügen und das Gemüse mit Reis oder einer Scheibe Vollkornbrot reichen.

Getreidegerichte

Bevor wie Ihnen nun einige ausgewählte Getreiderezepte vorstellen, möchten wir Ihnen noch ein paar bewährte Zusammenstellungen von Getreidesorten und Gewürzen nennen.
Zu *Buchweizen* passen Fenchel, Dill, Thymian, Kardamom, Selleriesalz und schwarzer Pfeffer besonders gut.
Grünkern serviert man am besten mit Paprika, Muskatnuß, Fenchel, Ingwer oder Piment.
Zu *Weizen* empfehlen wir Ihnen Anis, Muskatnuß, Rosmarin oder Liebstöckel.
Reis würze man vorzugsweise mit Fenchel, Ingwer, Muskatnuß, Salbei, schwarzem Pfeffer und Salz.
Zu *Hirse* passen am besten Gewürze wie Ingwer, Muskatnuß, Kardamom, Kümmel, Zimt, Koriander und Anis.
Roggen würzt man mit Gewürzen wie Rosmarin, Dill, Liebstöckel, Lorbeer, Oregano und Selleriesalz.

Basmatireis auf indische Art (2 Personen)

1 Tasse Basmatireis
3–4 Tassen Wasser
1 TL Weizenkeimöl
1 Messerspitze Senfsamen
1 Messerspitze Safran
1 Messerspitze Kreuzkümmel
1 Prise Salz
etwas frisch gemahlener schwarzer Pfeffer

Erhitzen Sie das Weizenkeimöl in einem Topf. Wenn das Öl heiß ist, geben Sie den Kreuzkümmel, Safran und Senfsamen hinzu. Warten Sie, bis die Körner platzen, fügen dann sogleich das Wasser mit dem Reis und einer Prise Salz hinzu. Nach kurzem Aufkochen lassen Sie den Reis bei niedriger Hitze 15 bis 20 Minuten köcheln. Würzen Sie den Reis mit schwarzem Pfeffer am Tisch.

Kichadi-Eintopf (pro Person)

1/2 Tasse Basmatireis
1/4 Tasse halbierte Mungobohnen
350 g Karotten
1 kleingeschnittene Zwiebel
0,75 l Wasser
1 EL Butter oder Pflanzenöl
1/2 TL Kreuzkümmel
1 Lorbeerblatt
1 TL Koriander
1 Knoblauchzehe
1/2 EL Ingwer
1 Messerspitze Zimt
1 Prise Salz

Erhitzen Sie etwas von dem Öl oder der Butter zusammen mit den Kreuzkümmelfrüchten in einer Pfanne. Fügen Sie dann den Reis, die Bohnen und das Wasser hinzu. Nach kurzem Auf-

kochen lassen Sie das Ganze 40 Minuten lang bei niedriger Hitze köcheln.
In einer zweiten Pfanne braten Sie in der restlichen Butter die Zwiebeln mit dem Koriander und dem Lorbeerblatt an und fügen nach wenigen Minuten die restlichen Gewürze und ein wenig Wasser hinzu. Nehmen Sie die Gewürzmischung dann vom Herd, zerkleinern Sie sie (in einem Mixer), bevor Sie sie dem Reis und den Bohnen hinzufügen. Zuletzt geben Sie das Gemüse und nach Bedarf nochmals eine halbe bis eine Tasse Wasser zu und lassen das Ganze nochmals 15 Minuten weiterköcheln.

Würzige Polenta (2 Personen)

250 g Maismehl
1/2 l Wasser
100 g Gorgonzola
50 g Butter
1 Prise Salz
1 Messerspitze Muskatnuß
1 Messerspitze Rosmarin
1 Messerspitze Thymian
1 Prise Kardamom
1 Messerspitze Koriander
1 Messerspitze Kreuzkümmel

Bringen Sie das Wasser in einem Topf zum Kochen, geben Sie unter ständigem Rühren das Maismehl, Salz, Koriander und Kreuzkümmel hinzu. Nach kurzem Aufkochen lassen Sie das Ganze mindestens 20 Minuten quellen.
Geben Sie die Polenta dann auf ein Küchenbrett, streichen Sie sie aus. Schneiden Sie viereckige Stücke, die Sie auf ein gefettetes Backblech legen. Würzen Sie die Schnitten mit den restlichen Gewürzen, mit etwas Butter und einem Stückchen Gorgonzola, geben Sie das Blech noch für einige Minuten in den Ofen, um die Polenta zu überbacken.

Süßspeisen

Gewürzquark mit Obst (pro Person)

125 g frischer Quark
1–2 TL Honig
5 mittelgroße Erdbeeren
1/2 Banane
1 TL Rosinen
1/2 Kiwi in Scheiben
1 Schuß süße Sahne
1 Messerspitze Zimt
1 Prise Ingwerpulver
1 Prise Vanillepulver

Vermischen Sie die süße Sahne mit dem Quark. Vierteln Sie die Erdbeeren, schneiden Sie die Banane in dünne Scheiben, und geben Sie sie zusammen mit den übrigen Zutaten unter den Quark. Die Kiwischeiben eignen sich gut zur Dekoration des Obstquarks.

Indisches Bananendessert (pro Person)

1 kleine Banane
150 g Joghurt
1 Handvoll Rosinen
etwas Butter
1/2 TL Kreuzkümmel
1/2 TL Kardamom
1 Messerspitze Zimt
1–2 TL Ahornsirup

Erhitzen Sie die Butter zusammen mit dem Kreuzkümmel in einer kleinen Pfanne. Geben Sie den Joghurt hinzu, sobald der Kreuzkümmel etwas braun wird. Vermischen Sie den Joghurt unter Rühren kurz mit der Butter und dem Kreuzkümmel, geben Sie das Ganze dann sogleich in eine kleine Schüssel.

Schneiden Sie die Banane in Scheiben, geben Sie sie mit den übrigen Zutaten in den Joghurt, rühren Sie nochmals gut um. Bevor Sie den Joghurt reichen, lassen Sie ihn noch einige Minuten abkühlen.

Bratäpfel (pro Person)

2 Äpfel
20 g gemahlene Haselnüsse
20 g Rosinen
1 Messerspitze Zimt
1 Messerspitze Anis
1 Spritzer Zitronensaft (ungespritzte Zitronen verwenden)
1 Messerspitze Vanille
1 EL Ahornsirup

Waschen Sie die Äpfel, stechen Sie das Kerngehäuse heraus. Vermischen Sie die Haselnüsse und die Rosinen mit etwas Wasser und Ahornsirup, füllen Sie die Äpfel mit dieser Masse. Setzen Sie die Äpfel in eine Auflaufform, umgießen Sie sie etwa einen Zentimeter hoch mit Wasser, dann würzen Sie sie. Stellen Sie die geschlossene Auflaufform bei 220 Grad in den Ofen, backen Sie die Äpfel, bis sie platzen, was normalerweise etwa nach 30 Minuten geschieht. Wenn die Äpfel fertig sind, können Sie sie mit einer Vanillesoße reichen.

Indischer Joghurt (pro Person)

1 Glas frischer Joghurt (nach Möglichkeit mit dem natürlichen Fettgehalt von mindestens 3,5 Prozent)
2 EL Wasser
2 TL Honig
1 Messerspitze Zimt
1 Messerspitze Koriander
1 Spritzer Zitronensaft
1 Prise Ingwer

Verrühren Sie alle Zutaten in einer Schüssel. Servieren Sie den Joghurt als Beilage zu scharfen Gemüsegerichten oder als Dessert.

Getränke

Indianischer Gewürzdrink (pro Person)

- 1/4 l frische Vollmilch
- 1 Vanillebohne
- 2 EL Kakaopulver
- 1 Prise Chillipfeffer
- 1 EL Honig
- 1 Prise Salz

Bringen Sie die Milch zum Kochen. Reduzieren Sie dann die Hitze, fügen Sie die Vanillebohne hinzu, lassen Sie das Ganze etwa fünf bis zehn Minuten leicht köcheln. Entfernen Sie dann die Vanille, kratzen Sie das Fruchtmark heraus, und geben Sie es zusammen mit dem Kakao und den übrigen Gewürzen in ein Glas. Übergießen Sie die Gewürze mit der Hälfte der Milch, danach vermischen Sie alles mit einem Schneebesen.
Gießen Sie den Inhalt des Glases in den Topf mit der restlichen Milch, rühren Sie sie vor dem Trinken noch einmal kurz um. Reichen Sie das Getränk heiß.

Lassi-Drink (pro Person)

- 1/2 Tasse magerer Hüttenkäse
- 1/2 Tasse Naturjoghurt
- 1/2 Tasse Wasser
- 1 TL Koriander
- 1 Messerspitze Zimt
- 1 Messerspitze Ingwer
- 1 EL Honig

Geben Sie sämtliche Zutaten in den Mixer. Der Lassi-Drink sollte übrigens niemals eisgekühlt, sondern eher bei Zimmertemperatur getrunken werden.

Gewürzsaft (pro Person)

1/4 l Apfelsaft
1–2 TL Ahornsirup
1 Zitronenscheibe
2 Gewürznelken
1 Messerspitze Muskatnuß
2 Zimtstangen
1 Messerspitze Anis

Vermischen Sie den Apfelsaft mit dem Ahornsirup, geben Sie die Nelken und die übrigen Gewürze außer den Zimtstangen dazu. Nachdem Sie alles gründlich verrührt haben, stellen Sie den Saft ein bis zwei Stunden in den Kühlschrank. Geben Sie ihn dann durch ein feines Sieb, gießen Sie ihn in zwei Gläser, die dann jeweils mit einer Zimtstange garniert werden. Im Sommer können Sie den Saft auch auf Eis servieren.

Ayurvedische Tees

In Kapitel 6 haben wir Ihnen die Zubereitung von Gewürztees empfohlen und vorgestellt. Sollten Sie jedoch nicht die nötige Zeit oder Geduld haben, sich Tees selbst herzustellen, können wir Ihnen noch einen Tip geben:
In Naturkostläden und Reformhäusern, aber auch über speziellen Versandhandel sind fertige ayurvedische Gewürzteemischungen erhältlich. Diese Tees werden von der Naturkostfirma Golden Temple Natural Products unter dem Namen Yogi Tee vertrieben. Der Original-Yogi-Tee aus Kardamom, Zimt, Nelken, Ingwer und schwarzem Pfeffer ist wohl die bekannteste Mischung. Die verschiedenen Teemischungen sind speziell für die Bedürfnisse des Menschen unserer Zeit zusammengestellt. In Ihrem Naturkost-

laden oder Reformhaus oder bei Golden Temple Natural Products direkt können Sie weitere Informationen über diese ayurvedischen Tees erhalten.
Natürlich können Sie sich aber auch selbst einen Gewürztee zubereiten. Ihrer Experimentierfreude sind keine Grenzen gesetzt, und vielleicht werden Sie sich wundern, wie wohlschmeckend manche Gewürzmischungen sind.

Nun haben Sie einige Gewürzrezepte kennengelernt, und vielleicht werden Sie in Zukunft etwas mehr darauf achten, wie Sie Ihre Speisen würzen. Dabei werden Sie sehr bald feststellen können, daß die Welt der Gewürze eine sehr reiche Welt ist, und Sie werden erfahren, wie unterschiedlich sich die einzelnen Gewürze auf Ihre körperliche, aber auch auf Ihre seelisch-geistige Verfassung auswirken.
Wir hoffen, daß Sie durch dieses Buch ein wenig mehr über die wunderbaren Heilkräfte erfahren konnten, die oft in sehr naheliegenden, einfachen und alltäglichen Dingen verborgen sind. Doch so alltäglich uns die Gewürze auch erscheinen mögen, so sollten wir doch bedenken, daß sie als Samen, Blüten, Rinden oder Früchte die konzentrierte Form der Pflanzen darstellen, deren eigentliche Essenz, und daß sie somit die gesamten Heilkräfte der Pflanzen in sich bergen. Genießen Sie daher die Gewürze, verwenden Sie sie zielgerichtet und wohldosiert zur Steigerung Ihres Wohlbefindens und zur Behandlung Ihrer Erkrankungen.

8 Gewürze bei körperlichen Beschwerden

Mit Hilfe der Gewürze können wir den Heilungsprozeß beschleunigen und die Selbstheilungskräfte aktivieren. In diesem Kapitel finden Sie in alphabetischer Reihenfolge Krankheits- bzw. Beschwerdebilder und die ihnen zugeordneten Gewürztherapien mit Rezepturen.

In Kapitel 5, *Lexikon der Heilgewürze,* sind Wirkung, Indikation, Einsatz und Rezeptur dem einzelnen Gewürz zugeordnet, während Sie hier die umgekehrte, d. h. die von den *Beschwerden* ausgehende, Sichtweise vorfinden: den unmittelbaren, praktischen Einsatz der Gewürze bei vorwiegend körperlichen Beschwerden.

Bei den Dosierungsanweisungen sollten Sie daran denken, daß es sich stets um *Empfehlungen*, nicht um strikt einzuhaltende Vorschriften handelt. Zwar sollten Sie sich vor allem, wenn Sie noch wenig Erfahrung mit dem Gebrauch von Gewürzen als Heilmittel haben, an unsere Empfehlungen halten, doch letztendlich sollten Sie auch immer Ihrer Intuition vertrauen. Wenn Sie sich mit einem Gewürz oder einer Gewürzmischung wohl fühlen, sind Sie auf dem richtigen Weg. Es ist wenig sinnvoll, die Gewürze mit der Apothekerwaage zu wiegen, schon allein deshalb, weil Gewürze natürliche Substanzen sind und die Menge der in ihnen enthaltenen Wirkstoffe stark variiert. Achten Sie aber darauf, daß Sie die Gewürze nicht wesentlich höher dosieren, als angegeben ist.

Auch wenn es sich im folgenden um Krankheitsbilder handelt, die sich vorwiegend im Körperlichen manifestieren, sollten wir stets im Auge behalten, daß bei jeder Erkrankung auch psychische Aspekte eine Rolle spielen; und hier erweist sich die hervorragende Heilkraft der Gewürze, die immer ganzheitlich wirken. Um den Rahmen dieses Buches nicht zu sprengen, werden wir nur kurze Hinweise auf die Symbolik der Krankheitsbilder geben. Vertrauen Sie Ihrer Intuition. Hinterfragen Sie immer wieder einmal, was Ihnen Ihre momentane Krankheit oder Ihr jetziges Leiden sagen will, anstatt feste Formeln zu übernehmen. Jede Krankheit, so unangenehm sie auch sein mag, ist immer auch ein Wegweiser, der uns in unserer seelischen Entwicklung die Richtung angibt.

Abszesse

Bild: Abszesse sind eitrige Entzündungen der Haut, die zumeist durch Bakterien verursacht werden. Die Infektion führt zu einer Eiteransammlung im Gewebe, die mit einer schmerzhaften Verdickung und Rötung der betroffenen Hautpartie einhergeht.
Wie alle Hauterkrankungen deuten auch Abszesse nicht selten auf akute innere Konflikte hin, die mit einer Abgrenzungsproblematik zu tun haben.
Einsatz: In der Gewürzheilkunde werden oberflächliche Abszesse vor allem mit Kurkuma, Mazis, Mohn, Vanille und Wacholder in warmen Umschlägen behandelt.
Anwendungen und Rezepturen: Für Umschläge benötigen Sie 1 Teil Wacholderbeeren (zerstampft), 1 Teil Kurkuma und 1 Teil Mazis, wobei Sie für das Gewürzwasser insgesamt etwas mehr als 1/2 EL Gewürz auf 1 l Wasser geben sollten. Legen Sie den Umschlag möglichst warm auf die betroffene Hautstelle, lassen Sie ihn 30 Minuten lang einwirken, und wiederholen Sie diese Anwendung zwei- bis dreimal täglich.
Bei kleineren Abszessen bietet sich auch die Anwendung eines Hautöls mit 1 Teil Kurkuma, 1 Teil Mazis und 2 Teilen Mohn (gemahlen) an.
Um Abszessen vorzubeugen, aber auch um die Heilung von innen heraus zu unterstützen, bereiten Sie sich einen Gewürzsud mit 3 Teilen Vanille und 1 Teil Mazis zu. Nehmen Sie über einen Zeitraum von zwei bis drei Wochen dreimal täglich 1 EL des Suds ein. Wenn Sie häufig unter Abszessen leiden, sollten Sie auch besonders auf Ihre Lebensumstände und Ihre Ernährungsgewohnheiten

achten. Zusätzlich können Sie Ihre Haut durch Waschungen mit 1 Teil Wacholderbeeren (zerstampft), 1 Teil Kurkuma und 1 Teil Mazis kräftigen.

Akne

Bild: Die Akne, oder genauer gesagt die *Acne vulgaris*, belastet viele Jugendliche, die ihr dann oft mit »chemischen Keulen« zu Leibe rücken und dadurch ihre Haut noch weiter schädigen.

Es darf nicht vergessen werden, daß auch die Psyche bei der Entwicklung einer Akne maßgeblich beteiligt ist. Gerade in Lebenskrisen wie der Pubertät sind seelische Belastungen oft groß, aber auch in anderen Lebensphasen wird eine Akne zuweilen auf innere Konflikte hinweisen, die dann oftmals mit sexuellen Problemen zusammenhängen. Mit Gewürzen können wir einerseits die Haut an Ort und Stelle behandeln, andererseits aber auch den psychophysischen Gesamtzustand verbessern.

Einsatz: Die Gewürzheilkunde setzt bei der Akne vor allem Kurkuma, Liebstöckel, Zimt und Salbei ein.

Anwendungen und Rezepturen: Bei der Akne empfiehlt sich insbesondere ein Gewürzsud, der nicht nur die Entgiftung in die Wege leitet, sondern auch den Stoffwechsel anregt und sich harmonisierend auf den Hormonhaushalt auswirkt.

Der Gewürzsud wird mit 2 Teilen Zimt, 1 Teil Salbei und 1 Teil Kurkuma hergestellt; es sollten über einen Zeitraum von mindestens sechs Wochen täglich dreimal 2 EL eingenommen werden.

Für die Reinigung der Aknehaut hat sich eine Gesichtswaschung mit 1 Teil Liebstöckel, 1 Teil Zimt und 2 Teilen Salbei bewährt und zeitigt bessere Erfolge als alle chemischen »Wundermittel«. Diese Waschung sollte nur einmal täglich, und zwar am besten morgens durchgeführt werden.

Allergien

Bild: Allergien hängen eng mit der Funktion des Immunsystems zusammen. Durch bestimmte Stoffe, *Allergene* genannt, kommt es zu einer Anzahl unterschied-

licher Überempfindlichkeitsreaktionen. Allerdings reagieren nur bestimmte Menschen auf diese sogenannten Allergene wie Blütenpollen, Federn usw., während andere Menschen keine Reaktionen zeigen. Allergien sind besonders in den Industrieländern weit verbreitet, und viele Bestandteile unserer Nahrung lösen inzwischen bei empfindlichen Personen Allergien aus.
Die Medikamente gegen Allergien rufen oft unangenehme Nebenwirkungen hervor. Daher sollte man es immer zunächst einmal mit Mitteln der Naturheilkunde versuchen. Gerade der Einsatz von Gewürzen hat sich hier bewährt, da sich die Heilwirkung von Gewürzen immer auch auf den psychischen Zustand richtet, was vor allem bei Allergien, bei denen oft seelische Probleme und innere Abwehrhaltungen eine große Rolle spielen, wichtig ist.
Einsatz: Die Gewürzheilkunde kennt zur Behandlung von Allergien Galgant, Kurkuma, Wacholder, Zimt und Koriander.
Anwendungen und Rezepturen: Bei Allergien empfiehlt sich die Einnahme eines Gewürzsuds aus 1 Teil Zimt, 1 Teil Galgant, 2 Teilen Kurkuma und 2 Teilen Koriander (zerstampft). Morgens und abends sollte davon 1 EL eingenommen werden. Auch bei Abklingen der Beschwerden muß die Behandlung über mehrere Wochen beibehalten werden.
In der allergiefreien Zeit (meist im Winter) empfiehlt sich vorbeugend ein Gewürztee aus 1 Teil Wacholderbeeren (zerstampft), 1 Teil Galgant, 1 Teil Koriander (zerstampft) und 1 Teil Zimt. Dieser Tee wird am besten morgens gleich nach dem Aufstehen getrunken.

Altersbeschwerden

Bild: Das Altern ist selbstverständlich keine Erkrankung, sondern ein ganz natürlicher, biologischer Prozeß. Doch es läßt sich auch nicht bestreiten, daß das Älterwerden für viele Menschen mit zahlreichen Beschwerden verbunden ist.
Im Osten ist jedoch schon lange bekannt, daß es in unseren Händen liegt, ob wir unsere Lebensenergie speichern und stärken. Die heilende Wirkung der Gewürze kann dafür genutzt werden.

Einsatz: Die Gewürzheilkunde ist ein hervorragendes Mittel, mit dem man Altersbeschwerden entgegenwirken kann. Besonders Chillies, Knoblauch, Koriander, Mazis, Safran und Sellerie helfen in der richtigen Kombination und Dosierung bei allen Altersbeschwerden, ohne sich auf spezielle Symptome zu konzentrieren. Vielmehr geht es um eine Stabilisierung und Stärkung der Gesamtverfassung.

Anwendungen und Rezepturen: Drei Mittel haben sich als besonders hilfreich erwiesen: ein Gewürzsud aus 2 Teilen Sellerie, 1 Teil Chillies, 1 Teil Mazis und 1 Teil Safran, von dem über einige Monate hinweg zweimal täglich 2 EL eingenommen werden; ein Gewürztee aus 1 Teil Safran, 1 Teil Knoblauch und 2 Teilen Mazis mit etwas Schwarztee und ein wenig Honig; schließlich zur Abhärtung und Stärkung des Immunsystems zwei- bis dreimal in der Woche eine Ganzkörperwaschung mit einem Gewürzwasser aus 1 Teil Safran, 1 Teil Mazis und 3 Teilen Koriander (zerstampft).

Aphten und Mundschleimhautentzündung

Bild: Aphten sind kleine runde, weißliche, oftmals schmerzende Stellen an Lippen- und Wangenschleimhaut, deren Ursache noch weitgehend ungeklärt ist. Virusinfektionen und allergieauslösende Substanzen, wie sie etwa in einigen Obstsorten vorkommen können, scheinen eine Rolle zu spielen. Aphten und Schwellungen der Mundschleimhaut können aber auch bei übermäßigem Alkohol- und Nikotinkonsum, vitaminarmer Ernährung oder einer Schwächung der körpereigenen Abwehr auftreten, was wiederum mit seelischen Problemen zusammenhängen kann. Der Zustand der Mundschleimhaut läßt aber auch Rückschlüsse auf den Zustand von Magen und Darm zu.

Einsatz: In der Gewürzheilkunde haben sich bei Aphten und Entzündungen der Mundschleimhaut besonders Gewürznelke, Salbei und Thymian bewährt.

Anwendungen und Rezepturen: Bei akuten Beschwerden im Mundraum hilft oft ein Gewürzmundwasser aus zwei Gewürznelken und 1 knappen TL Salbei. Gurgeln Sie dreimal täglich damit.

Um auch die möglichen seelischen Ursachen anzugehen, empfiehlt sich ein Gewürzsud mit 2 Teilen Salbei, 1 Teil Thymian und 1 Teil Gewürznelke (zerstampft). Nehmen Sie davon dreimal täglich 3 EL ein.

Arteriosklerose

Bild: Bei der Arteriosklerose kommt es zu Veränderungen der Gefäßwände und zu Einlagerungen von nicht löslichen Kalksalzen, weshalb man bei diesem Krankheitsbild auch von »Arterienverkalkung« spricht. Wenn die Gehirnarterien oder die Herzkranzgefäße betroffen sind, kann es unter Umständen zu einem Schlaganfall oder Herzinfarkt und zum Absterben der betroffenen Gewebeabschnitte kommen.
Als Hauptursachen der Arteriosklerose sind neben Bewegungsmangel, Nikotinmißbrauch und zu fettreicher Ernährung vor allem seelische Anspannungen und Streß zu nennen.
Einsatz: Die Gewürzheilkunde kennt vor allem Gewürznelke, Knoblauch, Mazis, Safran und Zimt als heilende und harmonisierende Gewürze gegen Arteriosklerose.
Anregungen und Rezepturen: Als ganzheitliches Gewürzmittel ist ein Gewürzsud aus 3 Teilen Mazis, 1 Teil Gewürznelke (zerstampft), 1 Teil Knoblauch und 1 Teil Safran zu empfehlen. Von diesem Sud sollten dreimal täglich je 3 EL eingenommen werden. Die Behandlung muß so lange (mehrere Wochen) fortgesetzt werden, bis eine deutliche Besserung einsetzt.
Auch morgendliche Waschungen mit einem Gewürzwasser aus 2 Teilen Zimt, 1 Teil Mazis, 1 Teil Gewürznelke (zerstampft) und 2 Teilen Safran haben sich bewährt. Diese Ganzkörperwaschung sollte zwei- bis dreimal in der Woche durchgeführt werden.
Zusätzlich empfiehlt es sich, möglichst häufig Knoblauch in der Küche einzusetzen.

Arthritis

Bild: Arthritis ist die Entzündung eines oder mehrerer Gelenke, die meist mit Schwellungen, Rötungen und nicht unerheblichen Schmerzen der betroffenen Gelenke einhergeht. Mitunter tritt auch Fieber dabei auf. Der Zustand unserer Gelenke ist nicht nur ein Zeichen für unsere körperliche Flexibilität, sondern oft auch ein Zeichen mangelnder geistiger Flexibilität. Die Gewürzheilkunde setzt bei Arthritis daher vor allem Gewürze ein, die auch auf seelischer Ebene dazu beitragen, Unbeweglichkeit, die meist durch eine zu einseitige Sichtweise entsteht, aufzulösen.

Einsatz: Bei Gelenkentzündungen sind im Rahmen der Gewürzheilkunde vor allem Knoblauch, Mohn, Pfeffer und Senf angezeigt. Dabei ist die Kombination von innerer und äußerer Anwendung besonders effektiv.

Anwendungen und Rezepturen: Für die innere Anwendung eignet sich ein Gewürzsud aus 3 Teilen Pfeffer (grob zerstoßen), 1 Teil Senfkörner (gemahlen) und 2 Teilen Mohn (gemahlen). Nehmen Sie davon dreimal täglich 2 EL ein.

Für die äußere Anwendung nehmen wir ein Gewürzhautöl mit etwas weniger als 1/2 TL Gewürzmischung aus 2 Teilen Knoblauch, 1 Teil Mohn (gemahlen) und 1 Teil Pfeffer (gemahlen). Mit diesem Hautöl werden die schmerzenden, entzündeten Stellen zweimal täglich eingerieben. Außerdem sollten einmal täglich kalte Umschläge aufgelegt werden, die wir mit einem Gewürzwasser aus 1 Teil Pfeffer (gemahlen), 2 Teilen Senfkörner (gemahlen) und 2 Teilen Wacholderbeeren (zerstampft) herstellen.

Asthma

Bild: Asthma ist meist ein Symptom einer allergischen Erkrankung, die mit anfallsweise auftretender Atemnot, Kurzatmigkeit und schnellen Atemzügen und einer verlängerten Exspiration (Ausatmung) einhergeht.

Als asthmaauslösende Ursachen sind neben allergischen Reaktionen auch eine genetische Disposition, ein durch häufige Infektionen geschwächtes Immunsystem, und vor allem auch psychische Faktoren zu nennen. Eine gelassene, entspannte Grundhaltung kann erheblich zur Heilung oder Verbesserung der Beschwerden beitragen, während Ängste und psychische Anspannungen Asthmaanfälle eher fördern.

Einsatz: Die Gewürzheilkunde verwendet bei Asthma beruhigende, entkrampfende, hustenstillende und psychisch stabilisierende Gewürze wie Anis, Fenchel, Gewürznelke, Pfeffer oder Zimt.
Anwendungen und Rezepturen: Als regelmäßige, vorbeugende Behandlung eignet sich vor allem ein Gewürzsud aus 3 Teilen Anis, 1 Teil Zimt, 1 Teil Pfeffer und 1 Teil Gewürznelke (zerstampft), von dem über längere Zeit (mindestens drei Monate) dreimal täglich jeweils 1 EL einzunehmen ist.
Ein hervorragender Asthma-Gewürztee besteht aus 1 Teil Anis, 1 Teil Pfeffer und 1 Teil Gewürznelke. Der Tee sollte möglichst heiß und abends getrunken werden.
Inhalationen sind bei akuten asthmatischen Beschwerden besonders hilfreich; Sie können entweder 1 Teil Fenchelfrüchte (zerstampft) und 1 Teil Zimt verwenden, aber auch ätherisches Gewürzöl einsetzen, wobei entweder 2 bis 3 Tropfen Anisöl oder die gleiche Menge Zimtöl auf einen Topf mit heißem Wasser (1–2 l) benötigt werden.

Augenleiden

Bild: Computerarbeit, stundenlanges Fernsehen, eine schlechte Beleuchtung, Nikotin, Ozon und Umweltgifte belasten unsere Augen heute mehr als früher. Auch Räume, die durch Klimaanlagen ausgetrocknet werden, sind Gift für unsere Augen. Nicht immer ist es möglich, uns vor diesen Belastungen zu schützen, aber einige Schutzmaßnahmen sind sicherlich möglich.
An Augenleiden ist auch die Psyche wesentlich beteiligt, da sich Streß und Überforderungen schädlich auf unsere Augen auswirken. Nicht selten deuten Augenprobleme auf einen Mangel an Einsicht in aktuelle Probleme hin, so daß eine sinnvolle Behandlung immer auch die seelischen Anteile berücksichtigen sollte.
Einsatz: Die Gewürzheilkunde setzt vor allem Augenkompressen aus Fenchel und Vanille ein, um gerötete, entzündete, brennende, übermüdete oder trockene Augen zu behandeln.
Anregungen und Rezepturen: Für die Kompressen nehmen wir 1 Teil Vanille und 1 Teil Fenchelfrüchte (zerstampft) und legen die

Kompressen etwa zehn Minuten lang auf die geschlossenen Augenlider. Anschließend spülen wir die Augen noch kurz mit kaltem Wasser. Diese Anwendung können und sollten Sie durchführen, sooft Sie das Bedürfnis dazu verspüren.

Blähungen

Bild: Blähungen, also eine übermäßige Produktion von Darmgasen, sind vielleicht die häufigste Form von Verdauungsstörungen. Während leichte Blähungen lediglich zu Völle- und Druckgefühlen führen und höchstens etwas peinlich sind, können hartnäckige, heftige Blähungen auch zu Übelkeit, Aufstoßen, Atemnot und starken Bauchschmerzen führen.
Chronische wiederkehrende Blähungen weisen auf allgemeine Probleme im Verdauungstrakt hin. Allerdings spielen auch seelische Ursachen eine Rolle. Blähungen zeigen, daß wir im seelischen Bereich Schwierigkeiten haben, etwas zu verdauen.
Einsatz: Die Gewürzheilkunde setzt Anis, Fenchel, Koriander und Piment gegen Blähungen ein.
Anwendungen und Rezepturen: Ein milder Gewürztee mit 2 Teilen Anis und 1 Teil Koriander (zerstampft) bringt Blähungen meist rasch zum Verschwinden. Aber auch reiner Anis- oder Fencheltee wirkt gut.
Bei chronisch wiederkehrenden Blähungen sollten Sie zusätzlich viermal täglich 1 EL Gewürzsud aus 1 Teil Fenchelfrüchte (zerstampft), 1 Teil Koriander (zerstampft) und 2 Teilen Piment einnehmen.

Blasenentzündung

Bild: Die meisten Blasenentzündungen, die durch eine Infektion des Harns mit Krankheitskeimen hervorgerufen werden, sind zwar unangenehm, jedoch relativ harmlos; dennoch ist Vorsicht geboten, da eine aufsteigende Blasenentzündung unter Umständen auf die Nieren übergreifen kann. Frauen sind weitaus häufiger betroffen als Männer, da Bakterien bei Frauen leichter über die Harnröhre in die Blase gelangen können.

Auch seelische Belastungen spielen bei Entstehung und Verlauf von Blasenentzündungen eine Rolle. Letztendlich konfrontiert uns auch eine Blasenentzündung immer mit dem Thema »Loslassen« und mit unseren Schwierigkeiten, mit Druck von außen umzugehen.
Einsatz: In der Gewürzheilkunde werden zur Behandlung der Blasenentzündung Liebstöckel, Knoblauch und Pfeffer eingesetzt. Diese Gewürze kräftigen die Blase und wirken der Entzündung entgegen, schaffen darüber hinaus aber auch die seelischen Voraussetzungen für die Heilung von innen.
Anwendungen und Rezepturen: Zwei Heilmittel haben sich besonders bewährt: ein Gewürzsud aus 2 Teilen Liebstöckel, 1 Teil Knoblauch und 1 Teil Pfeffer, von dem Sie dreimal täglich je 2 EL einnehmen, und ein Gewürztee, der mit 1 Teil Pfeffer und 2 Teilen Liebstöckel zubereitet wird, von dem Sie über den Tag verteilt eine große Tasse trinken.

Blutdruck, hoher

Bild: Der hohe Blutdruck, die *Hypertonie*, verursacht oft keine subjektiven Beschwerden. Herzklopfen, Schlaflosigkeit, Unruhe und Kopfschmerzen treten meist erst dann auf, wenn der Blutdruckwert deutlich über dem Normalwert liegt. Bluthochdruck ist dann gegeben, wenn der arterielle Druck über 120/80 mm Hg liegt.
Es gibt nur selten eine einzelne Ursache für Bluthochdruck. Meist spielen mehrere Faktoren eine Rolle. Ein erhöhtes Risiko haben starke Raucher, Menschen, die sich wenig bewegen oder stark übergewichtig sind. Bei der überwiegenden Zahl der Fälle spielt aber auch Streß eine entscheidende Rolle.
Bluthochdruck zeigt auch, daß der Betroffene den Kontakt zu seinen natürlichen Rhythmen verloren hat.
Einsatz: In der Gewürzheilkunde werden vor allem Knoblauch, Paprika, Piment, Sellerie und Schokolade (siehe Kapitel 5) zum Wiederfinden der natürlichen Rhythmen und zur Blutdrucksenkung eingesetzt.
Anwendungen und Rezepturen: Knoblauch ist sowohl in einem

Gewürzsud (2 Teile Piment, 1 Teil Knoblauch, 2 Teile Paprika) als auch in roher Form und gekocht als Speisegewürz ein hervorragendes Mittel gegen Bluthochdruck. Mit dessen Einsatz sollte man in der Küche nicht geizen.
Ein Gewürzbad aus 1 Teil Paprika, 1 Teil Sellerie und 2 Teilen Piment hat sich ebenfalls gegen Bluthochdruck bewährt. Beenden Sie das warme Vollbad stets mit einem kurzen kalten Guß.
Als mildes Mittel zur Vorbeugung gegen Bluthochdruck eignet sich ein Gewürztee aus 1 Teil Knoblauch, 1 Teil Sellerie und 1 Teil Zimt.
Um die psychischen Aspekte gegen Bluthochdrucks anzugehen, hat sich das homöopathische Gewürzheilmittel Schokolade am besten bewährt.

Blutdruck, niedriger

Bild: Der niedrige Blutdruck, die *Hypotonie*, ist im Gegensatz zum Bluthochdruck relativ ungefährlich. Menschen mit niedrigem Blutdruck leben in der Regel sogar länger!
Allerdings kann auch ein extrem niedriger Blutdruck mit Werten unter 100/60 mm Hg und verminderter Pulsfrequenz zu Beschwerden führen. So kann es gerade morgens beim Aufstehen zum Orthostase-Syndrom wie Schwindel, Herzrasen, Kopfschmerzen, Sehstörungen kommen, sowie zu allgemeinen Erschöpfungszuständen, Antriebs- und Konzentrationsschwäche.
Der niedrige Blutdruck sollte nicht sofort mit Medikamenten reguliert werden. Regelmäßige Kneippgüsse und eine Behandlung mit Gewürzen tun es meist auch. Die richtigen Gewürze wirken sich nicht nur direkt auf den Blutdruck aus, sie wirken auch über die Seele – denn ein niedriger Blutdruck hängt oft auch mit einem Mangel an Lebensfreude und Interesse für äußere Reize zusammen, so daß weit eher die Seele als der Blutdruck einer Aktivierung bedarf.
Einsatz: Zu den besten Gewürzen gegen Hypotonie zählen Chillies, Galgant, Paprika, Pfeffer, Senf und Zimt.
Anwendungen und Rezepturen: Ein Gewürzsud aus 1 Teil Papri-

ka, 1 Teil Pfeffer, 1 Teil Chillies und 2 Teilen Galgant ist ein wunderbar belebendes Mittel, das auch die Seelenkräfte aktiviert. Nehmen Sie davon drei- bis viermal täglich 2 EL ein.
Auch Gewürzmilch aus 2 Teilen Zimt, 1 Teil Pfeffer und 1 Teil Paprika hat sich bewährt. Trinken Sie von dieser Gewürzmilch jedoch nur eine Tasse am Tag.
Außer inneren Anwendungen empfehlen sich auch Ganzkörperwaschungen, um den Kreislauf anzuregen. Für die Waschung nehmen Sie 2 Teile Senfkörner (gemahlen), 2 Teile Zimt und 1 Teil Galgant.

Bronchitis

Bild: Unter einer Bronchitis versteht man eine Infektion der Atemwege, die chronisch oder akut verlaufen kann. Neben dem gewöhnlichen Schnupfen gehört die Bronchitis zu den häufigsten Infektionen der Atemwege. Gefährlich wird die Bronchitis erst dann, wenn es im Laufe der Erkrankung zu starkem, schmerzhaftem Husten, zu Erschöpfung und hohem Fieber kommt. In diesem Fall besteht die Gefahr, daß die Bronchitis in eine Lungenentzündung übergeht.
Neben Viren (oder in selteneren Fällen Bakterien) können starkes Rauchen, eine ständige Mundatmung und die zunehmende Luftverschmutzung Ursache einer Bronchitis sein.
Ebenso bestimmen seelische Faktoren, ob sich eine Bronchitis entwickelt und wie sie verläuft. Eine Bronchitis weist uns darauf hin, daß wir Probleme haben, mit unserer Umwelt in Harmonie zu sein, weil es uns schwerfällt, eine Harmonie zwischen Geben und Nehmen aufrechtzuerhalten.
Einsatz: Die Gewürzheilkunde setzt Anis, Knoblauch, Kreuzkümmel, Muskatnuß, Pfeffer und Senf ein, um den inneren Arzt zu aktivieren, uns psychisch zu harmonisieren, die Entzündung zu hemmen, und das Auflösen und Abhusten des Schleims zu erleichtern.
Anwendungen und Rezepturen: Bei einer akuten Bronchitis sollten Sie mehrmals täglich einen möglichst heißen Gewürztee (1 Teil Kreuzkümmel, 2 Teile Anis und 1 Teil Pfeffer, sowie 1 bis 2 TL Honig) trinken.

Äußere Anwendungen sind bei der akuten Bronchitis ebenfalls sinnvoll. Einen warmen Umschlag, der mindestens 25 Minuten aufgelegt werden sollte, tränken Sie mit Gewürzwasser aus 2 Teilen Senfkörner (gemahlen), 1 Teil Muskatnuß und 1 Teil Kreuzkümmel.

Insbesondere bei chronischer Bronchitis empfiehlt sich ein Gewürzsud aus 1 Teil Muskatnuß, 2 Teilen Anis, 1 Teil Senfkörner (gemahlen) und 2 Teilen Pfeffer. Nehmen Sie davon dreimal täglich 3 EL ein.

Darminfektionen

Bild: Darmprobleme sind heute schon eher die Regel als die Ausnahme. Ursache für Probleme mit dem Darm sind vor allem Ernährungsfehler, Stoffwechselstörungen, Allergien, aber auch Vergiftungen. Darüber hinaus können aber auch verschiedene Bakterien, Viren oder auch Salmonellen zu Darminfektionen führen.

Neben den genannten Ursachen sind jedoch meist auch seelische Verkrampfungen, Ängste oder Sorgen beteiligt, die sich bei vielen Menschen schnell auf den Darm auswirken.

Einsatz: Für die Behandlung von Darminfektionen ist die Gewürzheilkunde besonders gut geeignet. Die Heilkraft der Gewürze Anis, Knoblauch, Mohn, Wacholder und Zimt kommt hier voll zum Tragen.

Anwendungen und Rezepturen: Bettruhe und Wärme sind bei Darminfektionen äußerst wohltuend; die Entspannung kann durch warme Umschläge um den Bauch, für die Sie 2 Teile Wacholderbeeren (zerstampft), 1 Teil Knoblauch, 1 Teil Zimt und 1 Teil Mohn nehmen, unterstützt werden. Diese Umschläge sollten Sie einmal täglich für etwa 20 Minuten auflegen.

Eine Anwendung, die seelische und körperliche Wirkungen der Gewürze vereint, ist ein Gewürzsud, von dem Sie täglich 2 EL einnehmen. Für den Sud nehmen Sie 1 Teil Mohn (gemahlen), 2 Teile Anis und 1 Teil Wacholderbeeren (zerstampft).

Trinken Sie außerdem täglich eine Tasse Gewürztee aus 3 Teilen Anis und 1 Teil Zimt.

Darmträgheit

Bild: Darmträgheit oder Verstopfung ist eine der typischen Zivilisationskrankheiten, die vor allem auf einen Mangel an Bewegung und eine kontinuierliche Fehlernährung mit einem Mangel an Vital- und Ballaststoffen und einem Überschuß an tierischen Fetten zurückzuführen ist.
Der Gebrauch von mehr oder weniger starken Abführmitteln ist sehr verbreitet. Doch schaffen diese Mittel nur kurzfristig Erleichterung, auf Dauer verstärken sie die Probleme allerdings nur, da die Eigenaktivität des Darms noch weiter geschwächt wird.
Bei der Darmträgheit sind fast immer auch seelische Faktoren beteiligt. Eine verkrampfte Lebenseinstellung, die Verdrängung von Problemen sowie ein Festhalten an Situationen, Vorstellungen oder Menschen können auf der körperlichen Ebene zu Verstopfung führen.
Einsatz: Mit Gewürzen kann die natürliche Funktion des Darms wieder aktiviert werden. Wir kennen zahlreiche Gewürze, die dem Darm helfen, seine Aufgaben wieder zu erfüllen, und die gleichzeitig die psychischen Voraussetzungen schaffen, einer Darmträgheit vorzubeugen. Am wirksamsten sind Anis, Galgant, Paprika, Pfeffer, Süßholz und Wacholder.
Anwendungen und Rezepturen: Bevor Sie zu pharmazeutischen Abführmitteln greifen, sollten Sie einen Gewürzsud aus 2 Teilen Paprika, 1 Teil Galgant, 1 Teil Pfeffer und 1 Teil Wacholderbeeren (zerstampft) ausprobieren. Nehmen Sie dreimal täglich 2 EL von diesem Gewürzsud.
Auch Gewürzbäder helfen, Verstopfungen sanft zu behandeln, indem sie nicht nur eine körperliche, sondern auch eine seelische Entspannung bewirken. Für ein Vollbad nehmen Sie 2 Teile Wacholderbeeren (zerstampft), 1 Teil Anis und 1 Teil Galgant.

Durchblutungsstörungen

Bild: Durchblutungsstörungen entstehen, wenn sich die Blutgefäße so weit verengen, daß das Gewebe nicht mehr genügend Blut und damit Sauerstoff erhält. Die Hauptursache ist meist eine Arteriosklerose; aber auch Rauchen ist häufig Ursache für Durchblutungsstörungen, denn Nikotin verengt die Blutgefäße. Die Beschwerden können sich

sehr unterschiedlich äußern, es kann zu Taubheitsgefühlen oder Schmerzen in Armen und Beinen kommen. Schwere Durchblutungsstörungen können das Absterben von Gewebe bewirken.
Durchblutungsstörungen beugt man am besten dadurch vor, indem man auf Nikotingenuß verzichtet, für ausreichende Bewegung sorgt, fettarm ißt und einen möglichen *Diabetes mellitus* oder eine Hypertonie ausreichend behandelt.
Ängste und Blockaden begünstigen vor allem periphere Durchblutungsstörungen, die sich durch kalte Hände oder Füße selbst bei warmem Wetter zeigen. Daher sollten wir auch auf die Seele sehen und untersuchen, ob das Fließen der Lebensenergie, das sich in den Kreislaufvorgängen widerspiegelt, durch Ängste oder Blockaden behindert wird.
Einsatz: In der Gewürzheilkunde werden Durchblutungsstörungen mit Mazis, Safran und Senf behandelt.
Anwendungen und Rezepturen: Ein Gewürzsud, der auch mögliche Ängste und Blockaden abbauen hilft, ist vielleicht die wichtigste Anwendung bei Durchblutungsstörungen. Zu diesem Sud nehmen wir 2 Teile Senfkörner (gemahlen), 1 Teil Mazis und 1 Teil Safran. Nehmen Sie davon dreimal täglich 3 EL ein.
Natürlich empfiehlt sich bei Durchblutungsstörungen auch eine äußerliche Behandlung, die zumindest die periphere Durchblutung fördert. Am geeignetsten ist eine regelmäßige Ganzkörperwaschung, zu der Sie ein Gewürzwasser mit 2 Teilen Senfkörner (gemahlen) und 2 Teilen Safran benutzen.

Durchfall

Bild: Durchfall ist ein Symptom, das auf eine Überaktivität des Darms hindeutet. Als Auslöser kommen vor allem Infektionen der Darmschleimhaut in Frage (siehe auch dort), aber auch nichtinfektiöse Prozesse. Gerade bei Durchfällen ist nicht selten die Psyche beteiligt. Insbesondere Situationen, vor denen wir uns fürchten (z. B. vor Prüfungen), können dazu führen, daß wir »Schiß haben«.
Bei Durchfall sollten wir uns Ruhe gönnen und den Körper, vor allem aber die Füße, warm halten. Außerdem ist natürlich darauf zu achten, daß der beim Durchfall auftretende Flüssigkeitsverlust

durch den Verzehr von Tees und Mineralwässern ausgeglichen wird.
Einsatz: In der Gewürzheilkunde können wir einiges gegen Durchfall tun: Den Darm beruhigen, Infektionen bekämpfen, Ängste abbauen und Mineralstoffe ersetzen. Anis, Kreuzkümmel, Zimt, Wacholder und Pfeffer haben sich bei Durchfall besonders bewährt.
Anwendungen und Rezepturen: Nehmen Sie dreimal täglich 1 EL von einem Gewürzsud aus 2 Teilen Anis, 1 Teil Kreuzkümmel, 1 Teil Wacholderbeeren (zerstampft) und 1 Teil Pfeffer ein.
Bei allen Durchfallerkrankungen empfiehlt sich ein Gewürztee, um eventuelle Flüssigkeits- und Mineralstoffverluste auszugleichen. Für diesen Tee nimmt man 1 Teil Anis, 1 Teil Zimt, 1 Teil Honig und eine Prise Salz. Auch hier sollten wir Schwarztee verwenden: ca. 1 TL pro Tasse.
Für die äußere Anwendung eignet sich ein warmer Umschlag mit Gewürzwasser aus 2 Teilen Wacholderbeeren (zerstampft), 1 Teil Kreuzkümmel, 1 Teil Zimt und 1 Teil Pfeffer. Diesen Umschlag legen Sie einmal täglich für 20 Minuten auf.

Ekzeme

Bild: Ekzeme sind Entzündungen der Haut, die mit Schwellungen, Bläschen, Rötungen, Krustenbildung oder Schuppungen einhergehen können. Als Ursachen für Ekzeme kommen vor allem allergische Reaktionen (siehe dazu auch *Allergien*) in Frage. Aber auch Stoffwechselstörungen, Vergiftungen, übermäßige Sonnenbestrahlung und der Hautkontakt mit Chemikalien können Ekzeme auslösen. Ekzeme sind nicht selten der körperliche Ausdruck seelischer Probleme. Oft weist der Erscheinungsort des Ekzems auf die spezifische seelische Problematik hin: Ekzeme an den Händen beispielsweise können den unbewußten Wunsch ausdrücken, andere nicht berühren und sich in sich selbst zurückziehen zu wollen.
Die in den Arztpraxen häufig verschriebenen Cortisonpräparate verschaffen nur kurzzeitige Linderung, können jedoch das Ekzem nie heilen bzw. beseitigen.

Einsatz: In der Gewürzheilkunde wird nicht nur der Körper, sondern gleichzeitig auch immer die Seele behandelt. Mit Gewürzen wie Kurkuma, Mohn, Sellerie, Vanille und Wacholder können wir einerseits die Abheilung von Ekzemen, andererseits aber auch die Heilung der Psyche fördern.
Anwendungen und Rezepturen: Im Gewürzsud sind die körperlichen und seelischen Wirkungen von Gewürzheilmitteln am besten vereint. Für einen Gewürzsud zur Behandlung von Ekzemen nehmen wir 3 Teile Vanille, 1 Teil Sellerie und 1 Teil Wacholderbeeren (zerstampft). Von dem Sud sollten Sie dreimal täglich 1 EL einnehmen, dies auch noch mindestens zwei Wochen nach dem Ausbleiben der Hauterscheinungen.
Im akuten Stadium wirken warme Gewürzumschläge sehr wohltuend. Sie benötigen dafür 1 Teil Wacholderbeeren (zerstampft), 1 Teil Kurkuma und 1 Teil Mohn (gemahlen). Legen Sie den Umschlag möglichst warm auf die betroffene Hautstelle, lassen Sie ihn 30 Minuten lang einwirken, und wiederholen Sie diese Anwendung zweimal täglich.
Statt mit chemischen Stoffen angereicherten Cremes zu nehmen, sollten Sie einmal ein Gewürzhautöl ausprobieren. Nehmen Sie zur Herstellung des Hautöls 1 Teil Kurkuma, 1 Teil Vanille und 2 Teile Mohn (gemahlen).

Erkältung

Bild: Erkältungen und Schnupfen kommen bei uns sehr häufig vor, sind im Grunde jedoch harmlos. Im Gegensatz zur Grippe verschwinden Erkältungen bereits nach drei bis vier Tagen. Mitunter wird der Schnupfen jedoch chronisch, wenn es zu Infektionen der Nasennebenhöhlen und zu Nebenhöhlenentzündungen kommt. Nicht selten ist ein Schnupfen aber auch vor allem ein Zeichen dafür, daß wir »die Nase voll haben«, uns überlastet fühlen, uns insgeheim ein wenig Ruhe vom Alltagsstreß wünschen, die wir uns dann auch gönnen sollten.
Einsatz: Erkältungskrankheiten lassen sich im Rahmen der Gewürzheilkunde gut mit Anis, Ingwer, Liebstöckel, Chillies, Pfeffer, Salbei, Senf und Thymian behandeln.

Anwendungen und Rezepturen: Ein Gewürztee ist bei Erkältungen sehr empfehlenswert; verwenden Sie dazu 2 Teile Anis, 1 Teil Ingwer, 1 Teil Salbei und etwas Honig.
Gerade bei chronischem Schnupfen oder häufig wiederkehrenden Erkältungen empfiehlt sich ein Gewürzsud aus 2 Teilen Liebstöckel, 1 Teil Chillies, 1 Teil Senfkörner (gemahlen) und 1 Teil Anis. Nehmen Sie bis zu viermal am Tag 1 EL davon.
Im akuten Stadium bringen Inhalationen eine große Erleichterung. Nehmen Sie für die Inhalation 2 Teile Thymian, 1 Teil Ingwer und 1 Teil Chillies.

Erschöpfung

Bild: Viele Krankheiten gehen mit Erschöpfungszuständen einher, aber auch chronische Belastungen durch Entzündungsherde (Mandeln, Zähne usw.), Fehlernährung, Gifte, Allergien und ähnliches führen zu Abgeschlagenheit und Mattigkeit.
Körperliche Erschöpfungszustände zeigen sich auch häufig, wenn wir unter chronischen psychischen Belastungen leiden. Starke Erschöpfung ohne erkennbare somatische Ursachen ist nicht selten ein Symptom einer versteckten Depression, das unter dem Namen Burnout-Syndrom bekannt ist.
Einsatz: Die Gewürzheilkunde versucht vorranging, Erschöpfungszustände durch eine Stärkung der seelischen Verfassung aufzuheben. Anis, Chillies, Kardamom, Safran und Sellerie sind Gewürze, die besonders die seelischen Kräfte stärken, aber auch im körperlichen Bereich der Erschöpfung entgegenwirken.
Anwendungen und Rezepturen: Chronische Erschöpfungszustände können wir am besten durch einen Gewürzsud behandeln, der aus 2 Teilen Chillies, 1 Teil Anis, 1 Teil Safran und 2 Teilen Sellerie besteht. Nehmen Sie dreimal täglich 2 EL ein.
Ganzkörperwaschungen aktivieren Körper *und* Seele. Diese Waschungen sollten mindestens zweimal in der Woche durchgeführt werden, wenn wir unter Erschöpfungszuständen leiden. Man benötigt dazu 2 Teile Kardamom, 1 Teil Anis und 1 Teil Safran.
Noch ein Tip: Die Frühjahrsmüdigkeit, unter der viele Menschen

leiden, läßt sich durch einen Gewürzsud aus 1 Teil Koriander (zerstampft), 1 Teil Kardamom, 1 Teil Pfeffer und 1 Teil Anis in eine »Frühjahrsfröhlichkeit« verwandeln. Nehmen Sie mindestens dreimal täglich 1 bis 2 EL davon ein.

Gastritis

Bild: Oft bleibt die chronische Gastritis relativ beschwerdefrei oder bewirkt lediglich ein leichtes Druckgefühl in der Magengegend. Bei der akuten Gastritis treten dagegen heftige Magenschmerzen auf, die mit Kopfschmerzen, Mundgeruch, Abgeschlagenheit und zuweilen auch mit Fieber einhergehen.

Die Entzündung der Magenschleimhaut kann sich durch langjährige Fehlernährung allmählich entwickeln, sie kann aber auch relativ plötzlich durch Vergiftungen, Alkoholmißbrauch, Virusinfektionen oder Inhaltsstoffe bestimmter Medikamente hervorgerufen werden.

Der Magen repräsentiert auf der körperlichen Ebene, was uns auch im psychischen Bereich »auf dem Magen liegt«. Dabei kann es sich um zwischenmenschliche Konflikte, Belastungen und Sorgen oder die Angst vor konkreten Situationen handeln. Bei der Behandlung der Gastritis müssen wir also immer auch die Seele beachten.

Einsatz: Die Gewürzheilkunde behandelt die Gastritis vor allem mit Anis, Dill, Ingwer, Mohn, Piment, Salbei, Senf und Wacholder. Diese Gewürze helfen der gereizten Schleimhaut, sich wieder zu beruhigen, und helfen uns, wieder etwas mehr zu uns selbst zu kommen, ruhig zu werden und zu einer gelasseneren Stimmung zu finden.

Anwendungen und Rezepturen: Ein Gewürzsud aus 2 Teilen Anis, 1 Teil Salbei, 1 Teil Wacholderbeeren (zerstampft) und 1 Teil Ingwer ist ein Mittel, das auch bei der Bewältigung der seelischen Probleme hilfreich ist. Nehmen Sie dreimal täglich 3 EL ein.

Wenn sich die Gastritis immer wieder schmerzhaft in Erinnerung bringt, sollten Sie ebenso regelmäßig (aber nicht im akuten Stadium) einen Gewürztee aus 2 Teilen Salbei, 1 Teil Mohn (ge-

mahlen), 1 Teil Senfkörner (gemahlen) und 1 Teil Piment trinken. Wenn die Gastritis ständig spürbar ist, ist ein Tee aus 1 Teil Ingwer, 2 Teilen Dill und 1 Teil Anis besser. Gehen Sie bei der Magenschleimhautentzündung besonders vorsichtig mit Gewürzen um, und nehmen Sie eher etwas weniger Gewürze als zuviel.
Im akuten Stadium ist es sinnvoll, die inneren Anwendungen durch warme Umschläge zu ergänzen, die einmal täglich über den schmerzenden Magen aufgelegt werden. Für die Umschläge nehmen Sie 2 Teile Salbei, 1 Teil Ingwer und 1 Teil Wacholderbeeren.

Gicht

Bild: Die Gicht, die *Arthritis urica*, entsteht, wenn es durch Veränderungen des Harnsäurestoffwechsels zu einer Erhöhung des Harnsäurespiegels kommt und sich Harnsäurekristalle im Körpergewebe und den Gelenken ablagern. Die in der Folge auftretenden Entzündungen führen zu Rötungen, Schwellungen und meist sehr starken Schmerzen. Als Ursache für die Gicht gelten einerseits eine genetische Disposition, andererseits aber auch Erkrankungen wie *Diabetes mellitus*, Leukämie und Nierenentzündungen.
Falsche Ernährung ist sicherlich bei der Entwicklung der Gicht beteiligt; Risikofaktoren sind vor allem eine zu purinreiche Ernährung, zuviel Fleisch, sowie übermäßiger Alkohol- und Kaffeekonsum. Diätetische Maßnahmen sind notwendig.
Bei der Gicht spielen auch psychische Faktoren eine Rolle; eine gewisse Verbitterung ist wohl nicht nur eine Folge, sondern auch eine Mitursache der Gicht.
Einem akuten Gichtanfall ist oft nur noch durch Medikamente oder fachkundige Akupunktur zu begegnen, doch mit Hilfe der Gewürze können wir dafür sorgen, daß es gar nicht dazu kommt.
Einsatz: Die Gewürzheilkunde bietet insbesondere Knoblauch, Mohn, Muskatnuß und Senf zur Behandlung an.
Anwendungen und Rezepturen: Um Körper und Seele wieder in Harmonie zu bringen, nehmen wir dreimal täglich 3 EL von einem

Gewürzsud aus 2 Teilen Knoblauch, 1 Teil Senfkörner (gemahlen) und 1 Teil Muskatnuß ein.
Zweimal wöchentlich sollten Gichtkranke ein Gewürzbad aus 2 Teilen Mohn (gemahlen), 1 Teil Muskatnuß und 1 Teil Senfkörner nehmen.

Halsschmerzen

Bild: Halsschmerzen können durch Infektionen des Rachens oder der Mandeln, aber auch durch übermäßigen Nikotingenuß oder langes Sprechen bei falscher Atmung und falschem Stimmansatz hervorgerufen werden.
Werfen wir einen Blick auf die seelischen Ursachen, so stellen wir insbesondere beim Vorliegen chronischer Halsschmerzen fest, daß es dem Betroffenen auch im übertragenen Sinne Schwierigkeiten bereitet, »etwas zu schlucken« oder seine Gefühle klar auszudrücken. Dies bedeutet, daß er lernen muß, anderen seine Position deutlicher klarzumachen.
Einsatz: In der Gewürzheilkunde werden Halsschmerzen mit Liebstöckel, Mohn, Paprika, Pfeffer, Salbei und Süßholz behandelt.
Anwendungen und Rezepturen: Sehr hilfreich ist zunächst einmal ein Gewürzwasser zum Gurgeln, das mit 2 Teilen Salbei und 1 Teil Mohn zubereitet wird. Gurgeln Sie damit zwei- bis dreimal täglich.
Auch ein Gewürztee aus 1 Teil Salbei, 1 Teil Paprika und 1 Teil Liebstöckel kann Halsschmerzen lindern.
Bei chronischen Halsschmerzen empfiehlt sich die Einnahme eines Gewürzsuds aus 1 Teil Liebstöckel, 1 Teil Mohn (gemahlen), 1 Teil Pfeffer und 2 Teilen Süßholz (geschält und geraspelt). Nehmen Sie viermal täglich 3 EL ein.

Haarausfall

Bild: Haarausfall ist bis zu einem gewissen Grad vollkommen normal, da die Haare nur eine gewisse Lebensdauer haben und irgendwann einmal ausfallen, dann aber wieder nachwachsen. Ein übermäßig starker Haarausfall kann mehrere

Ursachen haben: Erbfaktoren (besonders bei der relativ weit verbreiteten männlichen Glatze, die nicht durch einen Mangel an Durchblutung der Kopfhaut oder durch krankhafte Veränderungen zustande kommt), Infektionskrankheiten, Operationen, Chemotherapie, Antibiotika oder eine Eisenmangelanämie. Im psychischen Bereich ist vor allem Streß dafür verantwortlich, wenn es zu Haarausfall kommt.
Einsatz: Mit Hilfe der Gewürzheilkunde können wir den Haarwuchs auf natürliche Art und Weise unterstützen und anregen.
Anwendungen und Rezepturen: Wenn Sie unter stärkerem Haarausfall leiden, nehmen Sie dreimal täglich 2 EL Gewürzsud aus 2 Teilen Vanille und 1 Teil Piment so lange ein, bis Sie eine Besserung feststellen.
Außerdem können Sie diese Gewürze auch äußerlich anwenden, indem Sie sich ein Gewürzhaarwasser zubereiten. Dieses Haarwasser wird wie ein Gewürzsud aus 2 Teilen Vanille und 1 Teil Piment hergestellt. Waschen Sie Ihre Haare mit einem besonders milden Shampoo, verteilen Sie dann 3 EL des Gewürzhaarwassers auf Ihre Kopfhaut (nicht einmassieren!), lassen Sie es kurz einwirken, und spülen Sie dann kurz mit kaltem Wasser nach.

Hämorrhoiden

Bild: Als Hämorrhoiden bezeichnet man Aderknoten im Bereich des Afters, die Jucken und Brennen verursachen, während des Stuhlgangs aufreißen und bluten und teilweise starke Schmerzen verursachen können. Besondere Risikofaktoren für die Entstehung von Hämorrhoiden sind vor allem chronische Verstopfung, aber auch Übergewicht und Bewegungsmangel. Um Hämorrhoiden zu vermeiden, sollte man sich möglichst ballaststoffreich ernähren, sich viel bewegen, langes Sitzen vermeiden und seinen Kreislauf in Schwung bringen.
Die Entstehung von Hämorrhoiden wird auch dadurch gefördert, wenn zu viel Druck beim Stuhlgang ausgeübt wird. Falls Sie unter Hämorrhoiden leiden, sollten Sie daher den psychischen Aspekt genauer betrachten. Wer zu viel Druck ausübt, bewirkt nicht selten genau das Gegenteil dessen, was er erreichen will. So sinnlos

es beispielsweise ist, den Willen einzusetzen, um einzuschlafen, so sinnlos ist es auch, natürliche Funktionen wie die Ausscheidung willentlich zu erzwingen.
Einsatz: Die Gewürzheilkunde setzt zur Behandlung von Hämorrhoiden Kardamom, Süßholz und Thymian ein.
Anwendungen und Rezepturen: Ein Gewürzsud aus 2 Teilen Kardamom, 1 Teil Vanille und 1 Teil Thymian hilft nicht nur im körperlichen Bereich, sondern hilft auch, den Zwang, stets zu viel Druck ausüben zu müssen, in den Griff zu bekommen. Nehmen Sie dreimal täglich 2 EL von dem Gewürzsud ein.
Um akute Beschwerden zu lindern, sind vor allem kühle Sitzbäder geeignet. Für diese Sitzbäder, die nicht länger als fünf Minuten dauern sollten, nehmen Sie 1 TL Gewürzmischung aus 1 Teil Vanille und 1 Teil Thymian. Nehmen Sie so lange jeden zweiten Tag ein solches Sitzbad, bis die Beschwerden abklingen, und setzen Sie die Behandlung dann noch mindestens eine Woche lang fort.

Haut, unreine

Bild: Der Zustand unserer Haut spiegelt bis zu einem gewissen Grad auch den Zustand unseres ganzen Organismus wider. Östliche Diagnosemethoden berücksichtigen daher immer auch den Zustand der Haut, um Rückschlüsse auf mögliche Erkrankungen zu ziehen. Hautunreinheiten, Hautverfärbungen oder fettige Haut zeigen, daß der Organismus nicht vollkommen im Gleichgewicht ist.
Bei psychischen Belastungen treten ebenfalls häufig Hautprobleme auf, die uns darauf hinweisen, daß wir möglicherweise auch im seelischen Bereich Probleme mit unseren Grenzen, mit der Abgrenzung und mit dem Kontakt zu anderen, haben.
Einsatz: Die Gewürzheilkunde setzt Kurkuma, Liebstöckel, Zimt, Anis, Pfeffer und Mazis ein, um die Haut von innen her zu reinigen.
Anwendungen und Rezepturen: Ein Gewürzsud aus 3 Teilen Kurkuma, 2 Teilen Anis, 1 Teil Pfeffer und 1 Teil Mazis hilft Ihrer Haut, sich zu regenerieren, und stärkt auch Ihre innere Schönheit,

die sich durch klare Augen und eine schöne Ausstrahlung zeigt. Nehmen Sie dreimal täglich 2 EL ein.
Eine Gewürzmilch aus 2 Teilen Zimt, 2 Teilen Anis und etwas Honig können Sie einmal täglich trinken, um sich von innen her zu pflegen. Sie können aber diese Gewürzmilch auch äußerlich anwenden, um die Haut zu reinigen.
Milde Gewürzwaschungen sollten Sie einmal täglich ausführen, wenn Sie unter besonders fettiger Haut leiden. Für die Waschungen nehmen Sie 2 Teile Liebstöckel, 1 Teil Zimt und 1 Teil Anis, insgesamt nur 1/2 TL auf 1 l Gewürzwasser.

Herpes

Bild: Herpes wird durch ein Virus verursacht, das fast jeder Mensch in sich trägt. Die Viren ruhen jedoch im Körper, werden erst dann aktiv, wenn die Abwehrkräfte durch Erkrankungen, Fieber, Streß usw. geschwächt sind.
Bei Herpes müssen wir unbedingt auch die seelische Seite der Erkrankung beachten. Da wir durch Herpes vor allem daran gehindert werden, engen Kontakt mit unserem Partner aufzunehmen, liegt einer akuten Herpeskrankheit möglicherweise eine Partnerproblematik zugrunde.
Einsatz: Für die Behandlung von Herpes kennt die Gewürzheilkunde vor allem Galgant, Süßholz und Wacholder.
Anwendungen und Rezepturen: Ein harmonisierender Gewürzsud enthält 2 Teile Wacholderbeeren (zerstampft), 1 Teil Galgant und 1 Teil Süßholz. Zweimal täglich sollten Sie über mehrere Wochen hinweg 1 EL von diesem Sud einnehmen.

Husten

Bild: Es gibt viele Formen des Hustens. Husten an sich ist keine Erkrankung, sondern in der Regel ein Symptom einer Reizung der oberen Luftwege durch Entzündungen oder mechanische Reize.
Beim Husten spielen aber auch seelische Faktoren eine große Rolle. Besonders ein nervöser Husten, den der Betroffene selbst oft gar nicht bemerkt, kann von unterdrückten Emotionen, beispiels-

weise Aggressionen, zeugen; er selbst würde dem anderen am liebsten »etwas husten«. Da die Lungen den Austausch zwischen innen und außen repräsentieren, kann Husten auch ein Zeichen dafür sein, daß uns unsere Umwelt auch im übertragenen Sinne reizt und es uns nicht gelingt, uns mit ihr in Harmonie zu bringen.
Einsatz: Die Gewürzheilkunde behandelt Husten, der nicht durch Infektionen hervorgerufen wird, mit Kreuzkümmel, Pfeffer, Senfkörnern, Süßholz und Honig.
Anwendungen und Rezepturen: Ein Gewürzsud aus 2 Teilen Kreuzkümmel, 1 Teil Pfeffer und 1 Teil Senfkörner (gemahlen) löst vor allem auch die seelischen Ursachen des Hustens auf. Nehmen Sie bis zu fünfmal am Tag 1 EL von diesem Sud.
Ferner können Sie sich auch eine Gewürzmilch aus 1 Teil Pfeffer, 1 Teil Süßholz und viel Honig zubereiten, wenn Sie unter Husten leiden. Bei Husten, der durch Infektionen bedingt ist, bereiten Sie einen Gewürztee aus derselben Gewürzmischung.
Inhalationen sind ebenfalls recht hilfreich. Nehmen Sie für die Inhalationen 1 Teil Pfeffer, 1 Teil Senfkörner (gemahlen) sowie 2 Teile Kreuzkümmel (insgesamt 2 TL Gewürze). Inhalieren Sie die Dämpfe etwa zehn Minuten lang.

Krebs

Bild: Krebs gibt uns noch viele Rätsel auf, obgleich wir heute schon wesentlich mehr über dieses Phänomen, seine Ursachen und seine Behandlung wissen als noch vor wenigen Jahren. Die unterschiedlichen unkontrollierbaren Zellwucherungen, die wir mit dem Sammelnamen »Krebs« bezeichnen, können in allen Bereichen des Körpers auftreten. Dieser »Aufstand der Zellen« wird durch erbliche Veranlagung, chemische Einflüsse, Radioaktivität, eine geschwächte Abwehr sowie auch psychische Faktoren begünstigt.
In der Regel müssen einige Faktoren zusammenkommen, oder einzelne Faktoren sehr lange Zeit auf den Menschen einwirken, damit Krebs entstehen kann. Ein gut funktionierendes Abwehrsystem verhindert normalerweise, daß sich Krebszellen unkontrolliert vermehren können. Deshalb sollten wir uns beim Auftre-

ten von Krebskrankheiten immer auch fragen, warum sich Teile unseres Lebens von uns abspalten und damit beginnen, ein Eigenleben zu führen.

Krebszellen haben die Gemeinschaft der Körperzellen verlassen; dadurch werden sie »unsterblich« (Krebszellen können sich immer wieder teilen) und beginnen, die im Organismus integrierten sterblichen Zellen zu verdrängen. Wenn ihnen nicht Einhalt geboten wird, stirbt schließlich der Körper, und mit dem Körper sterben auch die »unsterblichen« Krebszellen, die durch ihr ungebremstes Wachstum schließlich ihre eigene Lebensgrundlage zerstört haben – Krebszellen legen also genau das Verhalten an den Tag, das die Menschheit gegenüber der Erde zeigt!

Untersuchungen haben gezeigt, daß Menschen, die an Krebs erkranken, oft sehr angepaßt und leistungsorientiert sind, daß sie Schwierigkeiten und Konflikten meist aus dem Wege gehen und Gefühle wie Ärger und Aggressionen um des lieben Friedens willen möglichst vermeiden. Krebs zeigt uns, daß wir uneins mit uns selbst sind, daß wir nicht unser eigenes Leben leben und daß es Zeit wird, etwas Grundlegendes an der gegenwärtigen Situation zu verändern.

Die Behandlung einer Krebskrankheit sollte so vielseitig sein wie deren Ursache. Eine Operation als *ausschließliche* Behandlung ähnelt dem Versuch, einen leeren Tank dadurch wieder zu füllen, indem man die Benzinanzeige ausbaut. Die Ursache für den Krebs schneidet man nicht mit den Krebszellen zusammen heraus. Eine ganzheitliche Behandlung ist bei Krebs wichtiger als bei jeder anderen Krankheit.

Um die Selbstheilungskräfte zu aktivieren, sollten wir unbedingt auch die Heilkraft der Gewürze nutzen, denn die Gewürze sind frei von Nebenwirkungen und sie stärken den Organismus auf sehr subtile, aber wirkungsvolle Weise.

Einsatz: Das vielleicht wichtigste Mittel, das vorwiegend auf seelischer Ebene wirkt, ist das homöopathische Gewürzheilmittel aus Bittermandel.

Für die ergänzende Behandlung von Krebs eignen sich besonders Fenchel, Kardamom, Knoblauch, Mazis, Mohn und Pfeffer.

Anwendungen und Rezepturen: Ein Gewürzsud aus 2 Teilen Knoblauch, 1 Teil Anis, 1 Teil Fenchelfrüchte und 1 Teil Kardamom ist dreimal am Tag zu je 3 EL einzunehmen. Dieses Mittel fördert die seelisch-körperliche Bewältigung der Krebskrankheit. Ergänzen Sie diese Behandlung durch den Verzehr von Gewürzmilch aus 1 Teil Pfeffer, 1 Teil Knoblauch, 2 Teilen Mazis und viel reinem Waldhonig. Trinken Sie diese Milch mindestens zweimal wöchentlich.

Zusätzlich aktivieren Sie Ihre Lebensenergie möglichst auch durch regelmäßige Ganzkörperwaschungen mit einem Gewürzwasser aus 2 Teilen Mohn (gemahlen), 1 Teil Kardamom und 1 Teil Pfeffer.

Menstruationsstörungen

Bild: Menstruationsstörungen können verschiedene Formen annehmen: Die Regel kann schmerzhaft verlaufen, der Zyklus kann zu kurz, zu lang oder unregelmäßig sein, die Blutungen können zu stark sein oder zu lange andauern. Meist sind seelische Ursachen der Grund für schmerzhafte Periodenblutungen und andere Menstruationsstörungen. Probleme mit der eigenen Sexualität, aber auch Partnerprobleme oder ein Mangel an stabilem Selbstvertrauen, sowie auch Schwierigkeiten mit der eigenen Weiblichkeit, führen oft zu Verkrampfungen, die dann wiederum Schmerzen und unregelmäßige Blutungen verursachen.

Einsatz: Die Gewürzheilkunde setzt bei jeder Form von Menstruationsstörungen Anis, Dill, Fenchel, Safran, Salbei und Zimt ein.

Anwendungen und Rezepturen: Besonders wichtig ist die regelmäßige Einnahme eines Gewürzsuds, der Körper und Seele in Harmonie bringt. Für den Sud nehmen Sie 2 Teile Dill, 1 Teil Anis, 1 Teil Salbei und 1 Teil Safran. Nehmen Sie zweimal täglich 3 EL ein.

Bei akuten Schmerzen helfen oft warme Umschläge mit 1 Teil Anis, 1 Teil Salbei und 1 Teil Dill, sowie eine Gewürzmilch (oder ein Gewürztee) aus 2 Teilen Fenchelfrüchte (zerstampft) und 2 Teilen Anis.

Um die inneren Rhythmen zu stabilisieren, empfiehlt sich die Einnahme des homöopathischen Gewürzheilmittels Zimt im Rhythmus der Mondphasen. Nur bei abnehmendem Mond sollten morgens einige Tropfen Gewürzheilmittel eingenommen werden.

Migräne

Bild: Bei Migräne handelt es sich um anfallweise, meist sehr starke Kopfschmerzen, die vorwiegend einseitig auftreten. Einem Migräneanfall gehen in der Regel Sehstörungen, Lichtempfindlichkeit und Erbrechen voraus, manchmal begleiten diese Beschwerden den Migräneanfall aber auch, der zuweilen stunden- oder sogar tagelang anhalten kann.
Die Auslöser für einen Migräneanfall sind recht individuell: bestimmte Käsesorten, Rotwein, Schokolade, aber auch Wettereinflüsse sind häufige Auslöser. Auch eine genetische Komponente ist wohl beteiligt, da Migräne meist auch bei Menschen zu finden ist, in deren Familien diese gehäuft auftritt. Seelische Ursachen sind meist die Hauptursache. Migräneleidende leben oft in einem intellektuellen Zwiespalt; ihre Situation bereitet ihnen auch im übertragenen Sinne »Kopfzerbrechen«, doch sie fühlen sich nicht in der Lage, ihren Gefühlen angemessen Ausdruck zu verleihen. Der Kampf zwischen Intellektualität und Gefühlen zeigt sich besonders auch in dem einseitigen Auftreten der Schmerzen.
Einsatz: Die Gewürzheilkunde kennt einige Mittel, die die Häufigkeit von Migräneanfällen verringern beziehungsweise akute Anfälle lindern. Vor allem Dill, Koriander, Mohn, Pfeffer und Salbei haben sich hervorragend bei der Behandlung der Migräne bewährt.
Anwendungen und Rezepturen: Vorbeugend hilft ein Gewürzsud aus 2 Teilen Mohn (gemahlen), 1 Teil Pfeffer, 1 Teil Dill und 1 Teil Salbei. Nehmen Sie zweimal täglich 3 EL davon ein. Wenn Sie merken, daß die Häufigkeit der Migräneanfälle abnimmt, verringern Sie allmählich die Dosis.
Im akuten Stadium schafft ein Gewürztee aus 2 Teilen Salbei, 1 Teil Koriander und 1 Teil Pfeffer Linderung.

Auch eine äußere Anwendung hilft mitunter bei einem akuten Migräneanfall. Am besten eignet sich ein Gewürzbad mit 2 Teilen Mohn (gemahlen), 1 Teil Pfeffer, 1 Teil Salbei und 1 Teil Zimt.

Neurodermitis

Bild: Die weitverbreitete Neurodermitis, auch *Atopische Dermitis*, ist eine Hauterkrankung, die zum Teil erblich bedingt ist, zum größeren Teil jedoch auf die zunehmende Belastung unserer Umwelt mit Giftstoffen zurückzuführen sein dürfte. Im Verlauf der Erkrankung können aber auch allergische Erscheinungen wie Heuschnupfen, Bronchialasthma oder Bindehautentzündungen auftreten, mitunter gehen diese Erscheinungen dem Ausbruch der Neurodermitis voraus.

Auch wenn eine erbliche Disposition vorliegt, bricht die Erkrankung doch nicht bei jedem aus, der die Veranlagung zur Neurodermitis besitzt. Es sind einige Faktoren bekannt, die den Ausbruch der Neurodermitis begünstigen: Umweltgifte, Nahrungsmittelallergien (Milch, Eiweiß, Zitrusfrüchte oder Nüsse), sowie Allergien gegen Hausstaub, Tierhaare, Pollen und Wolle. Extreme Temperaturschwankungen wie psychische Belastungen sind weitere Verursacher.

Viele der Betroffenen haben die Erfahrung gemacht, daß eine strenge Diät, bei der alle Nahrungsmittelallergene ausgeschaltet werden, mitunter zu vollkommener Beschwerdefreiheit führt.

Ein ganzheitlicher Ansatz bezieht aber auch seelische Komponenten mit ein, die an dem Ausbruch einer Neurodermitis maßgeblich beteiligt sind.

Einsatz: Die Gewürzheilkunde kennt einige Gewürze, die bei der Behandlung einer Neurodermitis hilfreich sind: vor allem Fenchel, Liebstöckel, Vanille, Wacholder und Zimt.

Anwendungen und Rezepturen: Ein Gewürzsud aus 2 Teilen Vanille, 1 Teil Fenchelfrüchte (zerstampft), 1 Teil Zimt und 1 Teil Liebstöckel aktiviert den Heilungsprozeß von innen her. Von diesem Gewürzsud ist viermal täglich 1 EL einzunehmen.

Äußere Anwendungen können mitunter die Heilung unterstützen, doch ist dabei Vorsicht geboten; insbesondere sind heiße Bäder,

Duschen usw. zu vermeiden, vor allem sollte möglichst auch der Hautkontakt mit Seifen und Reinigungsmitteln vermieden werden.
In vielen Fällen wird sich jedoch eine Ganzkörperwaschung (ein- bis zweimal wöchentlich) mit lauwarmen Wasser durchaus günstig auswirken. Für das Gewürzwasser nehmen wir 1 Teil Fenchel, 1 Teil Wacholderbeeren und 2 Teile Liebstöckel. Wenn äußere Anwendungen nicht vertragen werden, so genügt es, sich auf die Einnahme des Gewürzsuds zu beschränken. (Bevor die Ganzkörperwaschung vorgenommen wird, sollte das Gewürzwasser erst an einer kleinen Hautpartie, beispielsweise am Unterarm, getestet werden!)

Osteoporose

Bild: Die Osteoporose ist eine Knochenerkrankung, die durch einen lokalen oder allgemeinen Abbau der Knochensubstanz gekennzeichnet ist.
Ein gewisses Maß an Verlust von Knochengewebe ist im Alter ganz natürlich. Jeder Mensch, der das siebzigste Lebensjahr erreicht hat, hat durchschnittlich etwa ein Drittel seines Knochengewebes verloren. Von Osteoporose spricht man aber erst, wenn ein übermäßiger Verlust Beschwerden verursacht.
Frauen sind in stärkerem Maße von der Osteoporose betroffen, was daran liegt, daß mit den Wechseljahren auch die Produktion der schützenden Östrogene abnimmt. Der Verlust an Knochensubstanz wird aber nicht nur durch Hormonmangel, sondern auch durch eine unzureichende Versorgung mit Kalzium, durch Krankheiten der Nebenschilddrüsen und durch eine langjährige Einnahme cortisonhaltiger Medikamente begünstigt.
Unsere Knochen symbolisieren Festigkeit und Stabilität; die erhöhte Brüchigkeit der Knochen zeigt daher auch an, daß die Betroffenen darüber nachdenken sollten, ob sie nicht mehr in regem, erneuerndem Austausch mit der Umwelt stehen und so innerlich steif und unflexibel werden, bis sie daran zerbrechen.
Einsatz: Die Gewürzheilkunde setzt Ingwer, Kardamom, Mazis und Zimt gegen die Osteoporose ein.

Anwendungen und Rezepturen: Eines der besten Mittel zur Osteoporosebehandlung ist eine Gewürzmilch, der Sie 2 Teile Zimt, 1 Teil Ingwer und viel Honig beimischen.
Einen Gewürzsud aus 2 Teilen Ingwer, 1 Teil Kardamom und 1 Teil Mazis, von dem Sie dreimal täglich 2 EL einnehmen, stabilisiert das Hormonsystem.
Bei akuten, schmerzhaften Beschwerden können Sie sich durch warme Gewürzbäder mit 2 Teilen Kardamom, 1 Teil Zimt und 1 Teil Mazis Linderung verschaffen.

Prostatabeschwerden

Bild: Prostatabeschwerden entstehen durch die Vergrößerung der Prostata, einer Drüse, die die hintere männliche Harnröhre umgibt. Mehr als die Hälfte aller über fünfzigjährigen Männer ist von derartigen Beschwerden betroffen. Eine akute oder chronische Entzündung der Prostata, eine *Prostatitis*, macht dabei jedoch nur etwa ein Drittel aller Krankheitsfälle aus.
Oft sind aber auch junge, ehrgeizige Männer von den Beschwerden betroffen, ohne daß organische Störungen oder Entzündungen vorliegen. Vor allem psychische Fehlhaltungen verursachen die körperlichen Beschwerden. Probleme im sexuellen Bereich, aber auch Partnerprobleme sind oft Auslöser für Prostatabeschwerden.
Einsatz: Für die ergänzende Behandlung von Prostatabeschwerden haben sich in der Gewürzheilkunde Liebstöckel, Safran, Sellerie und Thymian bewährt.
Anwendungen und Rezepturen: Nehmen Sie dreimal täglich 3 EL eines Gewürzsuds aus 2 Teilen Liebstöckel, 1 Teil Safran und 1 Teil Sellerie ein.
Auch ein Gewürztee aus 3 Teilen Sellerie, 1 Teil Safran und 1 Teil Thymian lindert die Beschwerden.
Zur Behandlung der Prostata eignen sich auch warme Bäder mit Gewürzwasser aus 2 Teilen Liebstöckel und 1 Teil Thymian.

Bild: Rheuma ist ein Sammelname für eine Vielzahl von schmerzhaften Zuständen des Stütz- und Bewegungsapparats. Bei den meisten Rheumafällen handelt es sich um entzündliche Prozesse der bindegewebigen Anteile der Muskeln, Gelenke und Sehnen, wie sie beim Weichteilrheumatismus oder beim berüchtigten »Tennisarm« vorliegen. Diese Leiden sind vom eigentlichen Gelenkrheumatismus, dem rheumatischen Fieber, der Bechterewschen Krankheit, Arthritis, Gicht usw. zu unterscheiden. Alle Erkrankungen können akut oder chronisch verlaufen.

Somatisch-medizinisch gesehen sind sie völlig verschiedene Krankheiten, doch konfrontieren uns alle auf psychischer Ebene mit den Themen »Bewegung« und »Ruhe«. Um welche Rheumaform es sich auch handelt, wir werden immer durch die Erkrankung vor allem in unserer Bewegung eingeschränkt. Rheuma ist daher auch ein Signal der Seele, das uns zeigt, daß wir möglicherweise den Ruhepol in unserem Leben bisher vernachlässigt haben. Auch die Themen Flexibilität und Nachgiebigkeit hängen mit dem Krankheitsbild Rheuma zusammen, und wir sollten darüber nachdenken, ob seelische Probleme vorliegen, die mit einem Mangel an Flexibilität zu tun haben, einem Mangel, der sich nun auf körperlicher Ebene manifestiert.

Einsatz: Die Gewürzheilkunde therapiert vor allem über die Seele; deshalb behandelt sie alle Formen von Rheuma vorwiegend mit Ingwer, Mohn, Muskatnuß, Pfeffer, Sellerie und Senfkörnern.

Anwendungen und Rezepturen: Wenn Sie unter einer rheumatischen Erkrankung leiden, empfiehlt es sich, über mehrere Wochen oder sogar Monate hinweg täglich dreimal 2 EL eines Gewürzsuds aus 1 Teil Ingwer, 2 Teilen Pfeffer, 1 Teil Senfkörner (gemahlen) und 1 Teil Muskatnuß (gerieben) einzunehmen.

Die meisten Rheumabeschwerden werden durch warme Gewürzbäder aus 2 Teilen Mohn (gemahlen), 1 Teil Sellerie und 1 Teil Ingwer gelindert. Baden Sie zweimal in der Woche bis zu 20 Minuten.

Bei Rheumaformen, die mit entzündlichen Prozessen einhergehen, wenden Sie kalte Umschläge an, die Sie etwa 30 Minuten aufliegen lassen. Für die Umschläge nehmen Sie 1 Teil Ingwer, 1 Teil Senfkörner und 2 Teile Muskatnuß.

Übergewicht

Bild: Von Übergewicht wird einerseits zuviel, andererseits aber zuwenig gesprochen. Auf der einen Seite steht der moderne Schlankheitswahn, der suggeriert, daß jedes Gramm Körperfett zuviel ist, auf der anderen Seite läßt sich aber auch nicht abstreiten, daß in den Industrieländern über ein Drittel aller Menschen überernährt ist – in einem solchen Maße, daß das Gewicht zu einem entscheidenden Risiko für ihre Gesundheit wird.

Die einfache Formel »Körpergröße in Zentimetern minus 100« ist ein guter Anhaltspunkt – doch wichtiger ist, seinen eigenen Körper deutlich wahrzunehmen und sich in ihm wohl zu fühlen.

Oft liegt das eigentliche Problem beim stark Übergewichtigen im seelischen Bereich. Wer stets hungrig ist und dem Drang nach Naschereien und üppigen Speisen immer wieder erliegt, sucht hier sehr wahrscheinlich im Essen nach einer Befriedigung, die ihm in seinem Leben nicht zuteil wird.

Einsatz: Anis, Chillies und Knoblauch sind hervorragende Gewürze, wenn es darum geht, seine Ernährungsgewohnheiten umzustellen, um sich von jetzt an gesünder und bewußter zu ernähren. Die Gewürze werden nach und nach das Gewicht harmonisieren, d. h. helfen, überschüssiges Körperfett abzubauen, aber auch bei Untergewicht Körpersubstanz aufzubauen.

Anwendungen und Rezepturen: Ein Gewürzsud aus 2 Teilen Anis, 1 Teil Chillies und 1 Teil Knoblauch, von dem Sie dreimal täglich 2 EL einnehmen, wird den Appetit normalisieren; bei Heißhunger wird der Appetit gedämpft, während er bei Appetitmangel gesteigert wird.

Außerdem sollten Sie mindestens zweimal in der Woche eine Tasse Gewürztee trinken, am besten morgens noch vor dem Frühstück. Für diesen Tee nehmen Sie 2 Teile Anis und 1 Teil Chillies.

Vergiftung, chronische

Bild: Im Gegensatz zu akuten Vergiftungen, wie sie durch Selbstmordversuche, Überdosierung von Medikamenten, exzessiven Alkohol- oder Drogenkonsum usw. zustande kommen, sind subtilere Vergiftungen durch Umweltgifte, Schwermetalle, Nahrungsmittelzusatzstoffe und ähnlichem, denen wir heutzutage ständig ausgesetzt sind, sehr viel häufiger, und letztlich leiden wir alle an diesen Belastungen.
Eine noch subtilere Art der Vergiftung übersehen wir leicht, nämlich die »psychische Vergiftung«, die durch negative Gedanken und Stimmungen entsteht: Ärger, Eifersucht, Sorgen, Neid und vielfältige Ängste vergiften uns auf seelischer Ebene. Früher oder später wird auch der Körper darunter zu leiden haben. Es ist also immer wichtig, sich nicht nur um die körperlichen Beschwerden zu kümmern, sondern es ist auch angezeigt, die seelischen Disharmonien auszugleichen.
Einsatz: Gegen jede Art von schleichender Vergiftung können wir Gewürze einsetzen, die dem Körper bei seinen natürlichen Entgiftungsmechanismen zu Hilfe kommen und auch die »seelische Entgiftung« in Gang bringen. Dazu gehören vor allem Fenchel, Knoblauch und Liebstöckel.
Anwendungen und Rezepturen: Nehmen Sie dreimal täglich einen Gewürzsud aus 3 Teilen Fenchelfrüchte (zerstampft), 1 Teil Knoblauch und 1 Teil Liebstöckel ein, und führen Sie diese Behandlung über mehrere Wochen durch.
Ganzkörperwaschungen zweimal in der Woche aus 2 Teilen Liebstöckel und 1 Teil Knoblauch können nicht nur die Abwehrkräfte steigern, sondern ebenfalls die Entgiftung und Entschlackung fördern. Sie können Ihren Körper bei der Entgiftung auch dadurch unterstützen, daß Sie immer ausreichend trinken. Ein guter Entschlackungs- und Entgiftungstee ist Fencheltee aus zerstampften Fenchelfrüchten. Sie können Fencheltee aber auch fertig kaufen.

Bildnachweis:

Archiv für Kunst und Geschichte: Seiten 14 oben, 14 unten, 16, 32, 33, 34, 35 links, 35 rechts
Archiv Gerstenberg: Seite 12
bildarchiv preussischer kulturbesitz: Seiten 14 Mitte, 31
Bilderberg: Seite 18 (Eberhard Grames); Seite 43 (Frieder Blickle); Seite 109 (Thomas Ernsting)
eye of science: Seite 47 (3)
Tony Stone: Seite 40 (Alan Smith); Seite 122 (Nick Dolding)
Visum: Seite 168 (Gebhard Krewitt); Seiten 178, 245, 276
Zefa: Seite 19 (Strange); Seite 278 (Rossenbach)

Gewürz	Körperliche Beschwerden	Beschwerden im geistig-seelischen Bereich
Mohn	Chronische Schmerzen, Gastritis, Magengeschwüre, Ekzeme, Halsschmerzen, Tumoren	Überbetonte »Weltlichkeit«
Muskatnuß	Rheuma, Bronchitis, Gicht, Leberbeschwerden, Potenzprobleme **Vorsichtig dosieren!**	Mangel an Selbstsicherheit und Durchsetzungsvermögen
Oregano	Kopfschmerzen, Vergiftungen, Menstruationsbeschwerden, Gelenkschmerzen	Ungeduld, Hektik, Schlaflosigkeit und Streß
Paprika	Herzschwäche, verminderte Speichelsekretion, Erkältungen, Blutdruckprobleme	Hemmungen und Angst vor Reizen
Paradieskörner	Bauchschmerzen, Verstopfung	Trägheit und Antriebslosigkeit
Pfeffer	Schmerzen, Krämpfe, träge Verdauung, Arthritis, Hypotonie, unreine Haut, Husten	Müdigkeit, Konzentrationsmangel, Impotenz, Frigidität
Piment	Blähungen und Magenbeschwerden, Haarausfall, Schuppen, Hypertonie	Nervosität und Streß infolge Selbstüberforderung
Rosmarin	Hypotonie, Rheuma, Gicht, schwache Gefäße, Schuppen, Kopfschmerzen, mangelnde Spannkraft und Potenz	Energiemangel, geistiger Abbau, Altersdepression
Safran	Menstruationsbeschwerden, Depressionen, Unfruchtbarkeit, Herzschwäche, Arteriosklerose, Erschöpfung, Prostatabeschwerden	Sinnesträgheit, Engherzigkeit, Mangel an Liebesfähigkeit
Salbei	Halsentzündungen, zu starkes Schwitzen, Hautprobleme, Kopfschmerzen, Menstruationsbeschwerden Aphthen	Unverdaute Konflikte, Hoffnungslosigkeit, Resignation
Salz	Schwächezustände, Hypotonie, Schwindelgefühl, Erkältungen **Vorsichtig dosieren!**	Müdigkeit, Verträumtheit, Realitätsflucht
Schokolade	Durchfall, Schmerzen, Wasserverlust, Bluthochdruck	Depressive Verstimmungen infolge Einsamkeit, Liebesentzug und Verlust